La liberté du thérapeute

Éthique et pratique médicales

fondée par Richard Moreau
Collection dirigée par Roger Teyssou

La collection *Les Acteurs de la Science*, prévue pour recevoir des études sur l'épopée scientifique moderne, se dédouble pour accueillir des ouvrages consacrés spécifiquement aux questions fondamentales que la santé pose actuellement. Cette nouvelle série cherche à faire le point objectivement et en dehors des modes sur des connaissances, des hypothèses et des enjeux souvent essentiels pour la vie de l'homme. Elle reprend certains titres publiés auparavant dans *Acteurs de la science.*

Dernières parutions

Daniel BIRNBAUM, *C'est la lutte finale*, 2015.
Jacques ROBERT, *Mal de mère et maux d'enfants*, 2014.
France BERETERBIDE, *Essais cliniques dans les pays du Sud : entre impérialisme éthique et relativisme moral ?*, 2014.
Lucien KARHAUSEN, *Mythologies médicales*, 2014.
Nausica ZABALLOS, *Vie et mort d'un hôpital psychiatrique : le Camarillo Hospital (1936-1996)*, 2014.
Monica GINNAIO, *La pellagre : histoire du Mal de la Misère en Italie*, 2013.
Pr Jean-Luc WAUTIER (avec la collaboration de Marie-Paule Wautier), *Le sens de la médecine ou la révolution culturelle dans le système de santé*, 2013.
François VACHON, *Mon corps m'a dit, Vite et mieux comprendre quand une urgence médicale menace vraiment sa vie*, 2013.
Philippe GARNIER, *Infections nosocomiales et trou de la sécu, maux croisés de santé*, 2013.
Jean-Adolphe RONDAL, *La réhabilitation des personnes porteuses d'une trisomie 21*, 2013.
Annagrazia ALTAVILLA, *La recherche sur les cellules souches : quels enjeux pour l'Europe ?,* 2012.
Michel NADOT, *Le mythe infirmier*, 2012.
Thierry PATRICE, *Chercheurs, Éthiques et Sociétés, L'avenir de l'avenir,* 2012.
Achref SNOUSSI et Jean-Pierre CAMILLERI, *L'éternelle jeunesse, L'art de bien vieillir*, 2012.
Laurence DE CHAMBRIER, *Le patient malgré lui. Réflexions sur le certificat de bonne santé obligatoire,* 2011.
Emmanuel BABIN, *Le cancer de la gorge et la laryngectomie. La découration*, 2011.

Nathalie Leblanc

La liberté du thérapeute

De l'assujettissement à l'autonomie

L'Harmattan

Du même auteur

La Nuit s'achève, roman, Paris, Publibook, 2001.

France Terre d'Asile : Mythe ou réalité ?, essai, Paris, Publication Bellnac, 1997.

Psychiatre, pour quoi faire ?, essai, Paris, Stock, 1985.

Sous un pseudonyme

L'Alliance, Théâtre, Paris, Bellnac, 2014.

5-7, rue de l'Ecole-Polytechnique, 75005 Paris

http://www.harmattan.fr
diffusion.harmattan@wanadoo.fr

ISBN : 978-2-343-08299-8
EAN : 9782343082998

Pour tous ceux, soignants comme *patients*, rencontrés dans les différents lieux où j'exerce, dont la réflexion au fil des ans a accompagné la mienne et lui donne aujourd'hui tout son sens.

Introduction

En 2003, une première étude consacrée à la question du *renoncement* auquel, me semble-t-il, est confronté tout soignant avait fait apparaître l'altérité comme fondement de toute relation thérapeutique et, du même coup, ouvert une issue dans une *praxis* ressentie à bien des égards comme étouffante et close sur elle-même. Posant le patient comme radicalement Autre, elle le situait ainsi hors de toute tentative de maîtrise et d'emprise, en nous conduisant, nous soignants et thérapeutes, à un *voir* plutôt qu'à un *savoir sur*.

Il s'agissait alors de dévoiler ce qui faisait obstacle à cette dé-maîtrise comme à un regard différent sur autrui et de mettre en lumière comment le renoncement, loin d'entraîner une attitude résignée, indifférente ou s'apparentant à un quelconque stoïcisme, pouvait être, à l'inverse, *annonce* d'une perspective, d'un *êthos*, autre, c'est-à-dire d'un rapport nouveau à soi et au monde, que ce rapport mette en jeu soignant ou patient ou encore leur relation l'un à l'autre.

La *Phénoménologie de la violence*, thème d'une seconde étude, eut, en revanche, des implications tout autres. Interrogeant les multiples facettes de la violence, qu'il s'agisse des manifestations de la maladie mentale ou de la façon dont les soignants y répondent, de certaines de leurs pratiques ou des diverses pressions qui s'exercent sur eux par le biais des instances dont ils dépendent, le terrain des soignants en psychiatrie, et notamment celui des psychiatres, m'apparut largement menacé, comme l'est tout le domaine de la Santé, en général. Il l'est aussi bien par l'évolution singulière de cette discipline, régie par des impératifs scientifiques ou prétendus tels, lui imposant des modes de pensée excluant progressivement toute pensée propre, que par l'évolution générale d'un monde soumis aux diktats d'une économie ignorant toute éthique.

« Menacé » est d'ailleurs un euphémisme. « Arraisonné » serait plus juste, objectivé par un système, le *Gestell* heideggerien, mettant à la raison sa raison propre. D'où la conclusion de cette seconde étude s'interrogeant sur la liberté du soignant : quelle est-elle ? *Est*-elle encore ? A quoi le soignant peut-il encore consentir, s'il n'a plus le loisir de s'opposer à rien ? Question qui renvoie inévitablement à la mise en tension des deux concepts fondamentaux qui sous-tendent celui de liberté : *indépendance* et *autonomie*, au sens où Kant les a définis dans sa *Critique de la raison pratique* ; à quoi fait écho Claude Bruaire (in *La dialectique*, p. 73), lorsqu'il écrit : « le "oui" n'est libre que pour qui peut dire "non", le consentement n'est pas libre si l'on ne peut refuser… »

Toutefois, l'indépendance, prise dans son sens négatif, c'est-à-dire comme non-dépendance radicale à l'égard de tout ce qui n'est pas moi, comme le souligne encore C. Bruaire, aboutit nécessairement à l'exclusion d'autrui, voire à ma propre exclusion, si l'on considère que la vie qui me traverse porte aussi en elle une part d'altérité qui à la fois m'échappe et me lie, me *relie* à moi-même et au monde qui m'entoure. A moins d'y mettre fin et, du même coup, de m'exclure définitivement moi-même, force est de constater qu'une indépendance absolue, contradictoire en soi, est, en outre, incompatible avec la position de tout soignant dont l'un des fondements est précisément la relation à autrui.

Il s'agit donc, dans la réflexion que j'entame, de mettre en lumière ce à quoi nous, soignants, avons le pouvoir de dire « non » et le devoir de dire « oui ».

Comment l'indépendance d'un thérapeute peut-elle aujourd'hui se manifester, alors même qu'il est dans une nécessaire dépendance à autrui ? Mais celle-ci est-elle consentement ou aliénation ? De même, avec les institutions auxquelles il a affaire, où finit son indépendance, où commence son autonomie, c'est-à-dire la capacité de déterminer ses choix en fonction d'une loi non plus extérieure mais intérieure à soi, cette loi morale chère à Kant, donnée ou fondée par la seule raison ?

C'est toute la question du *sujet* qui est ici posée. Le thérapeute peut-il être *sujet* et non *objet* de sa pratique, subordonné à celle-ci, n'ayant plus alors la possibilité de s'en distancier pour pouvoir la regarder ? Dans cette perspective, quelle position adopte-t-il face aux différentes *techniques* de soins dont il dispose ? Les considère-t-il toujours comme un moyen, au service de ceux dont il prend soin, et non comme une fin en soi, aliénant en définitive ces derniers et leur déniant le statut de *personne* ?

Le *sujet* en question

Mais que signifie être « sujet » ? Car l'étymologie du terme implique l'idée d'une subordination ou d'une soumission. *Subjectum* : « jeté sous ». Les *sujets* du Roi Soleil, placés constamment sous son ombre, ne jouissaient certes pas du respect ni de la considération que réserve Kant à la *personne*.

Toutefois, J.-F. Mattéi (in *La barbarie intérieure*)[1] relie ce *subjectum* à l'*hupokeimenon* grec : *subsistance* ou *substance*, en tant que « support permanent de toute réalité concrète », et rappelle que, pour Aristote, la substance, *ousia*, « est la catégorie fondamentale de l'être ». L'un de ses sens principaux est précisément le « sujet » (*hupokeimenon*), « ce dont tout le reste s'affirme et qui n'est plus lui-même affirmé d'aucun autre », considère Aristote dans sa *Métaphysique.* « La substance, écrit J.-F. Mattéi, ne se réduira pas à un simple support indéterminé ; elle sera pensée comme un sujet qui a une existence propre. »

La question du « sujet » a évolué à travers les siècles, d'Aristote à Hegel, en passant par saint Augustin. Pour la première fois, dans l'Antiquité finissante, remarque J.-F. Mattéi, convergent « quatre instances spirituelles qui dessinent les traits primitifs du sujet moderne » : l' « âme », l' « homme intérieur », la « personne » et la « conscience ».

Le concept de « sujet » est-il synonyme d'intériorité, signifie-t-il la conscience que l'homme a de lui-même ? Mais quel rapport avec autrui et le monde cette conscience implique-t-elle ? Un repli défensif sur soi ou une ouverture de soi au monde ?

Que serait une conscience entièrement centrée sur elle-même, dominée par un individualisme excluant l'Autre ? A l'inverse, un décentrement de soi, une extériorisation à soi ne peut que placer l'homme dans un rapport de soumission ou de domination à l'égard d'autrui, qui fait alors de lui quelqu'un d' « assujetti » plus que véritablement « sujet ». Quelle serait alors la « juste mesure », au sens aristotélicien du terme, l'optimum du sujet ?

« Là où *ça* était, *je* doit advenir », écrit Freud. Si le « sujet » moderne, dans la perspective freudienne, se définit précisément par sa capacité à dire « je » et à être responsable de ses actes, il faudrait encore examiner jusqu'où va cette notion de « sujet ». A vouloir

---

[1] Jean-François Mattéi, *La barbarie intérieure*, Paris, PUF, « Quadrige », 2004, chap. III, « La barbarie du sujet », p. 117 et *sq.*

libérer celui-ci de ses chaînes en une affirmation triomphante des forces qui l'habitent, ne risque-t-on pas de faire du *je* une fin en soi et de déraper vers la toute-puissance d'un moi se suffisant à lui-même ? « Le caractère principal de la modernité, par lequel elle se distingue radicalement de l'Antiquité, écrit Mattéi, tient à ce passage insensible de la *substantialité* à la *subjectivité* [...], de l'*âme* au *je* et, en même temps, de l'*extériorité* à l'*intériorité.* »

Il y aurait ici à décliner les différents glissements de sens du concept de sujet, dont les deux pôles me semblent représentés par le « subjectivisme » (repli sur soi) et l' « assujettissement » (déni de soi).

Si un défaut d'intériorité ne peut, me semble-t-il, que conduire le sujet à l'assujettissement, un excès d'intériorité, à l'inverse, le place dans un subjectivisme qui l'assujettit non plus à autrui mais à lui-même, en le coupant de toute transcendance. A moins que cette intériorité même ne recèle cette dimension d'extériorité. Si l'homme intérieur dont parle saint Augustin doit rentrer en lui pour y trouver la vérité, c'est précisément parce que celle-ci le transcende et qu'il ne peut être à lui-même son propre fondement ni sa propre fin. Il n'y a pas d'antinomie, me semble-t-il, entre le prisonnier de la caverne platonicien et l'homme intérieur augustinien, qui ne peuvent se libérer de leurs chaînes qu'en s'ouvrant à ce qui les transcende, qu'il s'agisse de l'Idée, c'est-à-dire du monde, pour le premier, ou de Dieu, pour le second. Il faut regarder en soi pour voir au-delà de soi, « convertir son *regard* intérieur, comme le souligne Mattéi, vers autre chose que soi-même, c'est-à-dire vers l'extériorité ».[2]

Les soignants en psychiatrie ont-ils aujourd'hui le loisir ou le désir d'opérer cette conversion ? Ressentent-ils en eux la nécessité d'élaborer une pensée qui soit d'abord quête de sens plus que de savoir et qui, les portant aux limites d'eux-mêmes, dégage l'Etre qu'ils *sont* de ce qu'ils *font* ?

Or, pourquoi cette « conversion » du regard est-elle si difficile ? A travers cette question du sujet, il s'agit précisément de mettre au jour le goulot d'étranglement dans lequel notre pratique se trouve prise et de faire apparaître ce à quoi et par quoi nous sommes enchaînés. Mais, du même coup, c'est aussi poser la question du rapport que tout soignant a avec lui-même et de la place qu'il peut légitimement occuper.

En a-t-il une ? Quelle est-elle ?

---

[2] Jean-François Mattéi, *op. cit.*, p. 142.

L'*êthos* du soignant, *séjour* de son humanité

Ce n'est pas la relation du thérapeute avec le patient que je pose ici comme première, mais sa relation à lui-même, car elle me semble actuellement si compromise par les contraintes de toutes sortes auxquelles il a à faire face qu'il en devient étranger à lui-même, dans une position quasi schizophrénique dont il n'a pas conscience.

« Pour que l'homme soit humain, il faut que le monde soit vraiment un monde », écrit D. Folscheid.[3] Ceci est à appliquer à l'univers des soignants en général et, en particulier, aux soignants en psychiatrie. Pour que ceux-ci soient humains, il faut que le monde qu'ils habitent, à commencer par leur monde ou séjour intérieur, soit un monde habitable. Car, à l'inverse, c'est de cette capacité à être pleinement humains que dépend l'habitabilité du monde dans lequel ils vivent.

A l'heure où les soignants se placent ou sont placés dans une position de toute-puissance ou de quasi-invincibilité et simultanément manipulés comme les pions d'un échiquier, il m'importe de faire apparaître leurs limites et de les faire sortir du mythe pour les voir accéder à ce qu'ils sont : humains, faillibles et perfectibles. Personnes d'abord et non pas seulement personnages, tributaires d'un rôle ou d'une fonction.

En tant que psychiatre et psychothérapeute, les modalités de ma pratique diffèrent selon que je travaille dans une institution psychiatrique ou en cabinet. Dans les deux cas, ma responsabilité n'est pas engagée de la même manière.

Dans le milieu hospitalier, si je suis confrontée à des objectifs, en particulier de rentabilité, ceux-ci concernent l'ensemble de l'équipe dont je fais partie. Quoiqu'ils pèsent inévitablement sur ma pratique, je peux en partager le poids avec d'autres. En revanche, dans mon cabinet, je suis seule : à la fois clinicienne, gestionnaire et comptable de la micro-entreprise que j'ai créée, sans qu'il soit possible de dissocier ces trois fonctions. Le *subjectum* que je suis, en tant que « jeté sous » ou « support de toute réalité concrète », m'apparaît comme enfermé, cherchant désespérément une issue pour dégager la clinicienne de l'étau gestionnaire et comptable, lui-même sous l'emprise des tutelles qui le régissent (URSSAF, caisses de retraite, assurances multiples…).

---

[3] Dominique Folscheid, *DESS d'éthique médicale et hospitalière*, UMLV, 2002-2003, p. 24.

C'est la même logique de rentabilité qui contraint bon nombre de médecins libéraux, en particulier les psychiatres, à ne pas pouvoir concevoir de s'arrêter, en cas de maladie. Si un arrêt de longue durée peut faire envisager un remplacement pour un médecin généraliste ou spécialiste somaticien, il en va tout autrement pour un psychiatre, notamment lorsqu'il est psychothérapeute ou psychanalyste. En effet, dans la mesure où la relation qu'il établit avec chaque patient est la clef de voûte à partir de laquelle s'élabore son travail, elle n'est pas interchangeable. D'où, pour beaucoup, la nécessité, indépendamment du rythme forcené qu'ils s'imposent, de tenir, envers et contre tout, parfois hors de toute raison. Et cette tension même est au service du fantasme de toute-puissance que, à leur insu, ils entretiennent, quoique, simultanément, ils s'en défendent.

Sur ce terrain de l'exercice libéral, qui s'oppose point par point à la liberté du médecin, dans la mesure où il le contraint à produire toujours davantage et à penser en termes d'actes plus que de soins, peut-on encore parler d'éthique ?

Ces différentes contraintes font-elles du praticien un sujet uniquement « subjectif », prisonnier de la réalité à laquelle il a à faire face ? Ou bien, en dépit de celles-ci, a-t-il la possibilité de libérer en lui le sujet « substantiel », c'est-à-dire l'« être » qui, parce qu'il *est*, et qu'il est pleinement, peut devenir « soignant », prenant soin et de lui et d'autrui ?

La question du sujet-soignant engage celle du sujet-patient. De même, l'autonomie de l'un sous-tend la possibilité de laisser advenir l'autonomie de l'autre.

Comment, en effet, imaginer que ceux qui, pris dans les méandres d'une histoire le plus souvent lourde dont ils ne peuvent se libérer et qui viennent nous consulter précisément pour que nous les aidions à accéder à cette libération, y parviennent, si nous sommes nous-mêmes dans un malaise ou un mal-être dont nous ne pouvons sortir, faute d'être capables de l'identifier ?

Avons-nous, en tant que soignants, la liberté de laisser advenir ce que nous sommes ? Avons-nous la liberté d'être, sans nous couler dans quelque moule que ce soit ? Comment sortir de cette « barbarie intérieure », à laquelle, dans bien des cas, nous sommes assujettis, que l'assujettissement vienne de nous ou qu'il nous soit extérieur ?

Il n'y a pas de rencontre possible de l'Autre (patient), si nous ne sommes pas d'abord cet Autre pour nous-même. Le temps de la rencontre concerne d'abord celle du soignant par lui-même, un temps dont il ignore la durée, comme il ignore où il le conduira.

Un temps pour rencontrer ; un temps pour penser.

Que signifie penser ? demande Heidegger. N'est-ce pas l'exercice de la pensée qui, seul, peut, à la suite de Descartes, nous faire réaliser que nous *sommes* et que nous sommes, comme l'écrit Levinas, « en relation avec un être qui conserve son extériorité totale par rapport à celui qui le pense »[4] ? Question qui suppose que le sujet en nous, quoique régi par le sentiment de sa finitude, soit aussi saisi par la dimension de son *infinitude*, de sa transcendance.

Est-il utopique de penser que nombre de soignants souffrent actuellement de cette fragmentation d'eux-mêmes qui les réduit à n'être qu'un sujet connaissant et non véritablement pensant, ignorant que la pensée ne conduit pas d'abord vers le *savoir* mais vers le *sens* ?[5]

C'est de sens que, me semble-t-il, nous manquons le plus cruellement aujourd'hui, soignants comme patients. A cet égard, le milieu psychiatrique, quoique privilégiant théoriquement le Verbe, pense-t-il davantage ? La question du sens qu'il donne quotidiennement à ses actes semble le préoccuper assez peu. Il les produit ; il ne les pense pas.

« Les soignants, remarquait un infirmier, ont besoin que l'on prenne soin d'eux » et que l'on voie précisément en eux autre chose que la somme des actes journaliers qu'ils effectuent. Remarque à laquelle fait écho cette réflexion de S. Weil : « Chaque être crie en silence pour être lu autrement. »[6]

De la réflexion qui précède se dégagent déjà plusieurs lignes de force.

Poser la problématique de la liberté du thérapeute a fait surgir deux concepts : ceux d'indépendance et d'autonomie autour desquels s'orientera la première partie de cette étude. Une indépendance radicale n'est-elle pas mythique, renvoyant, à l'inverse, à une nécessaire dépendance à autrui ?

En second lieu, comment le sujet, en particulier le sujet-soignant, peut-il naître de cette tension entre dépendance et autonomie et se

---

[4] Emmanuel Levinas, *Totalité et infini*, Paris, Le Livre de Poche, « *Biblio essais* », 2003, p. 42.

[5] Jean-François Mattéi, *op. cit.*, p. 154.

[6] Simone Weil, *La pesanteur et la grâce*, Paris, Plon, « Agora », 1988, p. 215.

révéler dans sa substantialité, en se situant radicalement hors de tout assujettissement ou de tout subjectivisme ? Mais le peut-il, si l'on considère les contraintes de tous ordres (administratives, économiques, scientifiques...) qui, régulièrement, aliènent sa pratique ?

Enfin, poser la question du sujet-soignant, dans sa dimension ontologique, c'est poser la question de son essence, c'est-à-dire de son être même. C'est, au-delà de ses actes, poser la question du sens qu'il leur donne. Et celle-ci, à son tour, interroge le fait même de penser le monde, et non de se laisser penser par lui.

Penser, non pas d'abord pour produire ni pour agir mais pour créer en soi et autour de soi un espace autre, un *êthos*, « séjour » où l'homme, thérapeute et soignant, puisse pleinement habiter son humanité.

« Je ne sais ce que c'est que le monde ni que moi-même, écrit Pascal. [...] Je suis dans une ignorance terrible de toutes choses. »[7]

Pouvons-nous aujourd'hui, à l'heure où la connaissance est triomphante, où *savoir* devient l'impératif par excellence, quel qu'en soit le prix pour l'humanité de l'homme, nous donner le droit de considérer toutes choses, y compris nous-même, en portant délibérément le regard au-delà du « connu » et du « tout connaissable », pour laisser apparaître ce qui nous transcende et demeure « mystère » ?

---

[7] Blaise Pascal, *Pensées*, Paris, GF-Flammarion, 2002, p. 104.

PREMIERE PARTIE
La liberté en question

« *Il faut chercher seulement à penser et à parler juste...* »
La Bruyère
(*Les caractères)*

Chapitre premier
Une double polarité

Comme le fait remarquer Claude Bruaire dans *La dialectique*, il existe une dialectique de la liberté, dialectique de ses « significations comme des conduites qui les incarnent ».[8]

En effet, elle renvoie à des sens contraires, négatif et positif. Considérée dans son sens négatif, elle est synonyme d'*in-dépendance*. Or, celle-ci porte en elle la marque de son opposition, c'est-à-dire le pouvoir de dire « non ». Prise, à l'inverse, dans son sens positif, elle implique, souligne C. Bruaire, la « détermination par soi-même, l'action autonome ».[9] Or, comment affirmer cette autonomie ? A partir de quoi ?

Etre autonome, c'est-à-dire « se donner à soi-même sa propre loi », selon l'étymologie du concept, s'oppose-t-il au fait d'être « indépendant » ? Lorsque je détermine mon action, quelle qu'elle soit, qu'est-ce qui me permet de dire que par elle j'affirme mon autonomie plutôt que mon indépendance ? *A priori,* je n'en sais rien.

En tant que médecin, mes actions quotidiennes penchent-elles davantage du côté de l'indépendance ou de l'autonomie ?

Peut-on déterminer son action, en conservant son indépendance ?

Décider de recevoir dans mon cabinet un patient qui sollicite un rendez-vous semble, à première vue, respecter à la fois mon autonomie et mon indépendance.

En effet, je détermine moi-même ma réponse, sans avoir à en référer à quiconque. Je dis « oui », en sachant que j'aurais pu aussi dire « non ». Mais suis-je réellement indépendante pour autant ? Et qu'est-ce que l'indépendance ?

---

[8] Claude Bruaire, *La dialectique,* Paris, PUF, « *Que sais-je* ? », 1993, p. 72.
[9] *Id.,* p. 73.

Une indépendance mythique

Une non-dépendance totale impliquerait que je ne réponde pas au coup de téléphone de celui qui veut me rencontrer car, lui répondre, c'est entrer dans un dialogue, même court, et effectuer mon choix en fonction de lui, même si je n'accède pas à sa demande. Je ne peux pas faire comme s'il n'existait pas.

Une indépendance radicale supposerait, comme le montre bien C. Bruaire, que je raye définitivement l'autre de mon champ de vision et que je renonce à toute relation. A ce prix peut-être, j'exclurais tout ce qui m'est extérieur et qui peut influer sur moi : le monde qui m'entoure aussi bien que les hommes qui le peuplent. Mais se poserait encore la question de mon rapport à moi, du corps que j'ai ou que je suis, des fonctions qui le régissent et, au-delà, de la conscience que j'ai de moi-même.

Seule avec moi-même, suis-je indépendante ? Reste la question du langage grâce auquel je pense, je me pense. Mais celui-ci, à son tour, renvoie inexorablement à autrui, à l'éducation qui m'a été donnée, à la tradition socioculturelle à laquelle il se réfère, aux modes conceptuels que celle-ci a engendrés. Pour prouver mon in-dépendance absolue, je n'ai plus d'autre possibilité que de mourir. Logique de l'absurde d'un être qui, pour s'affirmer, ne peut que se nier.

Et c'est bien ce à quoi nous assistons face au suicide de certains patients qui, par ce geste ultime, veulent prouver au monde qui les entoure qu'ils existent, fût-ce au prix de leur vie. Ou plutôt qu'ils existaient, car cette in-dépendance absolue ne peut se vérifier qu'au passé : la décision même de mourir et la formulation qu'elle se donne sont prises elles aussi dans les rets de la dépendance.

N'y a-t-il pas, d'ores et déjà, une réflexion à en tirer sur le sens qu'ont certains actes suicidaires ? Comme s'il fallait y voir le signe ou la quête d'une liberté passée dramatiquement à côté d'elle-même ? J'aurai l'occasion de revenir sur la question du suicide et de ce qu'il tente de nous dire sur le plan existentiel.

L' « in-dépendance » ne peut donc aboutir qu'au déni radical de soi et d'autrui, dans la mesure où, poussée à son paroxysme, elle est synonyme de destruction. Elle ne rejoint l'autonomie que dans la mort. Il en résulte que le concept de liberté, pour être compatible avec celui d'indépendance, implique que celle-ci ne soit que relative, ne pouvant faire fi d'autrui.

Et c'est bien ce que je vérifie en tant que médecin, dans la mesure où l'exercice de ma profession est centré sur le soin donné à autrui et s'inscrit donc dans une relation. Toutefois, la dépendance dans laquelle je me trouve implique au départ un choix. Je pourrais ne pas être médecin ; j'ai choisi de l'être. Théoriquement, du moins. Car, pratiquement, ce choix a été déterminé par une histoire, un ensemble de circonstances qui ont influé sur lui : éducation, scolarité, rencontres diverses, qui font la preuve que mon indépendance n'a été que partielle. Sans doute en va-t-il de même dans bien des orientations professionnelles qui, si elles se croient indépendantes, ne sont que la marque d'un conditionnement *à* ou *par* le désir, sinon la volonté d'autrui, fût-ce pour y échapper.

Un étudiant de dix-huit ans entame des études de droit. Son désir est de devenir juge d'instruction. Apparemment, nul n'a pesé dans sa décision. Toutefois, en considérant d'un peu plus près ce qui a préludé à ce choix, je discerne un faisceau d'éléments qui s'opposent et s'imbriquent. D'abord, le désir de *ne pas* devenir enseignant, comme ses deux parents. Puis, enfouie, la passion de l'aviation, contrecarrée par une vision déficiente. Dès lors, le choix du droit apparaît comme un choix par défaut : « je ne *veux* pas être enseignant ; je ne *peux* pas devenir pilote. Je serai juge d'instruction ». Pourquoi l'exercice du droit et de la justice ? De même que, dans le désir de piloter, on entendait celui de s'affranchir de la tutelle des parents et de voler loin de leur sillage, dans la passion du droit que découvre cet étudiant il y a le besoin exacerbé de rétablir ou de faire respecter une loi qui a été bafouée, de retrouver un ordre perdu. Déplacement sur la *chose publique* de ce qui concernait d'abord l'ordre privé, c'est-à-dire le droit, son droit, dans la famille. Mais besoin aussi de se donner à soi-même sa propre loi en échappant à l'emprise familiale.

Si l'orientation professionnelle révèle, dans bien des cas, une dépendance, même voilée, à de multiples facteurs, le choix d'un statut, tel celui de « travailleur indépendant », souligne encore cette dépendance.

Une liberté surveillée

Avant la création des ordres professionnels, tel l'Ordre des Médecins, tout médecin n'avait besoin que de l'obtention de son diplôme pour pouvoir s'installer. Selon la formule d'usage, il s'établissait « à son compte », ne dépendant théoriquement de personne. En revanche, il avait à respecter dans sa pratique les préceptes du serment d'Hippocrate. Préceptes déontologiques et moraux auxquels il s'engageait en prêtant serment. Pas seulement en tant que médecin mais en tant que *personne* face à ceux qu'il allait recevoir, personnes, d'abord, avant d'être *malades*.

L'appellation « travailleur indépendant » n'existait pas avant la Seconde Guerre mondiale. Ceux qui exerçaient une profession dite libérale n'avaient pas besoin de se déclarer tels. Ils l'étaient, avec les limites que j'ai précédemment soulignées.

En 1945, la création de la Sécurité sociale change la situation. La protection sociale des individus, si elle constitue un droit, représente aussi un devoir, celui de cotiser. L'apparition des URSSAF en tant qu'organismes obligatoires de recouvrement des cotisations (de Sécurité sociale et d'Allocations familiales), dès 1960, garantit certes des droits mais établit, en revanche, de nouvelles contraintes. Pour les employeurs, certes, mais aussi pour les « travailleurs indépendants », qui ne peuvent le devenir qu'en passant pas les fourches caudines de l'URSSAF. Un pas est franchi, dans la mesure où la contrainte prévaut sur le droit. Affiliez-vous d'abord pour pouvoir travailler et, éventuellement, avoir des droits (protection sociale…).

De même, pour un médecin, comme pour tout « libéral », devenir « indépendant » signifie « dépendre » d'un certain nombre d'organismes ou d'instances (administratives comme professionnelles ou privées), dont il ne peut s'affranchir : Conseil de l'Ordre, Préfecture, outre l'URSSAF et la Sécurité sociale (dans le cadre de l'adhésion au système des conventions de remboursement), CARMF (Caisse A*utonome* de Retraite des Médecins Français), Compagnies d'assurances diverses (garantissant en particulier la « responsabilité civile professionnelle »), société de gestion agréée ayant un droit de regard sur la comptabilité de tout « libéral » et représentant un maillon intermédiaire, désormais obligatoire, entre lui et l'administration fiscale… La liste est longue.

Constatons, en outre, que l'autonomie des uns (CARMF) semble imposer la dépendance des autres et que, sans aller plus avant dans le détail, le statut de « travailleur indépendant » apparaît d'ores et déjà comme une farce. Car si tout professionnel libéral est théoriquement indépendant par rapport à un salarié (dépendant de celui qui l'emploie), il est en réalité mis sous tutelle, avant même de commencer à travailler. En conséquence, l'indépendance apparaît ici comme une contradiction dans les termes, un leurre, voire une imposture. Leurre à double titre. En premier lieu, parce que, en rigueur de terme, il ne peut y avoir de réelle *in-dépendance*. En second lieu, parce que l'appellation même de « travailleur indépendant » est trompeuse, en signifiant une réalité qui, non seulement n'existe pas, mais qui, en outre, se situe à l'opposé de ce qu'elle prétend être.

Pour reprendre cet exemple, je ne peux refuser la mise sous tutelle des instances qui pèsent sur l'exercice de ma profession. Ou, si je la refuse, je dois renoncer à ce mode d'exercice. Choix limité, qui ressemble davantage à une fuite.

L'autonomie : entre indépendance et hétéronomie

A la lumière de ce qui précède, comment définir l'autonomie ? Où commence-t-elle ?

Là où commence la détermination par soi-même, l'action autonome, répond C. Bruaire, « sans préalable d'une réflexion où s'abîme l'acte qui fait l'être ».[10]

L'« agir » apparaît comme le versant positif d'une liberté qui se voudrait « in-dépendante », totalement retranchée du monde et des hommes, l'action étant, à l'inverse, engagement. Elle nous lie au monde qui nous entoure et ne peut faire abstraction d'autrui. Mais jusqu'où doit aller cet engagement avec ou pour autrui ? Car il y a un extrémisme de l'action qui n'est plus engagement mais répétition, aliénation.

En tant que médecin, à force d'enchaîner les consultations, avec de rares pauses, je risque de ne plus voir les personnes que je reçois. J'effectue des actes que j'enregistre et comptabilise en fin de journée. Mais en quoi ces actes auxquels les personnes peuvent se réduire (qu'il s'agisse des patients ou du praticien que je suis) demeurent-ils des actions autonomes déterminées uniquement par moi-même ? C'est moi qui, au contraire, finis par être déterminée par les actes que j'effectue à longueur de journées, prise par un rythme qui fait obstacle à tout recul.

« Libre, l'homme est ce qu'il fait. »[11] Toutefois, il ne peut s'y réduire. Car, si tel était le cas, par quoi son action pourrait-elle être limitée ? Par lui-même ? Sans doute pas. Si la liberté est définie dans un premier temps par Hobbes dans le *Léviathan* comme l' « absence d'obstacles extérieurs » et la capacité « qu'a chacun d'user comme il

---

[10] Claude Bruaire, *op. cit.*, p. 80.
[11] Claude Bruaire, *ibid.*, p. 80.

le veut de son pouvoir propre, pour la préservation de sa propre nature, autrement dit de sa propre vie... »,[12] mon action ne saurait être limitée par rien, si ce n'est par celle d'autrui qui, seule, peut la freiner. Et, à terme, elle ne peut qu'engendrer la violence et l'aliénation, annulant toute liberté.

Ce à quoi fait écho la remarque de Socrate à Adimante, dans le Livre VIII de *La République* : « L'excès de liberté doit aboutir à un excès de servitude, et dans l'individu et dans l'Etat. »[13]

Car manquent ici deux maillons : à l'échelon individuel, la conscience de ce que je fais, c'est-à-dire la pensée, et, à l'échelon collectif, la référence à la Loi. Conscience qui, au niveau individuel, renvoie à la « conscience morale » de Kant, sans laquelle il ne peut y avoir conscience de la liberté, l'une garantissant l'autre.

« Parce que [...] la loi morale est la condition sans laquelle nous ne pouvons d'abord devenir *conscients* de la liberté, [...] la liberté est sans doute la *ratio essendi* de la loi morale, mais [...] la loi morale est la *ratio cognoscendi* de la liberté. Car si la loi morale n'était d'abord clairement conçue dans notre raison, nous ne nous croirions jamais autorisés à admettre une chose telle que la liberté [...]. Mais s'il n'y avait pas de liberté, la loi morale ne se trouverait nullement en nous. »[14]

Voilà donc ce qui, selon Kant, fonde l'autonomie. Etre autonome, c'est-à-dire se donner à soi-même sa propre loi, après avoir vérifié en soi la présence d'une conscience morale, laquelle fait référence à l'un de ses deux postulats fondamentaux : « Agis comme si la maxime de ton action devait être érigée par ta volonté en loi universelle de la nature. »[15] Au-delà ou en deçà de la nécessité de l'Etat, seul garant, selon Hobbes, de la liberté des individus, Kant présente la loi morale comme le pivot de la liberté et donc de l'autonomie.

Dès lors, si, comme le dit C. Bruaire, « l'homme est ce qu'il fait », il n'est libre que dans la mesure où son action est déterminée par l'exercice de sa raison et de sa conscience morale.

---

[12] Thomas Hobbes, *Léviathan,* Paris, Gallimard, « Folio essais », 2003, p. 229.
[13] Platon, *La République*, Livre VIII, Paris, GF-Flammarion, 1998, p. 324.
[14] Emmanuel Kant, *Critique de la raison pratique,* Paris, PUF, « Quadrige », 2000, note, p. 2.
[15] Emmanuel Kant, *Fondements de la métaphysique des mœurs*, Paris, Le Livre de Poche, 2001, p. 95.

Autonomie ou automatisme ?

Mais qui me dit que celle-ci va nécessairement aller dans une direction qui soit juste ? Le fait que je puisse l'ériger en loi universelle, c'est-à-dire qu'elle puisse s'appliquer à chacun ? Tout dépend précisément de la manière dont je considère *chacun* et dont je me considère moi-même.

Si, en tant que médecin, j'ai l'intention de rentabiliser au maximum mon cabinet, que vais-je faire ? Recevoir le maximum de patients, sans pour autant effectuer des dépassements d'honoraires exorbitants. Je ne leur demanderai que ce à quoi m'autorise ma convention avec la Sécurité sociale. Apparemment, mon action se situe dans la légalité la plus stricte. En outre, il est tout à fait rationnel de vouloir rentabiliser un cabinet, eu égard aux charges souvent écrasantes qui pèsent sur lui. Puis-je ériger la maxime de mon action en loi universelle, compte tenu du fait que je l'effectue en toute conscience, raisonnablement, au nom même d'une réalité professionnelle que j'ai, que nous avons à assumer ?

Mais par quoi mon action est-elle mue ? L'intérêt de faire tourner mon cabinet ou celui des patients ? Admettons que j'imagine les deux compatibles. Ils le seront peut-être pendant un certain temps, au prix d'une énergie colossale et d'un travail de dix à douze heures par jour. Mais si je poursuis cette activité sans rien y changer, je sortirai de mon cabinet hébétée, incapable de réagir et, pire, de réfléchir. Ce déploiement d'activité que j'ai pourtant choisi entraîne, à l'inverse, une somme de fatigue qui risque de me priver pour une part de la conscience de ce que je fais, voire des raisons pour lesquelles je le fais. D'autonome, je deviens automate, régie par mes actions et non plus les déterminant moi-même. Et si cet automatisme demeure malgré tout au service de la rentabilité de mon cabinet, il n'est certainement pas ou plus au service des patients ni de moi-même.

« Il y a plusieurs types de fatigue, note Jean-Louis Chrétien : une fatigue de lutte et une fatigue de résignation, une fatigue tonique et une fatigue atone. »[16]

De quel type est la mienne ? De lutte au départ, mais en aucun cas de résignation, puisqu'elle m'incite au contraire à réagir, jour après jour et à lutter de nouveau. Mais, dans cette lutte permanente, ne risque-t-elle pas l'épuisement et cette dégradation dont parle Lucrèce

[16] Jean-Louis Chrétien, *De la fatigue*, Paris, Les Editions de Minuit, 1996, p. 106.

(in *De rerum natura*), qui conduit à la mort ? Ne peut-elle pas être, à l'inverse, « la fatigue de l'effort qui se vainc et de la force qui se donne » ? [17]

A moins que ce combat contre la fatigue puisse se conjuguer avec cette tension vers l'autonomie, dans la mesure où il n'est plus subi mais surmonté et devient le lieu où la conscience s'affranchit de ce qui l'aliène en se mettant au service de « quelqu'un » et non de « quelque chose ».

La personne : fondement de l'autonomie

Il manquait donc nécessairement un élément à cette définition de l'autonomie et de la conscience morale qui inclut, comme le fait Kant, la notion de *personne* dans son deuxième postulat : « Agis de telle sorte que tu traites l'humanité aussi bien dans ta personne que dans la personne de tout autre, toujours en même temps comme une fin et jamais simplement comme un moyen. »[18]

C'est le respect de la personne que je suis pour moi-même et que sont les autres pour moi qui authentifie mon autonomie, laquelle se fonde, en définitive, sur deux concepts : celui de *raison* et celui de *personne*.

Si je reprends l'exemple précédent, il va de soi que si mon action est mue par un intérêt uniquement économique, immanquablement elle négligera la personne des patients que je reçois. De fin, ils deviendront le moyen pour moi de gagner de l'argent, même si celui-ci paraît en soi légitime. L'argent, à l'inverse, de moyen risque de devenir une fin. Mon action, si elle reste déterminée par ma raison - une raison peut-être froide et calculatrice - ne le sera plus par ma conscience morale mais par mon seul intérêt. Et c'est celui-ci qui, en définitive, risque de prendre le pas sur mon jugement même et de le soumettre à sa propre fin.

Tout se passe comme s'il y avait un choix à effectuer, choix radical, entre l'intérêt (le plus souvent matériel) et la personne. C'est d'ailleurs bien ce que remarque Kant, lorsqu'il nous dit que toute action faite par intérêt ne peut être morale, dans la mesure où elle ne laisse plus le champ totalement libre à l'exercice de la volonté mais, à l'inverse, l'assujettit.

---

[17] Jean-Louis Chrétien, *op. cit.*, p. 63

[18] Emmanuel Kant, *op. cit.*, p. 105.

Or, quelle observation ai-je effectuée sur le terrain de ma pratique, après plusieurs années d'exercice libéral ? Certes, j'agissais, moins par intérêt que par nécessité, mais mon action, engagée dans une relation avec des personnes, paradoxalement, ne me permettait plus de les voir en tant que telles, du moins comme je l'aurais souhaité, ni même de me voir moi. Précisément à cause de cet enchaînement des actes comme autant de contraintes, jugulant ma volonté ou ma capacité à les raisonner, voire même à les déterminer.

L'action pour l'action, dans la mesure où elle n'est pas éclairée par la pensée ni guidée par un choix, ne peut être autonome. Les facteurs qui l'assignent ne sont plus *ma* raison mais *des* raisons (économiques, administratives...), appartenant à la *nature sensible*, déterminée par des « lois empiriquement conditionnées », comme le souligne Kant. Dès lors, elle est *hétéronome,* sous la dépendance d'une loi qui n'est plus celle de la raison pratique. En outre, elle n'est pas non plus indépendante, puisqu'elle est étroitement liée au monde qui m'entoure.

En conséquence, comment concevoir l'autonomie ?

Il semble qu'elle se situe entre deux extrémités : l'indépendance et l'hétéronomie.

L'indépendance, poussée à son paroxysme, est retrait, repli, refus de l'autre, en définitive. Apparemment, je peux choisir de dire « non » à tout, en utilisant ma raison pour cela, mais ce non finit par se retourner contre moi, puisqu'il fait la preuve que ma raison même, en se manifestant, est encore de trop ! Raison donc qui n'aboutit qu'à la négation d'elle-même.

L'hétéronomie, à l'inverse, tient compte de ce qui est extérieur à soi, au point de soumettre la raison à des facteurs qui la dominent.

Négation de la raison, d'un côté, aliénation, de l'autre : il n'y a pas plus de liberté dans le retrait pur de l'indépendance que dans une action qui s'asservit elle-même en se mettant sous l'influence de facteurs qui la déterminent.

La pensée : condition nécessaire de la liberté

Analysant les sens négatif et positif du concept de liberté, je reviens sur ce que C. Bruaire remarquait : « le "oui" n'est libre que pour qui peut dire "non", le consentement n'est pas libre si l'on ne peut refuser… »[19] Il n'y a donc pas de liberté, d'autonomie, sans choix. Or, le choix implique la dimension de la pensée, d'une pensée qui « délibère », au sens où l'entend Aristote (*proaïresis*), sans laquelle ne seraient possibles ni le « non » ni le « oui ». Car, penser, c'est à la fois solliciter mon entendement, ma compréhension de telle ou telle situation, mais aussi ma capacité de juger, de délibérer, qui conditionne toute décision.

Toujours dans le même ouvrage, C. Bruaire insiste, à juste titre, sur cette nécessité de la pensée, lorsqu'il écrit qu'elle est seule capable « de rallier l'une à l'autre les significations contraires de la liberté ».[20] Elle apparaît comme une médiatrice entre celles-ci, en permettant à la fois une intériorité réflexive et une mise en relation avec autrui. Elle est simultanément ce par quoi je reste reliée aux autres (engagement dans l'action) tout en m'en déliant (réflexion). Par elle, ajoute C. Bruaire, la liberté « est assurée du *présent* de son acte ».[21]

La pensée est donc ce qui va réunir en elle et concilier les aspects contraires de cette double polarité de la liberté, oscillant sans cesse entre repli sur soi et déploiement hors de soi.

Et c'est bien ce que nous vérifions régulièrement dans notre pratique. Parce que nous sommes constamment provoqués, voire soumis à la nécessité de l'action, d'une action que, la plupart du temps, nous effectuons, sinon dans l'urgence, du moins dans les trépidations d'un rythme qui ne laisse souvent aucune place à la réflexion, nous éprouvons à certains moments la nécessité de rompre avec le milieu extérieur pour pouvoir délibérer avec nous-même en repensant notre action et en en évaluant la justesse.

Toutefois, si mon propos initial était d'explorer ce à quoi, dans ma pratique médicale, j'avais le pouvoir de dire « non » et le devoir ou l'exigence de dire « oui », il m'apparaît qu'il se modifie progressivement.

En effet, il me semble moins évident de cerner jusqu'où, en tant que praticienne, peut aller mon indépendance. Dans bien des cas, et je dirai pourquoi, elle n'existe pas. D'abord, parce que ma profession est avant tout centrée sur la relation à autrui et que, pour une part, ce que j'effectue quotidiennement dépend de cette relation même. En second

---

[19] Claude Bruaire, *op. cit.*, p. 73.

[20] *Id.*, p. 87.

[21] *Ibid.*, p. 87.

lieu, parce que ma pratique est prise dans un faisceau de pressions, pour ne pas dire de contraintes, dont on pourrait dire qu'elles vont pour la plupart à l'encontre de toute liberté.

Dans ce cas, ou bien il y a à renoncer à tout exercice ou bien il devient impératif de changer de perspective, c'est-à-dire d'observer comment m'apparaît la réalité que j'ai constamment sous les yeux. La question première n'est donc pas celle de l'indépendance, mais de la reconnaissance de la dépendance à laquelle je suis contrainte, seule façon peut-être de pouvoir l'assumer et la dépasser.

L'autonomie ne commence-t-elle pas là où commence la prise de conscience de ce qui la limite ? Or, seule la réflexion, sous-tendue par ma volonté, peut introduire cette distanciation et me permettre de sortir de cette tension dialectique entre indépendance et autonomie ; tension nécessaire, car elle est le mouvement même de la vie. En effet, la rupture de ce mouvement dialectique ne signifierait-elle pas l'entrée dans la mort ?

Aussi bien ne s'agit-il pas de le rompre mais de le dépasser ou de le « surmonter », comme le dit Bruaire, en référence à Hegel. « *La dialectique est bien le jeu du négatif qui se renie et que surmonte la rationalité positive, logique de l'esprit libre.* »[22] Ainsi, cette double polarité de la liberté ne peut-elle perdurer que parce qu'elle s'accomplit dans un troisième terme, l'esprit, qui en maintient l'équilibre.

---

[22] *Ibid.*, p. 88.

Chapitre deux
Que veut dire *penser* ?

L'étau dans lequel est pris l'ensemble de la Santé, et de la santé mentale en particulier, nous impose, de façon pressante, de repenser l'ensemble de notre pratique et de considérer comment nous répondons aux différentes contraintes qui, actuellement, pèsent sur nous. En outre, en tant que psychiatres, quelles que soient les modalités de notre exercice, cette remise en question nous implique à plus d'un titre : à l'égard des soignants avec lesquels nous travaillons, à l'égard des patients, mais peut-être avant tout à l'égard de nous-mêmes.

C'est donc à un triple interlocuteur que nous avons à répondre de ce que nous faisons mais, plus encore, de ce que nous sommes.

Mais que signifie « penser » ?

De la pensée à l'Etre

Question posée par Heidegger dans ses *Essais et Conférences*, à laquelle fait écho celle de H. Arendt : « Qu'est-ce qui nous fait penser ? » dans *La vie de l'esprit*. Est-ce l'« étonnement admiratif » devant le monde qui nous entoure qui, à l'exemple des Grecs, provoque notre pensée ? N'est-ce pas plutôt le besoin effréné de fuir un univers inquiétant, voire hostile, ou, à tout le moins, celui de le comprendre pour le rendre plus supportable ?

Si j'en juge par ma propre réaction, ma pensée (ou plutôt ma tentative de penser) est suscitée depuis un certain temps déjà par cette sensation de danger, de « péril imminent » qui ne menace pas seulement ma pratique mais celle de l'ensemble de ma profession. Il s'agit de penser avant qu'on nous pense ou alors même que nous sommes pensés par ce ON omnipotent et omniprésent que représentent les différentes instances dont nous dépendons.

Penser : activité subversive déclara Athènes à Socrate.

Danger, déclare le Grand Inquisiteur dostoïevskien à Celui qui surgit dans la foule et l'éveille à elle-même, et qu'il reconnaît immédiatement. « Pourquoi es-tu revenu ? » lui demande-t-il. Tu nous gênes, tu déranges l'ordre établi, celui d'un monde dans lequel l'homme est soumis, définitivement asservi, inaccessible à toute réflexion et conscience de lui-même.

La pensée « arrache au sommeil », écrit H. Arendt à propos du procès fait à Socrate. Elle ne rend pas meilleur, elle n'apporte pas nécessairement de réponse, mais elle est ce qui donne signification à une vie. « Penser et être en vie sont deux choses identiques. »[23]

Idée rassurante que cette identité de la pensée et de la vie, de la pensée et de l'Etre qui, selon Parménide, sont une même chose. Car le *noûs*, l'esprit, correspond à l'Etre. H. Arendt remarque que, pour Platon et Aristote également, il y a en l'homme une dimension divine qui rend semblables Pensée et Etre. Et c'est précisément en mobilisant le *noûs,* l'esprit, que l'homme s'assimile au divin. « Tout comme l'Etre est le dieu, *noûs* est, selon Aristote, "le dieu en nous". »[24]

Ainsi, poser la question de la liberté du thérapeute, c'est nécessairement, en se situant dans le registre de la pensée et de l'esprit, laisser surgir la dimension de l'Etre. Ce qui n'est pas de l'ordre du religieux mais du spirituel, *stricto sensu.*

Seule la détermination de l'Etre que nous sommes peut, me semble-t-il, donner sens à la façon dont nous agissons. Le sens : troisième implication du concept de liberté, après ceux de Pensée et d'Etre.

Essence et sens de l'agir

Il s'agit donc d'être *avant* d'agir, d'être *pour* pouvoir agir, et de dévoiler le fondement, l'essence de nos actes quotidiens, quelle qu'en soit la nature. Quoique, dans la pratique, mon action soit première et révèle l'Etre que je suis.

---

[23] Hanna Arendt, *La vie de l'esprit*, t. 1, Paris, PUF, « Quadrige », 2005, p. 233.

[24] Aristote, *Protreptikos*, B110, cit. par H.Arendt, *ibid.*, p. 180.

Quel sens ont les actes que nous effectuons à longueur de temps sans plus être conscients de ce que nous répétons ? Quel en est le fondement ?

« L'essence de l'agir est l'accomplir », répond Heidegger, dans sa *Lettre sur l'humanisme*. Or, accomplir, c'est « déployer une chose dans la plénitude de son essence... Ne peut donc être accompli que ce qui est déjà »[25] et dont nous portons la trace ou le souvenir.

Nos actes portent-ils l'empreinte de cet accomplissement ou de cette plénitude ? Contribuent-ils à révéler ou masquer indéfiniment ce que nous sommes ?

Dès lors, que signifie « repenser notre pratique » ?

L'avons-nous jamais réellement pensée et, au-delà, avons-nous jamais considéré la pensée comme davantage qu'un processus réflexif « au service du faire et du produire », alors qu'elle agit non pas du seul fait de son application à un domaine ou un autre, mais « en tant qu'elle pense » et met en relation l'Etre et l'homme ?

C'est la mise au jour de cette relation qui m'importe, car elle seule est capable de nous faire accéder, en tant que thérapeutes, à la vérité de notre Etre.

Le fait de repenser notre pratique n'a donc pas pour but immédiat d'avoir quelque efficience que ce soit sur cette pratique elle-même, mais de laisser apparaître tout ce qui fait obstacle à cette question de l'Etre.

Utopie, sans doute, alors que nous sommes constamment confrontés, nous praticiens, comme les autres, à l'obligation de produire des actes, d'obtenir des résultats, en un mot, d'être efficaces ! Or, la pensée n'est pas seulement « *l'engagement dans l'action* [...] mais *l'engagement* par et pour la vérité de l'Etre, cet Etre dont l'histoire n'est jamais révolue, mais toujours en attente », écrit Heidegger, et qui « détermine toute *condition et situation humaine* ».[26]

Qui se soucie aujourd'hui, en médecine comme en psychiatrie, de la question de l'Etre ? Qui se soucie d'expérimenter ce qu'est « l'essence de la pensée », avant toute « interprétation technique » de celle-ci ? Et, poser cette question, n'est-ce pas prendre le risque de me situer à des années-lumière de ce qu'est notre pratique quotidienne ?

---

[25] Martin Heidegger, *Lettre sur l'humanisme*, Paris, Aubier-Montaigne, 1983, p. 27.
[26] *Ibid.*, p. 29.

Du sens au signe

Dans l'essai consacré à la question « Que veut dire *penser* ? », Heidegger appelle le « Point Critique » ce qui est en soi la « Chose à *considérer* ». Or, l'idée force, c'est que « nous ne pensons pas encore » parce que ce qui est à penser se *détourne* de nous et, en se dérobant, nous attire. Penser, c'est accepter ce qui semble être un mouvement de repli de l'être vers ce qu'il ne connaît pas ou ne reconnaît pas, consciemment du moins ; vers un ailleurs qui est caché, présent au plus intime de lui-même et qui, nous dit Heidegger, le *réclame*, nous réclame. Terme fort qui concerne l'essentiel, l'*essence* de nous-même. Or, c'est en tant que nous sommes « marqués » par ce mouvement même de retrait que « nous montrons ce qui se retire ».[27] L'acte indicateur par lequel nous montrons ce qui se dérobe caractérise notre essence. Il devient *signe*. « En mouvement vers ce qui se dérobe et tiré en lui, l'homme *est* un signe. »[28]

Le signe commence par la perte apparente de sens, le vide peut-être, comme le suggèrent ces vers de Hölderlin cités par Heidegger dans le même texte : « Nous sommes un signe, vide du sens. Insensibles et loin de la patrie, nous avons presque perdu la parole. »

Et c'est bien ce que j'expérimente actuellement. Le fait de ressentir que ce que je cherche à penser et saisir depuis des mois se dérobe, m'échappe, mais que, simultanément, je ne peux, moi, m'y dérober. Comme s'il y avait à répondre à une exigence, sinon un appel. Quelque chose ou quelqu'un qui, comme le souligne Heidegger, me *réclame*, s'adresse impérieusement à l'Etre que je suis, en tant que médecin, en tant que thérapeute, certes, mais surtout en tant que tel, indépendamment de tout attribut ou fonction. C'est cela ou l'asphyxie, la non-vie, le non-être. Nulle pratique encore possible sans ce « passage à vide » qui m'impose d'attendre que ce qui est à discerner se révèle, non pas dans une attitude figée mais de mise en marche. Attendre, c'est « de tous côtés chercher du regard, à l'intérieur du déjà-pensé, le non-pensé qui s'y cache encore ».[29]

Avec qui partager cette réflexion ? Devant qui en faire état ? Est-ce même souhaitable, dans le contexte actuel, happés comme nous le sommes tous par des impératifs apparemment hors de toute pensée, du

---

[27] Martin Heidegger, *Essais et Conférences,* Paris, Gallimard, « *Tel* », 2003, pp. 158-159.

[28] *Ibid.,* p. 160

[29] *Ibid.,* p. 165.

moins telle que Heidegger ou H. Arendt l'envisagent, notre pensée *devant* avant tout être productive ?

L'attente, voire le désespoir lié à ce que rien ne semble apparaître, n'est à partager avec quiconque si ce n'est avec soi d'abord. Si « percevoir et être sont une seule et même chose », c'est le rapport à soi que la pensée met en jeu, ce que H. Arendt appelle le « deux-en-un ».[30] A cet égard, elle rappelle les deux exigences de Socrate : plutôt subir l'injustice que la commettre, d'une part, et, d'autre part, ne pas être en contradiction avec soi, c'est-à-dire ne pas être pour soi-même son propre adversaire, de telle sorte que l'interlocuteur que nous sommes pour nous-même, l'*autre* en nous, tout en étant autre, soit dans un rapport d'harmonie qui aboutisse à une unité de l'Etre.

Je ne sais ce qui est premier, de la Pensée ou de l'Etre, tant ils ont partie liée et se conditionnent mutuellement. Etre, c'est être présent, à soi et au monde. Mais c'est aussi rendre présent ce qui est caché. Comment cette présence peut-elle se révéler ? Et en quoi s'articule-t-elle avec notre liberté ou, selon le mot de Heidegger, avec notre « pouvoir-être » libre ?

Êthos et liberté

Dans sa *Lettre sur l'humanisme*, Heidegger reprend, à propos de la question qui lui est posée sur le rapport de l'ontologie et de l'éthique, la sentence d'Héraclite, *êthos anthropo daïmon*, qu'il traduit ainsi : « le séjour (l'accoutumé) est pour l'homme le domaine ouvert à la présence du dieu (de l'*in-solite*) ».[31]

Comme si la façon dont l'homme habite l'espace qui lui est familier déterminait ce qu'il est dans son essence et que Heidegger nomme l'Etre. Comme si l'*insolite*, le *daïmon*, ne pouvait surgir que dans ce que l'homme a de plus coutumier.

Pour que l'homme soit pleinement ce qu'il est, deux éléments lui sont nécessaires : l'usuel et l'insolite, éléments qui, pour opposés qu'ils paraissent être, n'en sont pas moins étroitement liés l'un à l'autre.

Ce n'est que parce qu'il existe un « séjour », un habitat dans lequel l'homme peut trouver son assise qu'il peut, dans le même temps, s'ouvrir à ce qu'il ne connaît pas, c'est-à-dire à l'« insolite » du

---

30 Hannah Arendt, *op. cit.*, p. 235.

31 Martin Heidegger, *Lettre sur l'humanisme*, Paris, Aubier-Montaigne, 1983, p. 151.

monde extérieur. L'insécurité de l'inconnu n'est possible que parce qu'il y a en soi-même et pour soi-même du connu, de l'accoutumé.

Il est facile de vérifier à quel point, lorsque manque un espace de vie, un habitat viable, l'être humain est menacé dans son identité. C'est le cas pour ceux qui sont « sans domicile fixe ». C'est aussi le cas pour nombre de patients que nous rencontrons dans le secteur public, en psychiatrie, et qui connaissent une situation socioprofessionnelle d'extrême précarité. Ballottés de service en service, dépendants d'aides multiples, qui viennent ou ne viennent pas, leurs troubles psychiques sont souvent consécutifs à la situation qu'ils vivent. Tout se passe comme si, perdant leurs repères géographiques, ils perdaient progressivement aussi leurs repères psychiques.

Dans un autre texte des *Essais et conférences* : « Bâtir, habiter, penser », Heidegger établit une relation entre bâtir et être, à partir de l'étymologie du verbe *bauen* qui, en vieil-allemand (*buan*), signifie habiter, séjourner mais aussi être. « L'homme *est*, dit-il, pour autant qu'il *habite* » et il ajoute, plus loin : « habiter est *le trait fondamental* de l'être ».[32]

Mais, de même, l'homme ne *pense-t-il* pas ou ne peut-il pas penser pour autant qu'il *habite*, puisqu'il y a identité de la pensée et de l'Etre ? Or, cette capacité à penser est aussi et d'abord ce par quoi il manifeste sa liberté.

Il y a donc une étroite relation entre la façon dont nous habitons le monde qui est le nôtre (qu'il nous soit intérieur ou extérieur) et ce que nous sommes. Or, ce que nous sommes ne peut se déployer que dans l'espace qui nous est le plus usuel.

Mais, simultanément, l'essence de notre être rejaillit sur la manière dont nous rendons le monde habitable.

La question de l'*êthos* apparaît donc comme sous-tendant toutes les autres, puisqu'elle est ce par quoi l'Etre se déploie, dans toutes ses dimensions.

Penser notre pratique, n'est-ce pas d'abord regarder le ou les lieux familiers où nous l'exerçons et voir comment nous les habitons ?

---

[32] Martin Heidegger, *Essais et conférences*, Paris, Gallimard, « *Tel* », 2003, pp. 173-192.

Nous révèlent-ils l'essence même de notre être ou ne représentent-ils qu'un *séjour* nous retenant prisonniers ?

Quel rapport à nous-même dévoile-t-il ?

Chapitre trois
L'*habitus* d'une pratique

Ici aussi les dieux sont-ils présents ?

Héraclite, rapporte Aristote (in *Parties des Animaux*, A 5, 645 a 17), vit un jour venir chez lui des étrangers désireux de le rencontrer. Alors qu'ils s'approchaient, ils le virent se chauffer près d'un four de boulanger et s'arrêtèrent, interdits. Les voyant hésiter, Héraclite les invita à entrer par ces mots : « Ici aussi, les dieux sont présents. »

« Près du four, commente Heidegger, dans cet endroit sans prétention, où [...] chaque action et chaque pensée sont familières et courantes [...], en ce monde de l'accoutumé, c'est bien là que *les dieux sont présents*. »[33]

Les « dieux » ne renvoient pas à quelque divinité ou culte extérieurs, mais au dieu, au *daïmon*, en tant que génie attaché à la destinée de l'homme, c'est-à-dire à ce que recèle son essence même.

Dans cette perspective, le *daïmon* d'un psychiatre peut-il se révéler dans le lieu habituel de sa pratique ?

D'où la question suivante : qu'en est-il du cabinet où il exerce ? Les dieux y sont-ils présents ?

Il y a quelques années, une jeune femme vint un soir en consultation et commença par ces mots : « Je voulais voir à quoi ressemblait le cabinet d'un psychiatre. » Elle imaginait un lieu à la fois insolite et inquiétant, sans doute marqué par deux éléments : un divan et le silence impénétrable du psychiatre. Je l'invitai à regarder le cabinet, composé d'un bureau, de sièges, d'un meuble pour ordinateur, d'une armoire, d'un guéridon en verre sur lequel reposent des plantes vertes... Rien que de très banal. Plus inhabituel, un piano, auquel elle ne prêta pas d'attention particulière. En revanche, l'absence de divan parut la rassurer.

---

[33] Martin Heidegger, *Lettre sur l'humanisme*, Paris, Aubier-Montaigne, 1983, p. 151.

En effet, dans bien des cas, le divan est le support de tous les fantasmes. Il est souvent vécu comme un instrument de torture où s'exercent le sadisme du thérapeute, son voyeurisme et le poids d'un silence qui se dément rarement. Nombre de patients décrivent ce divan comme le lieu de leur enfermement et de leur solitude, comme s'ils étaient livrés à une parole, la leur, se repliant inexorablement sur elle-même en un monologue qui les terrorise.

Sempé a bien traduit ce fantasme du thérapeute persécuteur, lorsqu'il campe un divan probablement usagé dont l'un des ressorts entre dans la colonne vertébrale du patient, ce que celui-ci interprète comme un coup de poignard de l'analyste…

La jeune femme, confrontée à un décor banal, où rien, apparemment, ne l'inquiétait et dans lequel elle put réaliser que le thérapeute assis en face d'elle pouvait lui parler sans pour autant parler à sa place, revint régulièrement. Ici, le séjour, l' « accoutumé » du thérapeute, représenta le lieu où elle pouvait à son tour séjourner et découvrir progressivement ce qu'elle portait d'insolite, à savoir une parole qui fût vraiment la sienne, refoulée des années durant.

C'est parce qu'il y avait de l' « accoutumé », du familier, que l'« insolite » put se faire jour. Confrontée depuis l'adolescence à son mutisme comme à celui de son entourage, elle venait s'assurer, sans en avoir conscience, qu'elle n'allait pas revivre une situation par trop connue : le renvoi à son propre silence qu'elle eût sans doute vécu comme une agression.

Les visiteurs d'Héraclite s'attendaient à trouver « la marque de l'exception […], de l'excitant », souligne Heidegger, propre à alimenter leur bavardage du moment sur la rencontre d'un penseur plus que sur sa pensée. Ils étaient encore dans le monde du paraître. Ma visiteuse, à l'inverse, craignait de trouver un cadre inhabituel dans lequel elle n'eût pas pu s'approprier quoi que ce soit qui lui fût assez familier pour la conduire à elle-même, car sa démarche, dès le début, manifestait qu'elle était en attente de son être même.

L'*insolite* n'a rien à voir avec l'*in-quiétant* (l'inquiétante étrangeté, *unheimlichkeit*, dont parle Freud à propos de l'*Homme au sable*), ce qui fait sortir de la quiétude et déboute hors de soi, parce qu'il est du domaine de l'inconnu, du non identifiable et, dans cette mesure, fait peur. L'insolite, à l'inverse, ne peut se faire jour que parce qu'il y a du familier, de l'accoutumé dans lequel il est possible, pour les patients comme pour nous, praticiens, de nous ancrer.

Nous savons bien quelle influence a sur ceux qui y viennent le lieu dans lequel nous exerçons. L'ameublement est certes important, mais plus importants encore sont les objets qui l'accompagnent, les formes, les couleurs, la luminosité... Il est évident que le décor d'un cabinet n'est pas celui d'une chambre à coucher, mais il n'est pas impersonnel pour autant. Il révèle à la fois qu'il est habité et comment il l'est. C'est parce qu'il est habitable pour nous qu'il peut le devenir pour ceux qui nous consultent.

A cet égard, j'observe à quel point certains patients peuvent changer selon qu'ils consultent dans le secteur public ou privé.

Je proposai à l'un d'eux, une femme, reçue six ans dans un cadre institutionnel, de venir me voir dans mon cabinet. Le changement de lieu entraîna un changement d'attitude immédiat. Elle me révéla que, jusque-là, elle s'était toujours sentie anonyme, noyée dans la masse des consultants, en aucun cas *quelqu'un* de reconnu comme tel. De même, en dépit de la relation établie depuis plusieurs années, j'étais pour elle tout aussi anonyme, masquée par mon statut, prise dans les rets de l'institution dans laquelle j'exerçais.

Et le temps qui lui était consacré, le travail effectué, la relation même qu'elle avait avec certains membres de l'équipe soignante ? Tout cela semblait gommé par le cadre institutionnel. J'aurais pu ne rien en savoir, si je ne lui avais pas proposé de la recevoir en privé. Car elle-même n'avait pas conscience de tout cela. Ce n'est qu'en découvrant une salle d'attente où elle était généralement seule et un bureau qui portait la marque de mes goûts et de mes choix, autrement dit personnalisé, qu'elle put occuper une place singulière, sa place.

A posteriori, je réalisai que l'institution psychiatrique n'avait été pour elle que la réplique de celles dans lesquelles elle avait grandi. Placée, en effet, par la DASS dans deux internats successifs, en raison d'un contexte familial pathogène, elle s'y était toujours sentie anonyme, dans la nécessité pour survivre psychiquement de lutter contre la violence de la situation par la violence : violence physique, mutisme, méfiance à l'égard de tous (adultes comme enfants).

Or, que revivait-elle, en venant me consulter dans un centre médico-psychologique ? L'attente, dans un lieu impersonnel, au milieu d'une masse de patients qu'elle ne supportait pas, car ils la renvoyaient à son propre malaise et à sa difficulté d'être où que ce fût. Aussi ne s'asseyait-elle jamais parmi eux mais sur une marche d'escalier menant à la salle d'attente, avec un livre faisant office d'écran. Cette posture la distinguait des autres. Ceux qui, dans l'équipe soignante, ne la connaissaient pas l'identifiaient par la place singulière qu'elle occupait.

Deuxième élément auquel cette situation la renvoyait : l'assistanat, c'est-à-dire une prise en charge totale, au centre médico-psychologique comme à l'internat. Le fait d'avoir désormais à avancer le prix d'une consultation, même si celle-ci lui était ensuite remboursée, fut libérateur, en lui conférant la responsabilité financière de la démarche qu'elle effectuait. Responsabilité qui entraîna un choix : celui de venir moins souvent, précisément pour pouvoir assurer cette prise en charge. Alors que, par le passé, elle subissait cette thérapie, elle en devint actrice, trouvant une autonomie qu'elle n'avait jamais eue auparavant.

Ici, le *séjour* du thérapeute représenta le lieu où elle put se reconnaître en tant que personne. Ce qu'elle était bien sûr déjà pour moi, mais qu'elle ne percevait pas, sans doute parce que je n'existais pas davantage pour elle, en tant que telle, mais à travers le seul prisme déformant d'une fonction.

Venant chez moi, elle vint chez elle et séjourna différemment dans sa propre existence. A cette même époque se produisirent des changements déterminants dans sa vie, professionnels et plus encore personnels, par l'appropriation progressive de ses racines et de son identité culturelles, après deux séjours effectués dans le pays d'origine de son père.

Que révèlent les deux exemples relatés ? Dans les deux cas, le séjour du thérapeute, l'*accoutumé*, est une voie ouverte vers la demeure de celui ou celle qui le consulte. Il semble même conditionner l'accès chez soi ou à soi, parce qu'il est ordinaire (dans l'ordre des choses) mais que, simultanément, dans cet ordinaire se tient quelqu'un.

L'éthique, au sens le plus strict, c'est d'abord cela : une présence à soi, qui détermine ou permet une présence à l'autre. Or, cette présence n'est évidemment pas l'apanage du secteur privé. Mais, pour certains, il semble qu'elle ne puisse se révéler que dans le cadre du privé, comme l'indique le cas de la seconde patiente.

Les dieux ne sont-ils pas présents dans la mesure même où cette présence opère, c'est-à-dire laisse place à l'*insolite* de l'autre ?

L'insolite, ouverture de l'*êthos*

Une nouvelle voie

Qu'en est-il de l'insolite du thérapeute, cet insolite qu'il introduit lui-même dans sa pratique, qu'il s'agisse d'un mode d'exercice, d'objets non usuels avec lesquels il travaille et de tout ce qui, d'une façon générale, peut être nouveau pour lui ?

J'ai précédemment décrit sommairement mon cabinet, en passant rapidement sur la présence d'un piano. J'y reviens. Voilà bien de l'insolite, à propos duquel certains patients s'étonnent : « Un piano, chez un psychiatre ? Pourquoi ? »

Ce piano n'a jamais été là comme objet de figuration ou de loisir dans les moments libres, bien qu'il représente un instrument qui m'accompagne depuis l'enfance. Sa présence a une raison d'être professionnelle, qui sous-tendait même l'ouverture de ce cabinet. Pour une question d'espace, j'ai été amenée à supprimer le divan qui s'y trouvait, en faveur du piano. C'était faire le choix de ne pas pratiquer d'analyse selon les règles orthodoxes, pour introduire une pratique nouvelle, non antinomique avec une psychothérapie traditionnelle, mais tenant compte du corps et plus précisément de la voix.

Ayant travaillé moi-même plusieurs années avec une troupe de théâtre dont la spécificité est l'exploration des différents registres vocaux, j'ai toujours pensé qu'il y avait là une ouverture importante dans le domaine thérapeutique. Dans les années quatre-vingts, sollicitée pour créer un atelier d'expression vocale et instrumentale avec les patients psychotiques d'un hôpital de jour, je ne pus développer alors que l'expression corporelle et instrumentale (essentiellement par le biais de percussions), la reconnaissance de leur propre voix par de tels patients étant vécue comme inquiétante, voire dangereuse. A l'époque, je renonçai donc à cet aspect original d'une pratique qui, pourtant, me tenait à cœur.

Des années plus tard, mon installation avait pour objectif, tout en conservant des modalités psychothérapiques traditionnelles, en particulier de type analytique, d'introduire conjointement l'expression vocale, en utilisant un clavier.

La technique est simple. Après un temps de relaxation au sol, de travail sur le souffle et l'émission de sons sur des voyelles, le patient est amené à reproduire les notes du piano qui lui sont proposées, en tenant compte de sa tessiture. Le simple fait, dans un premier temps, d'émettre des sons et non pas des mots a toujours des conséquences immédiates sur le plan émotionnel. Confronté à sa propre voix que, dans la plupart des cas, il ne connaît ou ne reconnaît pas, le patient est amené à exprimer toute une gamme d'affects auxquels, par la parole seule, il n'aurait pas eu accès. Celle-ci, dans un second temps, vient relayer les sons exprimés, en leur donnant sens.

Cette expérience même est insolite. Pour l'avoir vécue à de multiples reprises et avoir été souvent témoin de ce qu'elle provoque chez les autres, je sais à quel point elle peut être déstabilisante dans un premier temps, car on sort très vite du registre que l'on connaît. Or, il y a loin entre ce registre identifié, superficiel, social, et la voix véritable que l'on porte en soi, la voix des profondeurs, qui se joue des critères esthétiques, qui ne les nie pas mais les dépasse, les débordant totalement et se déployant aussi bien dans le registre grave qu'aigu. La montée dans l'aigu n'est d'ailleurs pas possible sans une assise lombaire véritable ni une respiration s'ancrant sur celle-ci.

Le but de ce travail vocal n'est pas d'abord esthétique. Même s'il s'adresse souvent à des professionnels du spectacle, il concerne en priorité ceux qui sont en quête de leur véritable voix. Or, la mise au jour de celle-ci est souvent au service d'un changement, d'orientation parfois, d'une voie autre. Car se situer différemment, plus justement, dans son souffle et sa voix, implique le même ajustement dans son corps et, par voie de conséquence, dans son mode d'être. C'est le concept même d'*êthos* qui est en jeu.

Se tenir en soi, être avec soi, c'est aussi faire l'expérience du support que l'on est pour soi-même, devenir *sujet*, au sens de l'*hupokeimenon* grec (support de toute réalité concrète), mais aussi de l'*ousia*, en tant que substance, « catégorie fondamentale de l'être ». Il y a donc un rapport étroit entre la manifestation du *séjour* et celle du *sujet*.

La voix des dieux

Durant les premiers temps de mon installation, je proposai ce travail d'expression vocale aux patients qui consultaient, lorsqu'une indication dans ce sens me semblait pouvoir être posée.

La première patiente me fut adressée par sa thérapeute, recherchant pour elle un mode de thérapie complémentaire, centrée sur le corps et la voix, eu égard à son état somatique et psychique nécessitant alors l'intervention simultanée de plusieurs médecins. Toxicomane, anorexique, traitée également pour son alcoolisme et les répercussions qu'il avait sur le plan hépatique, elle était alors dans un déni d'elle-même et une autodestruction sur lesquels achoppait tout traitement. A cela s'ajoutait une situation socioprofessionnelle précaire dont les conséquences matérielles venaient encore grever un peu plus le tableau.

Il paraissait utopique d'entreprendre quoi que ce fût de nouveau avec elle qui pût être durable. L'expérience néanmoins débuta, dont l'objectif était de l'aider à sortir de la maltraitance qu'elle s'infligeait, en lui permettant d'habiter différemment son corps. Un travail sur la perception de sa respiration et l'émission de sons n'avait rien d'évident, ni pour elle ni pour moi. Et pourtant, en peu de temps, les sons timides et éraillés qu'elle exprimait devinrent plus pleins, à la fois plus sonores et timbrés, habités, ce qu'elle perçut sans difficulté. Ceci indiquait que, même à ce stade, elle pouvait encore entendre quelque chose d'elle-même et investir sur un mode moins destructeur son espace propre. D'un corps mutilé émergeait malgré tout un début d'unité.

Travail prometteur, qui pourtant se heurta vite à des difficultés insurmontables. J'en retiens deux.

La première est inhérente à la fois à la technique et à l'état psychique de la patiente. Ce travail vocal initial entraînait une verbalisation intense, mais dispersée, chaotique, à l'image de ce qu'était son vécu psychique. La reviviscence provoquée (affects, souvenirs…) nécessitait un temps de séance plus long, tout en exigeant un cadrage rigoureux. Elle eût nécessité également plus d'une séance par semaine, ce qui n'était pas envisageable. Car, deuxième difficulté, je fus rapidement confrontée à la situation sociale de cette patiente, entraînant pour moi, en raison d'une prise en charge non assurée intégralement par la Sécurité sociale, des démêlés avec celle-ci. Mon travail ne pouvait être à la fois clinique et administratif. Il n'était pas question que l'attention et l'investissement qu'il requérait pussent être détournés au profit d'un travail qui incombait avant tout à une assistante sociale. Il eût fallu, compte tenu de la situation de cette jeune femme, un cadre institutionnel et un partage des tâches. Faute de quoi, la collusion de ces deux registres, clinique et administratif, eut pour conséquence une disponibilité moindre de ma part, pierre d'achoppement pour l'instabilité de cette patiente. L'expérience s'interrompit.

Etait-elle d'emblée vouée à l'échec ? Sans doute, compte tenu du contexte. Elle me fit réaliser, indépendamment des difficultés pointées, l'importance de l'espace et du temps. Une pratique comme celle-ci implique de pouvoir se mouvoir dans un espace beaucoup plus grand, sans risque d'importuner le voisinage par des nuisances sonores. Cela suppose un aménagement spécifique, aussi important pour le thérapeute que pour le patient. L'habitabilité de sa pratique en dépend.

Quant à la question du temps, ce n'est pas seulement la durée de la séance qui est en jeu, c'est aussi celle de la réflexion et de l'élaboration qui suit. Dans la mesure où cette pratique est nouvelle, elle demande un temps de recherche et d'ajustement, de façon plus rigoureuse qu'une psychothérapie traditionnelle exercée quotidiennement.

L'expérience se renouvela avec une deuxième patiente. Un travail suivi fut d'emblée difficile, vu son instabilité, la variabilité de ses horaires professionnels et, surtout, sa situation affective.

Néanmoins, sa voix me mit d'emblée sur la voie, car j'identifiai qu'elle n'était pas la sienne, en observant les variations brusques d'intensité et de hauteur dont elle me faisait témoin. A cela s'ajoutait une pensée dispersée, voire confuse, impossible à suivre, qui, à des moments répétés, semblait totalement parasitée, comme sous influence. L'imbroglio de l'histoire familiale et plus précisément de la relation maternelle fut rapidement mis au jour. Que pouvait-elle faire du ghetto affectif dans lequel elle était enfermée ?

La perspective du travail que je lui proposai sur le souffle et la voix fit son chemin. Il n'était pas question de lui imposer un cadre rigoureux qu'elle n'eût pas supporté mais de m'adapter à son état du moment. Or, les quelques séances qui purent avoir lieu et qui furent éprouvantes pour elle eurent un effet détonant, en lui révélant que la voix qui, à travers elle, s'exprimait lorsqu'elle parlait, était celle de sa mère. Elle en fit l'expérience grâce aux sons chantés et non pas parlés qui surgirent du fond d'elle-même. Pour cela, il fallait qu'elle trouvât un canal sonore inconnu, sur un terrain si je puis dire vierge de toute empreinte autre que la sienne. Je la vis reculer, comme devant un précipice à franchir. Il y avait un risque à prendre : celui de sortir d'une voie (voix) bien connue d'elle, quoique persécutrice, pour aborder à quel rivage ? Une terre où tout était à construire ?

Elle ne vint pas à la séance suivante, ce qui ne me surprit pas. Mais elle put ultérieurement reparler de ce qu'elle avait découvert. Si étroite qu'elle fût encore, une voie avait été ouverte par sa voix dans le ghetto intérieur, un espace qui était désormais le sien, l'espace, là encore, d'une parole qui n'appartenait qu'à elle.

Il est frappant de voir les répercussions qu'avait eues jusque-là sur le plan affectif cette absence d'espace propre. Elle vivait simultanément dans deux appartements avec sa fille, notamment là où apparaissait encore celui dont elle était divorcée, tout en voyant irrégulièrement celui qu'elle considérait comme son conjoint. D'où l'impossibilité d'occuper réellement aucun lieu. Ce qui se rejouait dans la relation psychothérapique, émaillée de retards, d'absences, puis de retours.

Je cessai de la voir, quelque temps après la découverte effectuée à propos de sa voix. Mais un message téléphonique de sa part, quelques mois plus tard, m'apprit que son existence s'était ordonnée, sur le plan professionnel et personnel. Elle vivait désormais en un seul lieu, avec sa fille et l'homme qu'elle avait choisi. Sa voix me parut plus accordée, unifiée, sans ces ruptures qui la caractérisaient, révélant fidèlement les changements opérés.

Que révèlent ces deux expériences, notamment la seconde ? Une ouverture, par le biais de l'expression vocale, sur l'*êthos* même, c'est-à-dire le rapport à soi. Or, c'est, me semble-t-il, la rencontre de la voix dans ce qu'elle a d'insolite, d'inaccoutumé, qui rend possible cette ouverture, dès lors qu'elle surgit dans un espace intérieur non pas habité mais parasité par ce qui n'est pas soi. Autrement dit, où l'être intérieur n'a pas sa place. La parole peut avoir, elle aussi, cet office. Mais le son est plus radical. Il est plus proche de l'être, dans la façon dont il s'éprouve, puisque le souffle qui l'anime ou le porte trouve son origine dans l'espace le plus immédiat de l'homme : son corps et, plus particulièrement, la colonne grâce à laquelle il se tient. L'expression de la voix est impossible sans prise de conscience ni mobilisation du souffle. Il n'en va pas de même pour la parole, qui ne sollicite trop souvent le souffle que superficiellement.

Ces expériences ont-elles pu être renouvelées avec d'autres patients ? Pas sous cette forme, en raison des difficultés énoncées précédemment, en particulier de temps et d'espace. Mais là n'est pas la seule raison.

Nombre de patients venant consulter ont une certaine idée de ce qu'est une thérapie. S'ils acceptent de mettre en jeu leur parole, ils acceptent plus difficilement que cette mise en jeu puisse aussi s'effectuer par un autre canal, celui du corps. Ceci pour ceux qui sont actifs, c'est-à-dire acteurs de leur démarche. Les autres, quantité non négligeable, attendent tout du thérapeute, y compris qu'il parle à leur place et trouve *la* solution qu'ils ne cherchent pas…

Et pourtant, combien d'entre eux n'habitent visiblement pas leur corps et n'ont aucune conscience, non seulement d'avoir un corps mais d'être ce corps ! Combien sont-ils également à venir consulter parce qu'ils ne trouvent pas leur place dans le monde qui est le leur, quand tout nous révèle qu'ils demeurent hors du premier habitat dont ils disposent, à savoir leur corps !

Tout cela m'apparaît avec une acuité accrue au fil des ans. Mais, à l'époque, l'afflux des demandes et la difficulté de mettre sur pied des conditions viables pour le type de pratique qui me tenait à cœur finirent par étouffer cette orientation initiale.

Parce que je ne m'interrogeais plus sur la présence de ce piano, mes visiteurs ne m'interrogèrent plus non plus. L'insolite de l'instrument disparut. Celui-ci se fondit dans le décor et, du même coup, une partie de mon mode d'exercice demeura dans l'ombre, inexplorée.

Les dieux dérobés

Qu'en est-il alors d'un *séjour* en partie inhabité ? Quelle en est la répercussion sur le sujet ?

Ce qui précède fait apparaître le cabinet du thérapeute comme séjour où se manifestent les *dieux* du patient, c'est-à-dire son génie propre, sa singularité. Dans les deux premiers cas, le caractère privé du lieu d'exercice et ce lieu lui-même permettent cette manifestation.

Dans les cas suivants, c'est la pratique de la voix, dans ce qu'elle a d'inhabituel, qui en est le révélateur.

Mais qu'en est-il des *dieux* du thérapeute, c'est-à-dire de ce que sa pratique peut mettre au jour d'*insolite* en lui et pour lui ?

Certes, chaque fois qu'une relation s'ébauche, avec quelque patient que ce soit et qu'elle est ajustée à ce que sont thérapeute et patient, dessinant pour eux deux un accoutumé habitable, elle est de par sa nature même ouverte sur l'avenir, l'inhabituel. L'insolite du thérapeute est aussi fait de celui qu'il contribue à révéler, jour après jour, chez ceux qu'il rencontre, insolite qu'ils ont à s'approprier pour en faire à leur tour leur séjour. Mais celui-ci ne peut-il se manifester qu'en leur présence ? Est-il, en outre, suffisant pour que son *êthos* trouve sa mesure et son excellence ?

Pour qu'un *séjour* soit viable, il faut qu'il soit pleinement habité et habitable. En ce qui me concerne, est-ce le cas ?

L'observation du temps écoulé depuis mon installation en secteur libéral fait apparaître deux points : la difficulté d'ouvrir ma pratique à une autre approche clinique et thérapeutique, telle celle mentionnée précédemment, d'une part, et, d'autre part, la réduction progressive de mon champ d'exercice, colonisé par des impératifs administratifs et gestionnaires ; celle-ci retentissant, en outre, sur celle-là.

Quels sont les facteurs mettant en péril l'habitabilité de ma pratique ?

L'usure d'une pratique souvent répétitive, se traduisant trop souvent par une somme d'actes et non par une succession de rencontres ; la tension due à une immobilité physique pendant des heures ; la difficulté, voire l'impossibilité de penser, faute de temps ; le sentiment de frustration lié au fait de ne rien créer et de laisser en friche tout un potentiel d'exercice, alors qu'il y aurait d'autres approches cliniques à effectuer... Mais le travail clinique est trop souvent relégué au second plan, en faveur de tâches administratives, comptables, gestionnaires.

« La barbarie, écrit Michel Henry, est une énergie inemployée. »[34] Or, celle-ci ne cesse pour autant d'exister. Faute de pouvoir être exprimée, elle est refoulée, ayant tôt ou tard des effets pervers et surgissant souvent de façon anarchique là où on ne l'attendait pas.

Ce n'est pas seulement l'énergie inemployée qui est barbare, c'est aussi l'énergie mal employée, perdue quotidiennement dans des gestes secondaires, dont nous faisons tous l'expérience. La barbarie commence là où commence l'usure, usure à laquelle on ne peut se dérober mais qui dérobe à soi.

Usure de gestes devenus machinaux, usure des situations (parfois urgentes, imprévisibles, souvent répétitives...), des patients, confondant fréquemment le cabinet d'un thérapeute avec un lieu public (portable qui sonne en pleine séance...) ou le considérant à tort comme un déversoir. Où l'on voit la personne du praticien se réduire à une oreille-réceptacle de ce gigantesque brouhaha mental qui assiège

[34] Michel Henry, *La barbarie*, Paris, Grasset, 1987, p. 177.

nombre de patients et se traduit par un déluge de mots excluant toute parole véritable.

Clinicienne ou gestionnaire ?

Lorsque je pénètre dans mon cabinet, quels sont les gestes que j'effectue en priorité ?

L'ouverture de mon courrier et l'écoute des messages téléphoniques auxquels je vais devoir répondre : demande de rendez-vous par de nouveaux patients, de changement d'horaire, de rappel pour des raisons diverses, annulation de séance, souvent le jour même… Viennent ensuite la consultation de mon agenda, la sortie des dossiers et papiers nécessaires (feuilles de soin, ordonnanciers) et celle du cahier de comptabilité. Puis l'enregistrement des actes comptables ayant eu lieu depuis la dernière consultation et le classement des factures. Enfin, la préparation de mon ordinateur pour la télétransmission des feuilles de soin électroniques.

Le premier patient n'arrive qu'après ce temps de préparation que je ressens comme une déperdition d'énergie.

L'attitude la plus simple et la plus juste consisterait à recevoir les patients sans autre préoccupation que celle de les écouter. Mais s'impose le souci de mettre à jour leur dossier, noter un renouvellement ou une modification de traitement. Cela est certes nécessaire, mais cette nécessité est pesante, comme le sont l'enregistrement de la feuille de soin, le paiement des honoraires, surtout lorsqu'il est problématique, le patient s'apercevant au dernier moment que son chéquier est vide ou qu'il a oublié son portefeuille… Il faut alors négocier le paiement de l'acte, lui demander, s'il a une carte bancaire, d'aller retirer de l'argent et de revenir, en sachant qu'il reviendra pendant la séance d'un autre, ou lui demander de régler lors de la séance suivante. Mais il peut aussi oublier celle-ci, l'annuler, avoir un empêchement…

Dans tous les cas, cela me contraint à regarder la situation d'un point de vue aussi bien gestionnaire que clinique.

Sur le plan clinique, le paiement (ou le non-paiement) d'une séance est du domaine de l'interprétation et du *sens* qui sont à intégrer dans le processus thérapeutique. Sur le plan de la gestion, en revanche, la séance se réduit à un *acte* comptable.

Sur le plan clinique et éthique, la *personne* prévaut en tant que telle. Sur le plan de la gestion, à l'inverse, elle se confond avec ses actes, voire même devient un acte.

En outre, le rapport au *temps* n'est pas le même, selon le registre d'activité qui prévaut. La clinique m'impose de considérer le présent, de le vivre tel qu'il se présente. En revanche, la gestion me demande constamment d'anticiper sur le nombre d'actes à effectuer, pour pouvoir assumer les charges qui m'incombent.

La clinique me demande, dans certains cas, de prolonger le temps de séance et d'espacer les prises de rendez-vous. La gestion, en revanche, m'impose d'en prendre davantage et de rester dans les limites de temps imparties, moins par souci de rigueur que de rentabilité. Non pas parce qu'il y a un nombre croissant de demandes, mais en prévision des désistements éventuels, inévitables chaque semaine. Certains thérapeutes, m'a-t-on dit, vont jusqu'à prendre deux rendez-vous en même temps, en postulant que l'un des deux n'aura pas lieu.

Rentabilité d'un côté, disponibilité de l'autre.

Cela étant, l'afflux des demandes ne peut être ignoré. Quand un patient téléphone en pleine séance, à la recherche d'un thérapeute, et qu'il s'entend répondre pour la quinzième fois qu'il y a un temps d'attente de plusieurs semaines ou mois, la violence de sa réaction ne peut laisser indifférent. Pour ma part, certaines semaines, parce que mon agenda est saturé, je refuse des rendez-vous et donne un délai d'attente, en sachant que celui-ci peut être brutalement contredit, lorsqu'il y a plusieurs désistements successifs. Là réside l'un des paradoxes de ma pratique. Surchargée une semaine, je peux ne plus l'être la semaine suivante, sans jamais savoir à l'avance si ce sera le cas, mais en ayant à prévoir que cela peut l'être.

En ce qui concerne les désistements, la position de certains thérapeutes et analystes qui consiste à faire payer par le patient toute séance manquée, quelle qu'en soit la raison, me semble rigide et ne tient pas compte de la réalité de certaines situations. Il y a loin entre l'insouciance de celui qui oublie un rendez-vous et qui nécessite que le cadre mis en place lors de l'instauration d'une thérapie lui soit régulièrement rappelé et les contraintes, parfois imprévisibles, auxquelles sont soumis certains patients : sociales, professionnelles, familiales..., dont ils ne sont pas responsables. Si la gestion me demande d'appliquer sans nuances une règle, la clinique m'impose, à l'inverse, de l'adapter à chaque cas particulier.

Selon les jours et les exigences de la situation, je passe de la position de clinicienne à celle de gestionnaire, sans jamais pouvoir séparer ces deux fonctions. Or, il y a discordance entre les deux. On ne peut être simultanément clinicien et gestionnaire ni passer alternativement de la personne à l'acte. Et c'est l'alternance quotidienne de ces deux fonctions dans la pratique qui la rend progressivement inhabitable.

Comment un *êthos* habitable pourrait-il émerger de ces contradictions mais aussi des pressions constantes que l'exercice libéral fait peser (administratives, et financières, en particulier), finissant par transformer l'accoutumable en servitude, excluant tout insolite, c'est-à-dire tout avenir véritable ? Comment me situer pour que les charges à payer, sans conditionner totalement ma pratique ni dicter ma conduite, ne l'influencent fortement ?

Comment le rapport à soi et à autrui pourrait-il sortir indemne de cette ambivalence ? Les *dieux* peuvent-ils être présents là où se fait sentir cette nécessité de prévoir, sinon de maîtriser l'avenir ? Comment pourraient-ils se manifester dans l'enchaînement de cette répétition, de cette habitude qui n'a rien à voir avec cette « seconde nature » dont parle Aristote, vertu et non lien ? Ce à quoi fait écho Ravaisson, lorsqu'il dit de l'habitude qu'elle n'est pas « une nécessité externe et de contrainte […] mais d'attrait et de désir ».[35]

Où sont ici l'attrait et le désir ? C'est la contrainte qui prévaut. Elle exclut l'« habitable » et, dans cette mesure, l'insolite, échappant à tout contrôle.

A quoi ai-je le pouvoir de dire non ? A quoi ai-je le devoir de dire oui ? Si, comme l'affirme Aristote, un choix délibéré ne peut s'exercer que sur ce qui dépend de nous,[36] dans le cas présent, sur quoi peut-il ou doit-il porter, qui dépende strictement de moi ?

En premier lieu, est-il possible de dissocier les différentes composantes de ma pratique et de desserrer le nœud d'étranglement dans lequel elle est prise, de telle sorte que ce qui relève de la gestion passe au second plan ?

Cela impliquerait alors que nombre de tâches soient différées, qu'il s'agisse de lettres à rédiger et expédier, de coups de téléphone à

---

[35] Félix Ravaisson, *De l'Habitude*, Paris, Editions Payot & Rivages, « Rivages poche / Petite Bibliothèque », 1996, p. 81.

[36] Aristote, *Ethique de Nicomaque*, Paris, GF-Flammarion, 1992, p. 78-82.

donner, d'actes à enregistrer ou de factures à payer. Si tant est que ce soit envisageable, alors que certains actes sont à effectuer pendant les heures ouvrables, cela entraînerait une prolongation d'autant plus importante de mon temps de travail. Actuellement, la fin d'une consultation ne signifie pas la fin de celui-ci mais un temps supplémentaire inévitable avant de pouvoir l'achever. Interviennent toutes les tâches que je n'ai pas eu le temps d'effectuer pendant la journée ou qui ne sont possibles que le soir, comme la télétransmission des feuilles de soins, l'enregistrement comptable des actes journaliers, la vérification de mon planning du lendemain ou encore certains coups de téléphone à des patients auxquels je n'ai pu répondre auparavant. Ce temps qui, déjà, me paraît long et fastidieux le serait sans doute davantage si je dissociais plus radicalement les composantes de mon travail.

Il ressort de ce qui précède que, dans l'état actuel des choses, je n'ai pas la possibilité de me libérer de contraintes auxquelles, tôt ou tard, j'aurai à faire face et qui sont inhérentes à ma pratique.

L'injonction des tutelles administratives

Il n'est pas non plus en mon pouvoir d'échapper à des tutelles comme la Sécurité sociale qui, depuis juillet 2005, date de la mise en application de la loi sur la réforme de l'assurance-maladie, accumule les erreurs en refusant de rembourser certains patients et en me renvoyant leur dossier, ce qui me contraint à passer du temps avec elle pour essayer de comprendre ce dont il est question et tenter, si possible, de mettre un terme à cette procédure.

De même, en raison des consignes données par le préfet de Paris, les agents de la préfecture se sont livrés, notamment l'été 2005, à des contrôles dans les locaux professionnels pour vérifier s'ils étaient conformes à la nouvelle réglementation.

En effet, la préoccupation actuelle des services de l'urbanisme, dans une ville comme Paris, consiste à récupérer le maximum de locaux à usage dit « professionnel » pour les faire revenir à leur fonction initiale d'habitation ou à faire en sorte qu'il n'y ait pas de nouvelles installations des professions libérales dans des quartiers dans lesquels elles sont considérées comme trop nombreuses. C'est la raison pour laquelle certains arrondissements de Paris sont actuellement proscrits (8e, 9e, 16e…).

C'est ainsi que, après quatre ans de pratique libérale, le contrôleur auquel j'ai eu affaire (contestant le statut de mon cabinet, en tant que local professionnel) m'imposa de refaire toutes les démarches administratives, avec pièces justificatives à l'appui, pour que mon droit d'exercer fût maintenu.

Etant alors seule à exercer dans un local où nous étions deux auparavant, j'occupais désormais une surface dépassant les limites prescrites. En effet, tout professionnel libéral a droit actuellement, du moins à Paris, à 40 m^2 auxquels s'ajoutent 20 m^2 par praticien supplémentaire. Tout dépassement peut entraîner un refus de la préfecture. La solution pourrait consister à s'associer avec un autre professionnel. A condition toutefois qu'il ait les diplômes requis et, de préférence, ne soit pas étranger : un confrère thérapeute, sud-américain, se vit refuser la dérogation demandée, sous prétexte qu'il n'était ni médecin ni psychologue clinicien mais seulement psychanalyste et psychothérapeute et que ses diplômes n'étaient pas homologués.

« Qu'est-ce qu'un psychanalyste ? » lui demanda-t-on. Il tenta une explication, sans succès, la rubrique « psychanalyste » n'entrant pas dans la réglementation régissant les locaux professionnels.

On sait ou l'on ne sait pas que les analystes ont actuellement encore en France le même statut que les voyantes et cartomanciennes… Exit donc mon futur confrère. Départ auquel je devrais également me résoudre dans les mois qui suivaient, si le problème n'était pas réglé.

Mais j'anticipe ! A l'époque, je dus constituer un dossier et faire établir un nouveau plan du local, l'ancien, pour des raisons obscures, étant caduc et les murs s'étant probablement déplacés depuis leur édification…

Si je ne me soumettais pas à cette injonction, une « mise en demeure » me serait adressée et, si cela ne suffisait pas, le procureur de la République serait saisi du dossier. Intimidation, menaces à peines voilées, rappel que j'avais affaire à un fonctionnaire assermenté, dont la parole et l'action ne pouvaient donc être mises en cause.

Peu importait, là encore, le temps passé au téléphone en pourparlers où triomphait l'arbitraire ; peu importait l'énergie déployée pour tenter de me faire entendre ; peu importait qu'elle le fût pendant un temps de consultation, au détriment d'un patient ; peu importaient l'impuissance et l'angoisse ressenties, augmentant ce sentiment d'usure progressive…

Ce que je ressentais alors comme un acte de violence à mon égard, dans la mesure où, arbitrairement, il risquait de faire obstacle à une pratique pourtant autorisée depuis quatre ans fut le grain de sable qui la mettait en danger et me fit envisager la fermeture de ce cabinet. Comme si, eu égard à ce harcèlement continuel, ma disponibilité, en tant que thérapeute et mon espace intérieur n'étaient plus suffisants pour pouvoir encore y séjourner en y trouvant quelque assise que ce fût.

Certes, les patients se succédaient, ignorant pour la plupart ce qui se jouait en coulisse, ignorant que j'abordais chaque consultation en redoutant d'être confrontée à une difficulté nouvelle, d'ordre administratif le plus souvent, que je pourrais ou non résoudre mais qui, dans tous les cas, se traduirait par une dépense d'énergie et de temps, ce temps dont j'avais précisément besoin avec et pour eux.

L'*êthos*, fer de lance de ma pratique, qui la justifie et l'éclaire, n'était plus qu'un étau et l'éthique, une caricature.

L'éthique comme philosophie première, écrit Levinas. Dans mon étude sur le renoncement j'avais, comme en écho, conclu par ces mots : « L'éthique, sinon comme philosophie, comme exigence première ». Avais-je encore les moyens de cette exigence ?

Les dieux d'Héraclite n'étaient plus les miens. Ils s'étaient dérobés, étrangers à ce bruit…

Que signifie *habiter* ?

Dans le texte déjà cité : « Bâtir habiter penser », Heidegger établit une relation entre habiter (*bauen)* et demeurer (en vieil-allemand, *wunian*), au sens de demeurer en paix, ce qui renvoie à la notion d'être préservé, ménagé. Habiter devient alors « être mis en sûreté », « rester enclos dans ce qui nous est parent, c'est-à-dire dans ce qui […] ménage toute chose dans son être ».[37] Cela suppose qu'un espace ait été libéré, a-ménagé, dans un lieu à l'intérieur duquel il soit possible de s'installer, trouver *sa* place. Si ce lieu est menacé, comment serait-il encore possible de l'investir et de donner à celui qui y vient l'envie, voire la possibilité même d'y séjourner ?

Or, les services de l'urbanisme se fourvoient totalement en essayant par la contrainte de résoudre cette « crise du logement ». Car la véritable crise de l'habitation, comme le souligne Heidegger, ne

[37] Martin Heidegger, *Essais et conférences*, Paris, Gallimard, « *Tel* », 2003, p. 176.

consiste pas seulement dans le manque de logements mais en ce que les mortels que nous sommes « en sont toujours à chercher l'être de l'habitation », c'est-à-dire à « apprendre d'abord à habiter ».[38]

Penser l'habitation dans son être, c'est considérer la relation de l'homme et de l'espace qu'il occupe. Or, cette relation n'est pas prise en compte. Ce que l'on nous demande, c'est de nous plier à des espaces octroyés. Il s'agit de faire correspondre la façon dont nous les habitons à la façon dont ils sont conçus et non l'inverse. L'*habiter* est régi par le *bâtir*, alors que celui-ci devrait en priorité respecter nos différents modes d'*habiter* et s'y adapter. Ceci concerne aussi bien les habitations privées que professionnelles.

Que deviennent, par ailleurs, les patients dont nous avons la charge ? Ils n'ont, semble-t-il, aucun poids, aucune existence. En effet, le réel des fonctionnaires auxquels nous avons affaire est centré sur des surfaces régies par des lois, mais, en aucun cas, sur ceux qui les habitent, praticiens comme patients.

Pour ma part, dès le début, je n'ai pas cherché de lieu professionnel en fonction des besoins que j'avais mais, à l'inverse, ayant trouvé un lieu qui semblait satisfaire aux exigences de la préfecture, c'est-à-dire qui, à l'époque, avait son agrément, j'ai tenté d'y plier les modalités de ma pratique. En pure perte, car l'espace dont j'avais besoin m'a fait défaut.

Il aura fallu six mois pour que la réponse définitive de la préfecture de Paris me parvienne. Six mois d'attente et d'anxiété, pendant lesquels mon dossier est allé de la préfecture à la mairie de l'arrondissement dans lequel j'exerce, puis, après enquête d'un délégué du maire à mon cabinet et réquisitoire sur mes modalités d'exercice, à la Mairie de Paris pour revenir en définitive à la préfecture, après avis favorable des deux maires concernés et « sésame » du préfet, autorité suprême en la matière.

Que fait apparaître ce qui précède ?

La liberté du praticien n'existe pas. Ni indépendance, ni autonomie. Ni moi, ni mes confrères n'avons la liberté de consentir à quoi que ce soit, puisque nous n'avons aucune possibilité de refuser les différentes injonctions auxquelles nous sommes confrontés. Reste l'obligation de nous soumettre au totalitarisme de l'absurde, du « on » administratif, sans regard ni visage.

[38] Martin Heidegger, *op. cit.*, p. 193.

Bien des confrères travaillant dans le secteur libéral traversent actuellement une période de crise et ne sont pas loin de plier bagages, le plus souvent en raison de la lourdeur des charges et contraintes administratives. Certains, exerçant en outre dans des départements d'Ile-de-France particulièrement difficiles (la Seine-Saint-Denis, en particulier), ont dû cesser leur activité.

Et que dire des répercussions qu'ont ces contraintes sur l'état physique et psychique de nombre de praticiens ! Combien d'entre eux voudraient pouvoir sortir de l'étau d'une pratique qui ne les satisfait plus en rien mais à laquelle ils ne peuvent se soustraire. Ajoutons que, depuis quelques années, une ligne téléphonique est à la disposition des praticiens victimes d'un syndrome d'épuisement (*burn-out*)… ou ayant simplement besoin d'écoute. Excellente initiative qui, de toute évidence, est au cœur du sujet !

De jour en jour, comme pour beaucoup, l'exercice de ma profession devient plus difficile, voire insoluble. Au moment où j'écris ces lignes, je ne suis pas sûre de pouvoir maintenir mon exercice en secteur libéral, eu égard aux pressions que les représentants des diverses instances tutélaires continuent d'exercer, semaine après semaine.

Les premiers temps de mon installation, je pensais en termes d'extension, aujourd'hui, plus souvent en termes de fermeture, sans voir comment sortir de l'impasse d'une situation qui retentit sur ma capacité même à la penser et qui a donc des répercussions immédiates sur l'élaboration de ma réflexion.

Penser implique la présence d'un *êthos*, d'un accoutumé ou accoutumable, pour reprendre les termes de Heidegger, à l'intérieur duquel la pensée puisse trouver des points d'ancrage. Si celui-ci me fait défaut, la place même que, légitimement, j'occupais, en tant que médecin et thérapeute, est remise en cause.

Mais un changement de perspective est-il envisageable ?

La position stoïcienne

Fatalisme ou liberté ?

Selon ce que nous suggère Epictète (in *Fragments*, 8), pouvons-nous « vouloir » ce qui survient, comme s'il était impossible que « ce qui se produit soit autrement », puisque « la liberté consiste à vouloir que les choses arrivent, non comme il nous plaît, mais comme elles arrivent » ? Mais ne serait-ce pas considérer implicitement la situation que nous vivons comme un état de fait auquel nous ne pourrions que nous résigner ? Quelle serait alors notre liberté ?

C'est ce que confirme Marc-Aurèle, lorsqu'il écrit que « tout ce qui arrive, arrive justement ».[39]

De quelle justesse ou justice est-il question ? Car enfin, si tout est réglé selon une loi de la justice et, pour Marc-Aurèle, suppose « un être qui distribue les choses selon le mérite »[40] ou encore si le monde est gouverné par « la volonté des dieux », où est la part de l'homme, voire, où est l'homme ?

Précisément, l'homme, en tant que lui-même, partie, certes, d'un tout, mais partie tout de même, n'a pour les stoïciens qu'une importance relative. L'intérêt de la communauté doit primer sur le sien. Et, quoi qu'il en soit, il doit être avant tout un être non de désir mais de raison, le désir étant qualifié par Diogène Laërce, dans le livre qu'il consacre aux stoïciens, d' « appétit déraisonnable auquel se rattachent indigence, haine, rivalité, colère, amour, ressentiment, emportement ». Il s'inscrit dans le champ des passions, considérées par Clément d'Alexandrie comme une « tendance tyrannique », débordant « ce qui est mesuré selon la raison ».[41]

Conception qui rejoint celle du bouddhisme, lequel n'a pas d'autre objectif que de libérer l'homme de tout désir, celui-ci étant par nature ce qui le retient prisonnier.

Mais j'en reviens à ce propos de Marc-Aurèle : « Tout arrive justement. » Quelles en sont les implications, si je le confronte au contexte que connaît le thérapeute du XXIe siècle ?

Dans la guérilla qui m'opposait à la Préfecture de Paris, fallait-il considérer que la somme d'absurdités administratives auxquelles j'avais affaire arrivait selon cette « justice distributive » donnant à chacun selon son mérite ? D'où la conclusion que le mien n'était pas grand ou qu'un sort extrêmement contraire s'acharnait à vouloir m'empêcher de travailler. Considération qui m'inclinait plutôt à sombrer dans un sentiment de culpabilité ou de persécution tendant à m'aliéner davantage. Peut-être ne restait-il alors qu'à faire comme

---

[39] Marc-Aurèle, *Pensées pour moi-même,* Paris, GF-Flammarion, 1964, p. 60.
[40] *Ibid.*, p. 60.
[41] Diogène Laërce, *Dis livres sur les vies et sentences des philosophes illustres*, Livre VII, in *Les stoïciens*, Textes choisis par Jean Brun, Paris, PUF, 1998, pp. 102-103.

Jonas et sauter à la mer, puisque ce qui survenait était sans doute le fruit d'une sanction divine ou la manifestation du Destin !

Quant aux patients que nous rencontrons quotidiennement, et dont certains sont dans une situation psychique grave, que devient, appliqué à eux, ce « tout arrive justement », notamment lorsque survient la réalité d'un suicide ? Que signifie concrètement « vouloir que les choses arrivent, comme elles arrivent » ? Comme si notre responsabilité n'était d'aucune manière engagée et que seul un destin ayant force de nécessité décidait de tout.

Le Destin en question

Sur cette question du destin, bien des philosophes se sont opposés, les uns établissant une équation systématique entre nécessité et destin, les autres penchant pour l'existence de « mouvements volontaires de l'âme », libres de toute nécessité. A quel type de causalités avons-nous affaire ? A des causes « antécédentes » ne laissant aucune place à l'assentiment de l'homme ou à des causes « immanentes » qui, à l'inverse, dépendent de lui ?

Certains, comme Chrysippe, stoïcien du troisième siècle av. J.-C., sur l'argumentation duquel se penche longuement Cicéron, dans son *De fato*, ont une position intermédiaire. Rejetant la nécessité sans rejeter le destin et, pour ce faire, distinguant subtilement entre les causes. Certaines sont dites « parfaites et principales », d'autres, « auxiliaires et prochaines », les unes étant en notre pouvoir, les autres ne l'étant pas.

Le lecteur suivant Cicéron, lui-même suivant le raisonnement de Chrysippe, a toutes chances de se perdre dans les méandres d'un raisonnement souvent tortueux, (« assez entortillé », précise Cicéron), dont il n'est pas toujours sûr de comprendre ce à quoi il veut véritablement aboutir. Epictète renchérit, pour sa part, lorsqu'il remarque que « si Chrysippe n'avait écrit obscurément », l'homme qui cherche à en comprendre les écrits « n'aurait donc rien dont il pût se glorifier », ce qui ne nous avance guère sur la façon dont Chrysippe considère la liberté, à travers la question du destin.

Néanmoins, au fil des siècles, au-delà de ces controverses dialectiques dans lesquelles les diktats de la logique semblent primer sur l'homme, l'un des objectifs des stoïciens semble bien avoir été de conférer à celui-ci, jusque-là entièrement soumis au destin, une part de liberté, quoique, pour Simplicius, l'Homme ne soit pas quelqu'un, puisque « la généralité n'est pas quelque chose »… Sa part de liberté ne peut donc qu'être limitée. Mais elle existe.

Quoi qu'il en soit, la conception de la liberté a évolué entre ce qu'elle était à l'aube du stoïcisme, quatre siècles avant Jésus-Christ, et ce qu'elle devient, notamment avec Epictète ou Marc-Aurèle, six siècles plus tard.

Comment se manifeste-t-elle ?

Consentement et Providence

L'homme doit consentir à ce qui lui arrive, car, écrit Marc-Aurèle, « tout ce qui arrive à chacun est utile à l'univers. Cela doit suffire », ajoute-t-il. En effet, si l'homme subsiste « comme partie d'un tout », il n'y a pas d'autres biens pour lui que ce qui est utile à la cité, à la patrie ou, au-delà, au monde auquel il appartient.

Autre idée-force : les dieux (la Providence) « ont décrété le plan général de l'univers ». Ce qui arrive à l'homme est donc « une conséquence nécessaire de ce plan : (il) doit donc (s)'y résigner, le recevoir avec amour ».[42]

Mais où est sa part de liberté, si tout s'inscrit dans un plan déterminé par les dieux ? En outre, il y a une opposition entre la résignation et l'amour. La résignation implique une attitude passive, quand l'amour implique un choix, un désir qui librement consent.

Marc-Aurèle admet qu'il existe une délibération qui concerne l'homme, à propos de laquelle la Providence puisse n'avoir rien décidé. Mais elle a pour but ce qui est « utile ». Or, l'utile est, pour chacun, « ce qui convient à son organisation, à sa nature ». Et sa nature est « celle d'un être doué de raison et né pour la société ». [43]

En définitive, importent d'abord le bien commun et non le bien individuel, le général et non le particulier. Dans ces conditions, la part de liberté de l'homme est nécessairement limitée, puisqu'il ne peut que déterminer sa raison à consentir à tout ce qui lui est extérieur, en particulier aux événements, quels qu'ils soient, même s'il lui revient de déterminer ses actions, c'est-à-dire ce qui dépend de lui (opinions, désirs, inclinations…). Or, nos actions, elles aussi, doivent être soumises à ou par la raison.

La position des stoïciens semble entièrement centrée sur une attitude ou une distance intérieure, dont on conçoit qu'elle aboutisse

---

[42] Jean Brun, *op. cit.*, pp. 78-79.
[43] *Ibid.*, p. 79.

au détachement, voire à l'indifférence, en ce qui concerne les situations, le monde et soi-même.

« Montre-moi un Stoïcien », demande Epictète dans ses *Entretiens*, « c'est-à-dire un homme, qui, dans la maladie, [...] dans le danger, [...], mourant, se trouve heureux ! [...] Un homme qui, précise-t-il, désire dépouiller l'homme pour devenir un dieu »[44] et que n'affectent plus, en définitive, aucun sentiment ni aucune frustration.

Mais un tel homme, dans la mesure où il se serait coupé de toute humanité, serait-il encore libre ? Nier en soi la souffrance ne la supprime pas ni n'en supprime la cause. Le déni ne peut qu'en modifier temporairement les effets mais ne peut en aucun cas anéantir ceux, pervers, du refoulement.

Dès lors, la question est-elle de nous détacher, voire de renoncer à ce qui nous fait humains ou n'est-elle pas, à l'inverse, de l'intégrer en le surmontant ?

Comment aborder les situations qui font obstacle à notre liberté ? Avec résignation ou indifférence, en considérant qu'elles ne dépendent pas de nous ?

Une fatalité surmontée

Mais il dépend de nous de nous battre et de ne pas accepter l'inacceptable, ce qui se solde parfois par un combat titanesque, dont l'issue est loin d'être sûre.

Il dépend de nous de considérer que, dans maintes circonstances, « tout n'arrive pas justement ». On pourrait même dire que rien, aujourd'hui, n'arrive justement, tant les décisions qui surviennent de toutes parts, dans le domaine de la santé, et de la santé mentale en particulier, sont régies par l'arbitraire. Il dépend de nous de tenter de le faire reculer et de refuser qu'il envahisse notre pratique.

Pour ma part, il m'est impossible de consentir à ce que ma vie et mon temps soient dévorés par des tâches qui n'ont rien à voir avec la profession que j'ai choisie. Je peux admettre qu'elles en fassent partie, mais, en aucun cas, qu'elles prennent le pas sur elle, au point de l'empêcher d'être, même s'il ne dépend pas de moi que ces tâches existent et exercent une pression permanente. Réflexion toutefois très théorique, que l'on fait à tête reposée, hors contexte. Mais quand revient le moment de pénétrer dans l'arène, on est happé de nouveau

---

[44] Epictète, *Entretiens*, Livre II, in *Les stoïciens*, *op. cit.*, p. 145.

par cela même que l'on croyait naïvement pouvoir refuser et à quoi l'on ne peut se dérober.

En quoi suis-je responsable de ma pratique, ayant pleinement la possibilité d'assumer ce que je suis, en tant que praticienne et, au-delà, en tant que personne ? Ai-je encore quelque autonomie que ce soit ?

Comment rendre habitable une pratique qui, à bien des égards, ne l'est plus et qui, jour après jour, se déshumanise pour autant que nous ne la pensons plus ? Seule la pensée, la capacité à regarder, quoi qu'il arrive, ce qui se présente à nous, fût-ce en se dérobant, peut faire de notre *habitus* un séjour « accoutumé » ou « accoutumable ».

Chapitre quatre
Soi-même comme un autre

Or, cet accoutumé ou accoutumable ne concerne pas seulement le lieu où s'exerce une pratique, mais le rapport que l'on a avec soi, à commencer par son propre corps. Et si cet espace est menacé, quelle qu'en soit la raison, comment cette menace ne rejaillirait-elle pas sur une pratique qui exige toujours davantage ?

« Je ne sais ce que c'est que le monde ni que moi-même », écrit Pascal. « Je ne sais ce que c'est que mon corps, que mes sens, que mon âme et cette partie même de moi qui pense ce que je dis, qui fait réflexion sur tout et sur elle-même et ne se connaît non plus que le reste. »[45]

Car le premier *êthos* est mon corps. Pourquoi Pascal le nomme-t-il d'entrée de jeu, si ce n'est pour montrer que tout commence par cette enveloppe, ce contenant que nous sommes pour nous-même ?

Sans corps, je ne peux rien percevoir ni rien ressentir. En outre, il est le lieu même où naît ma pensée, ma capacité à prendre conscience de ce qui se passe en moi et autour de moi. Comment, en tant que médecin, pourrais-je prétendre prendre soin du corps de l'autre, si je ne suis pas dans le même soin à l'égard du mien ?

Or, dans bien des cas, le médecin est dans le déni de ce qu'il est et de ce qu'il ressent. Alors même que son corps lui donne de multiples signaux d'alerte, il les néglige, moins parce qu'il ne les reconnaît pas que parce qu'il ne peut ou ne veut en mesurer les implications. Etant dans la perspective du « toujours plus » et non du « toujours mieux », il fait de lui un instrument, un outil de production au service d'une pratique dont le maître mot est la rentabilité, qu'il s'agisse d'un service ou d'un cabinet.

[45] Pascal, *Pensées*, Paris, GF-Flammarion, 2002, p. 104.

Une fragilité censurée

J'observe que tout ce qui précède évite cette réalité, comme si elle n'avait pas ici droit de cité. Comme s'il m'était interdit d'écrire que, des mois durant, mon existence fut parasitée par un problème de santé entraînant examen sur examen, consultations répétées, perspective d'une intervention chirurgicale dont l'urgence était décrétée par les uns et contestée par les autres. Comment faire avec soi, quand on n'est plus capable de discerner quelle conduite adopter et que l'éventualité d'un arrêt de travail est inenvisageable ?

Inenvisageable, en tant que praticien libéral, pour deux raisons essentielles : la nécessité de faire face à des charges qui ne tiennent pas compte d'une interruption d'activité de plusieurs semaines, voire de plusieurs mois, d'une part, et, d'autre part, l'exigence non moins aiguë de ne pas laisser dans la nature des patients pour lesquels la continuité des soins est impérative.

Un praticien généraliste peut faire appel à un remplaçant. En revanche, pour un psychiatre, la question se pose différemment ou plutôt elle ne se pose pas, car le matériau sur lequel se fonde l'essentiel de son travail est la relation singulière qui s'élabore au fil des semaines et des mois avec chacun de ses patients. Cette relation s'inscrit dans une durée, le plus souvent indéterminée. En conséquence, comment envisager de faire appel à un remplaçant, si tant est qu'on le trouve, les psychiatres étant de moins en moins nombreux et généralement surchargés ?

Ce n'est pas le renouvellement d'un traitement médicamenteux qui est problématique, car il est toujours possible de demander au médecin traitant du patient de prendre la relève pendant quelques semaines. En revanche, c'est l'interruption de la relation psychothérapique qui est anxiogène pour le patient, car il se voit livré à lui-même pour un temps dont il ne connaît pas précisément la durée, le thérapeute ne la connaissant pas toujours lui-même.

Certains sont prêts à traverser cette période, parce qu'ils ont suffisamment d'autonomie psychique, un entourage familial ou socioprofessionnel relativement stable. Pour d'autres, et c'est le cas d'un grand nombre, dont l'existence est marquée par une précarité et une instabilité à tous les niveaux, la situation est beaucoup plus problématique. Tout se passe comme si le seul interlocuteur était leur thérapeute. Confrontés à une solitude extrême, une histoire chaotique, sans repères, ils révèlent les failles gigantesques d'une société dont la plupart des relais : familiaux, sociaux, médicaux, éducatifs, religieux, sont insuffisants pour ne pas dire inexistants, ce qui contribue à mettre bon nombre de thérapeutes dans une fonction qui n'est pas tenable et qui, fondamentalement, n'est pas la leur : tantôt accompagnateurs, éducateurs, tantôt assistants sociaux ou conseillers tous terrains, voire « coaches », accessoirement médecins et thérapeutes…

Il y aurait beaucoup à dire sur la pression qui en résulte et la responsabilité démesurée que l'on croit devoir assumer à l'égard de certains patients. Démesurée, dans la mesure où elle rend secondaire la responsabilité que l'on est censé assumer pour soi-même.

« Soi-même comme un autre » : là commence le leurre, car les soignants en général et les médecins en particulier ont précisément le plus grand mal à prendre en considération ce « soi » qui, n'en déplaise à Ricœur, n'est pas « comme un autre ». Le plus souvent, il n'« est » pas ou n'est plus, faute de temps.

Nous sommes beaucoup plus enclins à reconnaître les signes de détresse qu'un patient nous adresse qu'à détecter les divers signaux d'alarme qui nous concernent et qui vont d'une sensation de fatigue à un état de stress caractérisé, voire au syndrome d'épuisement ou « burn-out » qui, depuis quelques années, défraie la chronique, sans oublier le cortège des douleurs chroniques, tensions musculaires, lombalgies engendrées par une posture statique des heures durant.

Alors que commençaient pour moi les investigations cliniques et radiologiques, je recevais régulièrement un patient traité par ailleurs pour une hernie discale progressivement invalidante, retentissant sur son état psychique. Des infiltrations répétées dans la colonne lombaire n'entraînèrent aucune amélioration durable. Le temps passait, la situation se dégradait, sans qu'aucune autre mesure fût apparemment envisagée par le praticien qui le suivait.

A l'issue d'une consultation rendue difficile par la sciatalgie aiguë dont souffrait ce patient, je l'adressai à un orthopédiste exerçant à proximité de mon cabinet, spécialiste des pathologies dorso-lombaires. Un premier rendez-vous eut lieu rapidement, au début de l'été, confirmant la nécessité d'une intervention chirurgicale. Début septembre, le patient arriva dans mon bureau avec un sac de voyage. « J'entre en clinique en sortant de chez vous, me dit-il. Je serai opéré demain matin. » Nulle trace d'anxiété dans sa voix et son comportement, mais une détermination, un soulagement même.

Il sortit de clinique quelques jours plus tard. Travaillant dans le milieu enseignant, il put faire coïncider avec la rentrée scolaire de novembre la fin de la période de convalescence qui suivit.

Je le revis métamorphosé, alors même que la rééducation allait commencer et que des douleurs résiduelles persistaient. Mais l'intervention marquait un tournant radical. Désormais, il pouvait vivre.

Le travail d'élaboration psychique, entravé plusieurs mois par une souffrance physique qui mobilisait toute son énergie, retrouva une dynamique qui, désormais, ne l'opposait plus à lui-même mais, à l'inverse, rassemblait toutes les dimensions de sa personne et les unifiait. Aujourd'hui, il ne ressent plus aucune gêne. Sa vie a changé, tant sur le plan personnel que professionnel.

Alors même que ce patient commençait à sortir du tunnel, je me voyais, moi, y entrer sans en voir l'issue, c'est-à-dire sans savoir quelle décision prendre ni quand.

D'où vient que, en tant que soignant, nous sachions parfois discerner sans aucune hésitation quelle conduite tenir pour un patient, alors que nous sommes pour nous-même dans une obscurité complète ? A la fois juge et partie, nous n'avons pas suffisamment de recul pour voir la situation. Mais nous ne la voyons pas non plus parce que nous ne sommes pas dans un rapport d'altérité avec nous-même. L'*autre* en nous est projeté à l'extérieur et nous dérapons vers un décentrement de nous-même, une extériorité, qui n'est pas celle dont parle Levinas, laquelle est transcendance de soi, alors qu'il s'agit, ici, d'une fuite hors de soi, voire d'un déni de soi.

Nous nous trouvons dans la double position mentionnée par Aristote, dans le Livre B de la *Physique*, de celui qui est à la fois patient et médecin pour lui-même. L'exemple est repris par Heidegger dans l'essai (in *Questions II*) intitulé : « Comment se détermine la *phusis*. »

L'homme réunit en lui deux mouvements ou potentialités : celle de pouvoir guérir et celle de soigner. Mais s'il guérit, ce n'est pas d'abord en tant qu'il est médecin et possède une technique (*tekhnê*) susceptible de lui permettre de se soigner, mais en tant qu'il est homme et que peut se déployer en lui la *phusis*, c'est-à-dire la « nature » saine, capable de résistance et donc point de départ (*arkhê)* de la guérison. La *tekhnê* ne vient que s'adjoindre à la *phusis* et non s'y substituer. Tout médecin que nous soyons nous-même, notre savoir ne peut être premier ni remplacer notre être ou « pouvoir-être » homme. La *tekhnê*, souligne Heidegger, « ne peut jamais remplacer la *phusis* et devenir toute seule et à sa place l'*arkhê* de la santé en tant que telle ».[46]

Mais cet « être-homme », capable d'avoir en lui, comme le souligne Heidegger, l'*arkhê* de la guérison, ne suppose-t-il pas que nous soyons d'abord capables de nous reconnaître faillibles, voire malades ? Il faudrait alors admettre que la maladie peut être et doit être synonyme de repos, d'arrêt et que, dans cet arrêt seulement, la *phusis*, en tant que mouvement et déploiement, peut se révéler. Nous en sommes loin !

Tout ce qui suit illustre assez bien la difficulté que l'on rencontre, en tant que praticien, à distinguer en soi l'« être-patient » de l'« être-médecin ».

En ce qui me concerne, la décision d'une intervention chirurgicale fut prise à l'issue d'une ultime consultation et de plusieurs mois d'hésitation. Pourquoi ai-je fait le choix de ce chirurgien plutôt que de celui que j'avais vu précédemment et en qui j'avais la même confiance ?

Parce que l'un m'annonçait un arrêt d'un mois, alors que le second envisageait un minimum de trois mois, voire quatre. Le premier parlait d'une reprise de vie *normale*, sans pratiquement aucune limitation ; le second, d'une vie *ralentie* pendant des mois.

Le discours du premier me rassurait et arrangeait la praticienne que je suis, laquelle put dire à ses patients, lorsqu'elle les avertit de son absence, que celle-ci ne dépasserait pas, en étant pessimiste, six semaines.

La plupart d'entre eux réagirent bien, non sans appréhension parfois. Néanmoins, par précaution, je contactai plusieurs généralistes, afin qu'ils prennent le relais avec certains patients demandant une plus grande vigilance.

Ma stratégie était rationnelle, anticipait un maximum de situations, qui, toutes, concernaient autrui, ceux dont je devais prendre *soin.* Une seule faisait toutefois exception : la mienne et la façon dont j'allais réagir après l'intervention.

---

[46] Martin Heidegger, *Questions I et II*, Paris, Gallimard, « *Tel* », 2006, p. 511.

Le diktat de l'efficacité médicale

Aujourd'hui, avec quelques années de recul, je considère la situation dans une autre perspective. Que m'apparaît-il ?

En premier lieu, mon confrère chirurgien a envisagé mon *profil* de future patiente, en fonction de critères objectifs, qui l'ont fait tabler sur une réactivité certaine de ma part et une rapidité qui, en outre, lui ont rappelé le cas d'une patiente avec laquelle il décelait certaines similitudes de comportement, de modalités de vie, et dont les performances physiques étaient depuis éclatantes. Mais un *profil* n'est pas quelqu'un et je ne suis pas cette autre patiente.

En deuxième lieu, j'observe que le discours qu'il m'a tenu est de bout en bout celui de l'efficacité. Nulle place pour le doute ni l'erreur. Le second envisageait, lui, les risques possibles, raison pour laquelle il était beaucoup plus attentiste. Le premier se basait pour justifier son geste sur les radios qu'il avait sous les yeux et déduisait l'intensité de la douleur de celles-ci. Le second se fondait sur la tolérance à la douleur, en dépit des radios. « Il faut intervenir, disait l'un, car la situation ne peut que se dégrader. » « Ce n'est pas au vu des radios que j'interviendrai, disait l'autre, mais seulement si vous me dites que la douleur est intolérable. »

Qui peut dire, en matière de douleur chronique, ce qui est tolérable et ce qui ne l'est plus ? La situation l'est un jour ; le jour suivant, elle ne l'est plus, parce qu'un ensemble de facteurs en interaction les uns avec les autres sont intervenus, à la fois intérieurs et extérieurs, qui influent sur ce seuil de tolérance. Force est de reconnaître que la perception de la douleur est avant tout un phénomène subjectif, non quantifiable, et que toutes les échelles prévues à cet effet ne pourront jamais rendre compte de façon exhaustive de ce qu'elle est dans son essence même.

En troisième lieu, au fil des mois, la façon dont j'envisageais ces deux chirurgiens a évolué. Au début, la certitude de l'un m'apparaissait comme un excès de suffisance, quand la prudence de l'autre, tenant compte davantage de ce que je ressentais, me semblait, à l'inverse, faire preuve de justesse.

Avec le temps, je ne vis plus l'intervention dans la perspective de son échéance mais dans celle de son résultat et les vertus supposées de mes deux chirurgiens changèrent de signe. La certitude du premier se mua en une perspicacité justifiant cette sûreté de soi, alors que je regardai la prudence du second non plus comme une marque de sagesse mais comme un manque d'audace. Sur l'échelle des vertus que nous propose Aristote, je constate que mon regard a fait apparaître le manque ou l'excès selon qu'il confortait ou non la vision de la réalité qui me convenait le plus et qui allait, quoi qu'il en fût, dans le sens du maintien de mon efficacité.

D'où, peut-être, le choix de celui qui garantissait une restauration quasi *ad integrum* de mon état antérieur et une restauration rapide, sans restrictions ou presque.

Une « norme » déplacée

Là commence précisément le leurre, car il ne peut y avoir de restitution intégrale.

Dans son livre sur *Le normal et le pathologique*, et notamment dans le chapitre sur « maladie, santé, guérison », G. Canguilhem oppose une restitution « fonctionnelle, satisfaisante aux yeux du malade et aussi de son médecin », à une restitution « *ad integrum* ». La nouvelle santé ne peut être identique à l'ancienne. Guérir, ce n'est pas redevenir comme avant. « Guérir, malgré des déficits, va toujours de pair avec des pertes essentielles pour l'organisme et en même temps avec la réapparition d'un ordre. A cela répond *une nouvelle norme individuelle* »,[47] car le concept de « norme » ne peut être réduit à un concept déterminable objectivement par des critères exclusivement scientifiques. Et cette norme se traduit par de nouvelles constantes qui établissent un ordre nouveau. A ne pas vouloir tenir compte de ces modifications, nous risquons de créer un nouveau désordre.

Il n'y a donc pas de réversibilité d'un état mais adaptation de l'organisme à un état autre. Si la vie n'admet pas de « rétablissements », elle admet en revanche « des réparations qui sont [...] des innovations physiologiques ».[48]

Une santé non formatée

Le discours entendu de la part d'un médecin s'adressant au médecin au moins autant qu'à la patiente que je suis était celui d'une certaine infaillibilité. « Vous reprendrez votre activité, me dit mon confrère. Vous ferez comme vos collègues psychiatres. Comme ils ne peuvent rester longtemps assis, après une intervention sur la colonne

---

[47] K. Goldstein, *Der Aufbau des Organismus*, La Haye, Nijhoff, 1934, p. 272, cité par Georges Canguilhem, *Le normal et le pathologique,* Paris, PUF, coll. « Quadrige », 2005, p. 128.

[48] Georges Canguilhem, *op. cit.,* p. 129.

lombaire, ils se lèvent pendant leurs consultations ou s'achètent un tabouret de bar. »

Tout cela allait dans le sens d'une banalisation de l'acte chirurgical. Ce n'est pas parce que l'on vous scie partiellement deux vertèbres et que l'on vous cale ce qu'il en reste avec des vis et des tiges que votre vie va s'arrêter. Certes, sommes-nous à quelques lames vertébrales ou apophyses épineuses près ? Remarque corroborée en son temps par un radiologue : « Deux vertèbres bloquées ? Il vous en reste vingt-deux. Où est le problème ? »

Philosophie de bazar, paradoxale en ce qu'elle nie les répercussions de la pathologie tout en concevant de façon plutôt grossière un vernis d'adaptation, donc de changement, sur la forme plus que sur le fond.

Comment le corps médical considère-t-il la santé ?

Il oscille souvent entre la toute-puissance ou le fatalisme, mais se base rarement sur la réalité d'une expérience chaque fois singulière.

Car la santé n'a rien à voir avec un quelconque formatage ni avec des lois qui régiraient l'ensemble des réactions de l'être humain. Canguilhem la définit comme « une marge de tolérance aux infidélités du milieu », traversé d'événements qui font son devenir, son histoire, toujours individuelle.

« La vie n'est donc pas pour le vivant une déduction monotone, un mouvement rectiligne, […] elle est débat ou explication avec un milieu […] où il y a des fuites, des trous, des dérobades et des résistances inattendues. […] La vie d'un vivant […] ne reconnaît les catégories de santé et de maladie que sur le plan de l'expérience, qui est d'abord épreuve au sens affectif du terme… »[49] Il n'y a pas nécessairement d'adéquation entre ce qui est *sain* et ce qui est *normal.* « L'homme est sain pour autant qu'il est normatif relativement aux fluctuations de son milieu »,[50] c'est-à-dire pour autant qu'il s'y adapte.

Du corps que l'on a au corps que l'on est

Ce qui se passe dans la réalité n'a donc rien à voir avec toutes les prévisions et réassurances données. Le corps que l'on est et non pas que l'on a n'est pas le *corps-machine* mentionné par Descartes dans son *Traité de l'Homme.* Il n'est pas un objet manipulable à souhait. Il fait partie d'un tout et ce tout est *personne*.

---

[49] *Ibid.*, pp. 130-131.
[50] *Ibid.*, p. 155.

C'est bien ce que Descartes, qui n'en est pas resté à cette conception d'un corps machinisé, confirme dans sa sixième *Méditation métaphysique,* lorsqu'il écrit : « La nature m'enseigne [...], par ces sentiments de douleur, de faim, de soif..., que je ne suis pas seulement logé dans mon corps, ainsi qu'un pilote en son navire, mais, outre cela, que je lui suis conjoint très étroitement et tellement confondu et mêlé, que je compose comme un seul tout avec lui. »[51]

Dans un premier temps, le corps anatomique peut parfaitement réagir, répondre fonctionnellement à ce que l'on attend de lui. C'est ce qui se passa. Je réagis vite, récupérai apparemment sans difficultés, dans les jours qui suivirent l'intervention. Si facilement même qu'il semblait logique que ma mobilité fût très vite sollicitée, ce à quoi m'encourageaient les médecins qui m'entouraient, quoique en m'exhortant à la prudence. Parce que l'on retrouve spontanément des postures, des gestes usuels, on s'imagine pouvoir disposer comme avant d'un corps avec lequel on est tenté de réinstaurer un rapport de maître à esclave, sans même en avoir conscience.

Là toutefois se brise l'illusion. Car ce corps que l'on retrouve n'est objectivement plus le même. Mais, surtout, le rapport que l'on a avec lui a changé. Il doit intégrer la partie manquante, la part de ce soi corporel amputé, remplacé par des corps étrangers. Tout se passe comme si l'on n'était plus soi dans soi ou comme si ce *soi* longtemps ignoré se découvrait, alors même qu'on le perd ou qu'il se modifie.

L'intervention a officiellement réussi, mais la douleur persiste, des semaines, des mois, plus intense certains jours qu'auparavant. La mobilité est théoriquement retrouvée, mais l'on vit avec soi comme dans un carcan, une prison corporelle, que la présence de vis et de tiges ne justifie pas totalement. Et l'arrêt de travail qui ne devait être primitivement que d'un mois se prolonge, entraîne de nouveaux examens qui ne donnent rien, de nouvelles démarches pour annuler les rendez-vous donnés trop tôt aux patients, ce qui engendre un nouvel état de stress qui retentit sur la douleur et l'accroît. Et pourtant, officiellement, tout va bien. Les radios de contrôle le prouvent.

Quel sens donner à tout cela ?

Si la douleur est en partie liée aux remaniements organiques provoqués par l'intervention, elle est là aussi pour signifier autre chose : la perte d'une intégrité physique, la non-reconnaissance de ce

---

[51] René Descartes, *Méditations métaphysiques,* Paris, GF- Flammarion, 1992, p. 191.

corps que l'on ressent comme autre, étranger. Mais, simultanément, elle représente le seul lien avec ce que l'on était auparavant. C'est un point de repère, du connu, sinon du maîtrisable. Or, parce qu'elle est connue, elle rassure, alors même qu'elle est intolérable. Elle peut être un moyen d'exister ou d'être, quand il n'y en a plus d'autre.

Il en va de la douleur physique comme de la douleur psychique. En tant que thérapeutes, nous voyons quotidiennement des patients dénoncer leur souffrance sans pouvoir y renoncer parce qu'elle représente ce à partir de quoi ils se sont édifiés. Et nous savons bien que, s'ils en décollent, il leur sera nécessaire d'y revenir, dans la mesure où l'abandon de ce qu'ils connaissent le mieux les confronte à une sensation d'étrangeté, voire de vide. Or ce vide les terrifie.

Pourquoi les praticiens que nous sommes réagiraient-ils différemment, lorsqu'il s'agit d'eux-mêmes ? Nous avons une pratique certaine des autres mais pas de nous. Il semble que, dans bien des cas, nous nous soyons laissés en chemin, oubliés.

Nul ne peut faire l'économie du temps en ce qui concerne ce premier *habitus* qu'est son propre corps, un corps-sujet et non objet, les médecins comme les autres. Et c'est pourtant ce qu'ils font, lorsqu'ils remarquent, comme l'un d'entre eux, après une intervention relativement lourde, contemporaine de sa période de vacances : « Je ne peux pas me permettre de m'arrêter plus d'un mois. Je travaille en libéral. »

En tant que praticiens *libéraux*, travailleurs dits *indépendants*, nous n'avons pas la *liberté* de prendre en considération l'état dans lequel nous sommes, physique et psychique. Il y a là une contradiction dans les termes.

Le choix est libre pour qui peut dire « non ». Mais ce « non », nous ne pouvons précisément pas le dire, car la réalité financière en particulier, celle des charges fixes qui tombent tous les mois et à laquelle nous ne pouvons nous dérober, nous rappelle à l'ordre. Ce faisant, elle se met au service d'une réalité en partie inconsciente et beaucoup plus pernicieuse, qui est celle de la toute-puissance médicale, laquelle s'autoalimente d'arguments rationnels et réels. La maladie, le malaise, c'est pour les autres, les patients. Pas pour nous.

Comment briser ce cercle vicieux qui ne peut, à la longue, qu'avoir des effets pervers sur ceux-là mêmes que nous prétendons soigner ?

Pour ma part, après six semaines d'arrêt, il n'était pas question de reprendre mon activité. Mais le chirurgien consulté laissa la durée de la prolongation à mon appréciation. Et, bien sûr, je choisis le temps le plus court qui, ne tenant pas compte de la réalité de mon état, m'amena à une deuxième prolongation deux semaines plus tard. En définitive, la reprise eut lieu après deux mois et demi d'arrêt, dont je mesure aujourd'hui qu'ils n'ont pas été un temps de pause véritable, ni physique, ni psychique. Car j'ai vécu, dès le début, dans l'illusion d'une récupération rapide, à tous les niveaux. Or, celle-ci n'a été que superficielle et se voit contrecarrée par la persistance, voire l'accroissement de la douleur, plusieurs années après l'intervention.

Douleur dont je tente vainement de déchiffrer les multiples harmoniques, alors que, officiellement, elle n'a aucun fondement organique. Et pourtant elle *est* et gêne l'exercice de mon métier. Quelle est la part résiduelle ou fonctionnelle, liée à une position trop statique des heures durant ? Quelle est la part réactionnelle à une situation professionnelle que je supporte difficilement, eu égard aux contraintes incessantes auxquelles, comme tout praticien, je suis confrontée : qu'elles émanent des plus hautes instances de la Sécurité sociale et de l'application anarchique de la Réforme de la santé ; qu'elles viennent du rythme de travail auquel je suis soumise, des multiples demandes de patients qui s'entendent répondre que les psychiatres sont surchargés et n'acceptent pas un temps d'attente de plusieurs semaines ou mois mais qui, lorsqu'on leur fixe un rendez-vous, viennent ou ne viennent pas, leurs préoccupations du moment ayant brusquement changé ?

Et que l'on ne décrète pas que l'on peut « choisir » ses patients. Il n'en est rien. Lorsque l'on reçoit un patient, on n'est pas toujours en mesure de discerner, dès le premier entretien, quelle est sa demande véritable, sa capacité à s'engager dans un travail qui s'inscrit dans une durée et nécessitera régularité et rigueur. Les entretiens qui suivent servent théoriquement à mieux cerner ce qui est en jeu aussi bien du côté du thérapeute que du patient. Mais cela ne suffit pas.

Un travail peut s'amorcer sur des bases que l'on croyait solides et être mis en difficulté parce que les modalités de vie du patient ont changé, à commencer par ses horaires ou lieu de travail. Si certains sont suffisamment motivés pour trouver des aménagements, d'autres, en revanche, considèrent implicitement que leur thérapeute ne peut que s'adapter à ses horaires ou, d'une façon générale, aux nombreuses fluctuations de son existence. Il n'est pas rare de s'entendre demander si l'on reçoit avant huit heures du matin ou après vingt heures et, bien entendu, le samedi. On hésite toutefois à s'informer à propos du dimanche qui, curieusement, reste un jour férié ! Jusqu'à quand ?

Quoi qu'il en soit, ceux-là mêmes qui semblaient parfois très impliqués dans le travail psychothérapique peuvent disparaître du jour au lendemain sans que l'on en sache la raison. La pratique doit intégrer cette part d'imprévisibilité qui, régulièrement, la met en difficulté.

L'émergence de soi : de la passivité à l'attestation

Face à ce que je perçois comme une somme de contraintes, de l'intérieur comme de l'extérieur, que suis-je à même de choisir ? Comment assumer cette dialectique entre le corps et la psyché dont chacun est tour à tour pour l'autre le maître ou l'esclave ? Dialectique qu'il s'agit moins de supprimer que de dépasser.

De même que, à la fin du chapitre précédent, je dénonçais ce sur quoi ma pratique butait, à savoir le lieu dans lequel elle s'effectuait, dans la mesure où il était menacé par le pouvoir d'instances extérieures, ici c'est le rapport à soi qui, cette fois, la met en jeu. C'est le *souci*, pour reprendre un terme heideggerien, de ne pouvoir « être-dans-le-monde » comme je l'étais auparavant.

Ce qui est premier aujourd'hui c'est la difficulté d'être soi dans soi, de pouvoir habiter ce corps qui est le mien à la fois comme étant le même et un autre.

« Quelle sorte d'être est le soi ? » demande P. Ricœur.[52] Il définit l'ipséité à la fois par son contraste avec le *même* et par son rapport dialectique avec l'*altérité*, attestée, dit-il, par ce qu'il appelle le « trépied de la passivité ».

Passivité exprimée à trois niveaux : celui du corps propre ou de la *chair*, en tant que médiatrice entre soi et le monde ; celui de la relation de soi à l'*étranger* ; enfin, celui du rapport de soi à soi-même qu'est la *conscience.* Je m'arrête au premier niveau de passivité : celui du corps.

[52] Paul Ricœur, *Soi-même comme un autre,* Paris, Seuil, « Points », 2001, p. 345.

Un corps étranger ou médiateur ?

« Si les personnes sont des corps, écrit-il dans l'étude : *Vers quelle ontologie ?* chacun est pour soi son propre corps. »[53] Mais de quel corps s'agit-il ?

D'un corps-objet que je régis comme je régis un certain nombre de choses, sur lequel je règne et qui, à la limite, me serait extérieur ou d'un corps-*chair* en tant que support de mon identité, de mon être, échappant à mon emprise et opposant à ma volonté d'agir sa passivité ou sa résistance ?

« Avec la diminution du pouvoir d'*agir*, note P. Ricœur, ressentie comme une diminution de l'effort pour *exister*, commence le règne proprement dit de la souffrance. »[54] Quoique, pour ma part, j'observe que la souffrance naisse au contraire du décalage perçu entre l'effort persistant, voire accru, pour exister et la diminution du pouvoir d'agir. Mais peu importe ce décalage. Importe avant tout la perte de pouvoir sur soi et la prise de conscience que quelque chose ou quelqu'un en soi, en moi, ne répond plus. Et ce silence même porte la marque de l'altérité ou de l'étrangeté.

Maine de Biran fonde la notion d'existence non sur la pensée ou la substance mais sur l'acte, en déduisant du « je suis », un « je veux, je meus, je peux », ce qui implique dans la même certitude le « moi agissant », remarque Ricœur, et son contraire, la « passivité corporelle ». Or, celle-ci est d'abord la résistance du corps qui cède à mon propre effort. Elle se traduit ensuite par la variabilité des impressions ou états émotionnels que mon corps ne contrôle pas et s'éprouve enfin par la résistance que les choses extérieures lui opposent.

Pour ma part, je fais quotidiennement l'expérience dans ma pratique de ces deux dernières formes de passivité. A certains moments, mon corps ne cède plus à l'effort que je lui impose pour me tenir dans la même position sans bouger. Il se signale alors à mon attention par la douleur qu'il ressent, voire la sensation d'étau qui le gagne. Pouvant difficilement me mouvoir en pleine consultation, alors même que mon écoute est tendue vers cet autre que je reçois et qui s'adresse à moi, je fais l'expérience de cette variabilité d'impressions intérieures allant du mal-être à la fatigue, voire à l'angoisse d'avoir à

[53] *Ibid.*, p. 369.
[54] *Ibid.*, p. 371.

supporter cela, qui s'ajoute au poids de la souffrance de l'autre. Mon espace vital est alors colonisé par un malaise qui torpille mon écoute et me fait ne plus supporter l'autre qui, de patient, devient en quelques secondes le rival, sinon l'ennemi. De sujet, il passe au statut d'objet dont la présence devant moi résiste à l'impulsion de me lever, de le faire taire, voire de le jeter dehors.

J'observe que la douleur me chosifie et chosifie dans le même mouvement celui qui me fait face. Ce corps propre qui est le mien risque alors de ne plus être médiateur entre moi-praticienne et le monde extérieur mais, à l'inverse, de se replier sur lui-même dans un mouvement d'auto-défense et de sauvegarde. Ce faisant, il occupe une place qui n'est plus ajustée en prenant précisément toute la place de mon champ d'exercice, sans pour autant me donner *ma* place.

Car la douleur déboute de soi, excentre, fait faire, penser n'importe quoi. Elle met à sac la pensée. Le *soi* n'est plus ni *même* ni *autre* ; la *chair* redevient corps parmi les corps, étranger. Tout se passe comme si elle se vidait de l'intime d'elle-même, de cette « matière (*hylè*), en résonance avec tout ce qui peut être dit matière en tout objet perçu »,[55] pour ne plus se réduire qu'à une sensation. La douleur est ce fil ténu par lequel l'être est à la fois détenu et maintenu.

Détenu dans la mesure où il se trouve dans l'impossibilité de sortir de la condition qui est la sienne et maintenu parce que, dans cette détention même, l'être éprouve malgré tout qu'il *est*, mais qu'il est en tant qu'« *être-jeté* », jeté-là, pour reprendre le terme de Heidegger.

Je ne sais si, comme le rappelle Ricœur, il est justifié de parler de « *facticité* » à propos de la façon dont « l'être-là », le *Dasein*, devient une charge pour lui-même. Ce qui est factice, ce n'est pas la charge que l'on devient pour soi-même, à travers l'éprouvé du corps ou de la chair. Car cette charge, c'est bien dans sa réalité qu'il faut la porter et, si possible, l'assumer. Le factice, c'est que cet être qui s'éprouve lui-même comme jeté-là, par hasard, dans un monde perçu certains jours comme définitivement angoissant et hostile, ne répond pas de *tout* l'être que l'on est, potentiellement du moins. Si aigu que soit le *souci* d'être, il n'est pas tout. L'être se tient précisément dans l'écart entre cette finitude et ce qui la transcende ou ce qui constitue son altérité.

A cet égard, remarque P. Ricœur, « on pourrait dire que la jonction [...] du caractère de fardeau de l'existence et de la tâche d'avoir à être

---

[55] Paul Ricœur, *ibid.*, p. 375.

exprime au plus près le paradoxe d'une altérité constitutive du soi et donne ainsi une première fois toute sa force à l'expression : "soi-même comme un autre" ».[56]

Pour ma part, je ne suis pas sûre que cette « jonction » révèle précisément une « altérité constitutive du soi », alors que celle-ci me semble au contraire procéder d'une injonction ou d'un appel qui, s'il résonne à l'intérieur de soi, lui est simultanément extérieur.

Autrement dit, ce n'est pas à partir de la tâche d'avoir à être et porter quotidiennement le fardeau de ma propre existence que j'éprouve simultanément la réalité du *soi* et son altérité. J'en viendrais presque, à certains moments, à en douter. L'éprouvé du malaise ou de la souffrance, alors même qu'elle déborde l'être et qu'elle est vécue comme un corps étranger qui le colonise, le chosifie. Il y a un moment où l'on s'identifie à ce que l'on ressent, où l'on devient son propre malaise. Nulle trace d'altérité ici. La seule issue réside peut-être dans la possibilité de s'éclipser pour un temps de ce *moi* qui prend une telle place et de regarder la scène, en se situant dans une perspective uniquement phénoménologique.

Le tiers conscient

Qu'est-ce qui apparaît ?

Si je prends l'exemple du lieu et du temps où j'exerce, nous ne sommes plus deux pendant ce temps de consultation mais trois : moi-praticienne, le patient que j'écoute et celle qui observe la praticienne que je suis dans l'exercice de sa fonction et de ce qui lui fait obstacle. Or, ce tiers présent est la conscience, sans laquelle le *soi* n'aurait aucun droit de cité. Elle est à la constitution de l'ipséité et de l'altérité ce que la pensée est à la liberté.

Mais que représente-t-elle ? Une instance morale qui jugerait ma conduite ou ma pratique et qui, découvrant les failles de celle-ci, la condamnerait ? Elle se muerait alors en « mauvaise conscience », ce que soupçonnent et réfutent avec la même conviction Hegel et Nietzsche. La question n'est pas qu'une conscience soit « bonne » ou « mauvaise », mais qu'elle soit « juste », appropriée à une situation.

Elle ne se situe pas davantage dans la dette ni la culpabilité à l'égard de soi ou d'autrui, auquel cas elle ne serait encore que « mauvaise ». Elle ne se réduit pas à un devoir, un précepte ou à une injonction extérieure mais s'apparente davantage à une attitude ou une

[56] *Ibid.*, p. 378.

exigence. Ou, si l'on parle d'injonction, il faut entendre celle que le *soi* s'adresse de l'intérieur à lui-même, comme s'il était un autre. Et c'est cette injonction même qui, en me permettant de décoller d'un *moi* omniprésent, rejoint dans le même mouvement mon altérité propre et celle d'autrui.

« L'être-enjoint constituerait alors le moment d'altérité propre au phénomène de la conscience, en conformité avec la métaphore de la voix »,[57] écrit Ricœur. Phénomène qu'il rattache à celui de l'*attestation.*

L'injonction que je m'adresse à moi-même, dans l'exercice de ma pratique, ne sonne pas comme un commandement mais comme une proposition à sortir de moi. Elle est émergence hors de l'enfermement et reconnaissance ou attestation dans le même temps, du fait même que je m'interpelle, de l'existence du *soi.*

La conscience assume et régule ce que le moi seul est incapable de contrôler, en particulier les fluctuations émotionnelles qui l'assiègent. Ce n'est que parce que je prends conscience de ce qui quotidiennement entrave ma pratique que je peux prendre de la distance par rapport à cette entrave et, du même coup, en atténuer la charge. En définitive, la conscience restaure un espace intérieur, si faible soit-il. Elle est un rappel à l'ordre en même temps qu'un rappel à soi. « Sous l'impulsion de la conscience, note Ricœur, le soi est rendu capable de se reprendre sur l'anonymat du "on". »[58]

La sortie du *on*, c'est l'émergence hors de la passivité. Mais c'est une émergence fragile. A tout moment, à la faveur d'un nouvel assaut de la douleur, je peux glisser dans la non-pensée et être totalement régie par ce corps qui assujettit mon espace psychique et le néantise. D'esclave, il devient maître.

Toute la question est de réinstaurer une parole en soi, de s'interpeller en quelque sorte au cœur même de cette impossibilité que l'on éprouve parfois à se porter soi-même. Alors même que l'on se voit tributaire d'une situation que l'on ne contrôle plus, il reste la possibilité de dire « non », de refuser la résignation qui se bornerait à un constat d'échec.

Lorsque je ressens ma pratique comme un étau, parce que mon corps, théoriquement médiateur entre moi et autrui, est sous le joug de la douleur ou de la fatigue et m'empêche précisément de considérer

---

[57] Paul Ricœur, *ibid.*, p. 404.
[58] *Ibid.*, p. 394.

cet autre qui se tient devant moi, je revendique le droit de l'exprimer comme une nécessité, voire un impératif, par rapport à moi et par rapport à l'autre. Car c'est la conscience que j'ai de la situation qui me permet de jeter un pont entre moi et lui.

Il s'agit alors, non pas de lutter contre cette difficulté, car le conflit qui m'opposerait alors à moi-même risquerait de faire obstacle à cette écoute même au lieu de la sauvegarder. Il s'agit, en revanche, de l'intégrer comme un matériau qui fait partie de mon écoute même, de moi comme de l'autre. Soi-même comme un autre…

La pratique d'un thérapeute commence ou devrait commencer par cette prise en considération de cet espace propre qui est le sien. En effet, quelle réflexion éthique sur quelque pratique que ce soit est-elle possible, si elle ne s'accompagne pas d'une prise en compte de cet *êthos* singulier et premier ?

En définitive, ma liberté de thérapeute ne se fonde-t-elle pas sur cette reconnaissance qui m'établit comme sujet et non objet de ma pratique, responsable de moi comme de l'autre ?

Mais que signifie être « sujet » ?

DEUXIEME PARTIE
La question du sujet : entre assujettissement et subjectivisme

« *La liberté n'est pas un droit, c'est un devoir.* »
N. Berdiaev

Vaste question que celle-ci, sur laquelle se sont penchées, à travers les âges, des générations de philosophes, d'Aristote à Hegel, en passant par saint Augustin.

Que signifie être sujet, notamment, dans le domaine de la santé mentale ?

Aujourd'hui, les soignants que nous sommes et, en particulier, les psychiatres, sont-ils sujets de leur pratique, c'est-à-dire en mesure de l'assumer et de répondre de leurs actes ou, à l'inverse, en sont-ils objets, subordonnés en quelque sorte à celle-ci, sans pouvoir s'en distancier ?

Si l'on se base sur l'étymologie latine de ces deux concepts, sommes-nous *sub-jectum*, « jetés ou placés *sous* » notre pratique ou *ob-jectum*, « jetés *devant* » elle ? Question qui met en tension, outre les concepts précédents, celui de responsabilité.

Habituellement, lorsque nous opposons les deux termes de sujet et d'objet, nous faisons implicitement pencher la balance de la responsabilité du côté du sujet, le sujet étant quelqu'un et l'objet quelque chose. Les règles de grammaire les plus élémentaires nous l'ont appris, le sujet étant celui qui pense, décide, agit sur ce qui en est le complément, précisément l'objet, la chose, qu'il s'agisse d'un outil, d'un instrument de musique ou même de quelqu'un.

Lorsque j'adresse X à l'hôpital, X dans ma formulation est chosifié, du moins momentanément. Rien n'indique qu'il soit autre chose qu'un objet, placé précisément devant moi et sur lequel j'agis. De même, lorsque je dis que je le regarde. Rien ne permet de penser que mon regard ne le pétrifie pas et le considère comme une personne ayant elle aussi la capacité de se déterminer en tant que telle face à moi. C'est ce que Sartre souligne dans *L'être et le néant*, à ceci près que c'est le regard d'autrui posé sur lui qui le révèle comme objet, *être-vu*, et le nie en tant que sujet conscient. Curieuse dépendance au regard d'autrui, posée par Sartre *a priori*, comme si le rapport à l'autre ne s'inaugurait que sous le sceau de l'extériorité à soi, c'est-à-dire de l'objectivation de soi. Dans une telle perspective, l'homme peut-il encore se penser lui-même et devenir un être de relation, s'inscrivant dans un rapport d'échange et de réciprocité, comme l'envisagent, à l'inverse, Merleau-Ponty ou Ricœur ?

Quoi qu'il en soit, tout se passe comme si la subordination ou la soumission se situait du côté de l'objet et non du sujet. Et pourtant… La question du sujet le met précisément en question et m'impose d'aller voir de plus près à quels sens le terme renvoie, d'une part, et, d'autre part, à quels glissements de sens il s'est trouvé confronté au fil du temps.

Chapitre premier
Les origines du sujet

Le sujet en question

L'idée d'un sujet responsable et conscient ne va pas de soi. Notre conception actuelle du sujet n'est que le long aboutissement d'une réflexion qui chemine tout au long des siècles, à travers la réflexion philosophique.

L'étymologie latine, *subjectum* : « jeté sous », introduit l'idée d'une subordination ou d'une soumission du sujet à quelqu'un ou quelque chose, subordination qui paraît, à première vue, difficilement compatible avec l'idée d'une quelconque responsabilité, en tant que capacité à répondre de soi et de ses actes.

Des siècles durant, le sujet n'a pas été considéré dans sa singularité mais comme appartenant à une pluralité de « sujets », non différenciés. Lorsque, au XVIIe siècle, l'on évoque les *sujets* du roi, ils apparaissent effectivement comme « placés », voire « jetés sous » son ombre, en une inclination stricte ou figurée, grâce à laquelle il apparaît, lui, en pleine lumière. Pour qu'il soit, il faut qu'ils ne soient pas... autre chose qu'objets de son vouloir. Les sujets deviennent ici objets, à la fois jetés *sous* l'autorité toute-puissante du souverain et *devant* son regard qui, à travers eux, contemple sa propre gloire. Sujets-miroirs, *ad majorem regis gloriam*...

L'étymologie latine ne semble pas introduire de différence fondamentale entre les concepts de *subjectum* et d'*objectum*, en ce qu'elle ne considère pas le sujet du point de vue de son essence, de sa substance.

Tout se passe comme s'il y avait un glissement ou plutôt une perte de sens entre les étymologies grecque et latine, comme cela s'est produit avec le concept d'éthique, dans sa double acception d'*éthos* et d'*êthos*, le latin n'ayant retenu que la première. Celle-ci a donné naissance à *morales* (mœurs), d'où dérive ce que nous qualifions de « morale », davantage de l'ordre de la règle, de la norme, considérées d'un point de vue extérieur, que de l'éthique (*êthos*), en tant que *séjour*, rapport de l'homme à lui-même et au monde qui l'entoure, considéré d'abord à partir de ce qu'il est et non de ce qu'il fait.

De la même façon, le latin, en ce qui concerne le concept de « sujet » (*subjectum*) ne retient qu'une partie du sens grec originel.

Or, que nous dit celui-ci ?

J. F. Mattéi, dans *La barbarie intérieure*, rappelle que le *subjicere* latin : « placer dessous », mais aussi « mettre à la place de », « substituer », est traduit du grec *hupokeimenon* : « subsistance » ou « substance ». Or, dans la *Métaphysique* d'Aristote, l'*hupokeimenon* est le « substrat » ou le « support de toute réalité concrète »,[59] c'est-à-dire ce sur quoi elle se fonde. Le « sujet » n'est pas ce qui est « subordonné à » mais ce qui se « tient sous », ce qui « tient », de par sa substantialité même. Pour Aristote, la substance, *ousia*, est « la catégorie fondamentale de l'être » (*on*) et l'un de ses sens est précisément le « sujet », (*hupokeimenon*), « ce dont tout le reste s'affirme et qui n'est plus lui-même affirmé d'aucun autre ».[60] La substance, poursuit Mattéi, « ne se réduira pas à un simple support indéterminé », mais « sera pensée comme un sujet qui a une existence propre ».[61]

Il est intéressant d'observer que, dans la tradition grecque, aristotélicienne en particulier, le « sujet » est envisagé avant tout du point de vue de l'être, dans son sens le plus absolu, et que ce sens déborde, tout en les contenant, les prédicats qui lui sont attachés. Socrate *est* d'abord Socrate, avant d'être philosophe et athénien, ce qui n'infirme pas qu'il le soit. Or, la conception moderne du sujet va progressivement distinguer et, en définitive, opposer ces deux acceptions de la « substance » : l'*ousia*, en tant qu' « être substantiel », « substance première », et l'*hupokeimenon*, comme « être subjectif », « sujet déterminé ne relevant que de soi ».[62]

On voit bien la conséquence ou le risque que ne manquera pas de représenter cette distinction : le repli du sujet sur lui-même, en un individualisme triomphant, dans lequel la détermination de soi par soi engendre tôt ou tard une coupure, et du monde et de soi. J'examinerai ultérieurement comment l'individualisme, loin d'être affirmation de

---

[59] Jean-François Mattéi, *La barbarie intérieure*, Paris, PUF, « Quadrige », 2004, p. 126.
[60] Aristote, *Métaphysique*, Tome I, trad. Tricot, Paris, Vrin, 1953, Z, 3, 1028 *b* 36.
[61] Jean-Fançois Mattéi, *op., cit.*, p. 127.
[62] *Ibid.*, p. 127.

soi, n'aboutit en réalité qu'à une négation de soi ou, plutôt, de l'être en soi. Toutefois, avant d'en arriver à cette fracture entre *sujet substantiel* et *sujet subjectif*, entre *être* et *existant*, il faut considérer à partir de quelles instances la question du sujet s'est édifiée.

Les fondements du sujet

Pour la première fois, dans l'Antiquité finissante, remarque J. F. Mattéi, convergent « quatre instances spirituelles qui dessinent les traits primitifs du sujet moderne » : l' « âme », l'« homme intérieur », la personne » et la « conscience ».[63]

Platon et, à sa suite, la tradition grecque, tout en faisant de l'âme le principe de l'humanité de l'homme et de ce qui le relie à ce qui le transcende, la considéraient comme extérieure à lui. Progressivement, au fil des siècles, la conception de l'âme va subir en quelque sorte une mutation ou une conversion en se situant à l'intérieur et non plus à l'extérieur de l'homme.

Marc-Aurèle mentionne déjà le « génie intérieur qui réside au fond de sa poitrine » et qu'il convient de « conserver dans la sérénité, régulièrement soumis à Dieu ».[64] Comment considérer ce « génie intérieur » sinon comme l'âme, dont il nous dit, au livre XI de ses *Pensées* qu'elle « reste semblable à elle-même lorsque, sans s'étendre au-dehors ni se concentrer au-dedans, sans s'éparpiller ni se contracter, elle s'éclaire d'une lumière qui lui fait voir la vérité, celle de toutes choses et celle qui est en elle »[65] ? Or, d'où vient cette lumière ? « Au-dedans de toi est la source du bien », [66] précise Marc-Aurèle. Mais cette source jaillit-elle en l'homme ou émane-t-elle du divin ?

Elle jaillit bien dans l'homme, c'est-à-dire dans l'intériorité de sa conscience, répond de façon décisive saint Augustin, au IVe siècle, car c'est là que se fait entendre le souffle de Dieu. Ce n'est pas à l'extérieur mais à l'intérieur de lui-même que l'homme peut trouver la vérité. « Dieu m'est plus intime que ma propre intimité »,[67] note-t-il au livre III de ses Confessions.

---

[63] Jean-François Mattéi, *op. cit.*, p. 120.

[64] Marc-Aurèle, *Pensées pour moi-même*, Paris, GF-Flammarion, 1964, livre III, 16, p. 55.

[65] Marc-Aurèle, *op. cit.*, livre XI, 12, p. 159.

[66] *Ibid.*, livre VII, 59, p. 109.

[67] Saint Augustin, *Les Confessions*, Paris, GF-Flammarion, 1964, livre III, 6, p. 57.

J. F. Mattéi, comme C. Taylor, soulignent le tournant capital pris par saint Augustin en ce qui concerne la question de l'intériorité et de la conscience de soi, ce que H. Arendt met également en lumière dans *La vie de l'esprit* (vol. II : *Le vouloir, La découverte de l'homme intérieur*).

Toutefois, le concept de « sujet » devient-il pour autant synonyme d'intériorité, se réduit-il à la conscience que l'homme a de lui-même ? Mais quel rapport avec autrui et le monde cette conscience implique-t-elle ? Un repli défensif sur soi ou une ouverture de soi au monde ?

Que serait une conscience entièrement centrée sur elle-même, dominée par un individualisme excluant l'Autre ? A l'inverse, un décentrement de soi, une extériorisation à soi ne peut que placer l'homme dans un rapport de soumission ou de domination à l'égard d'autrui, qui fait alors de lui quelqu'un d' « assujetti » plus que véritablement « sujet ». Quelle serait alors la « juste mesure », au sens aristotélicien du terme, l'optimum du sujet ?

Celle qui intègre simultanément sa substantialité et son intériorité. La substantialité le relie à l'Etre, c'est-à-dire à ce qui le transcende et qui est de l'ordre de l'universel. L'intériorité le relie à lui-même. Le sujet, pour être pleinement sujet, c'est-à-dire celui qui tient ou *se* tient de par sa substance même, a besoin de ces deux dimensions. Il est au croisement de ces deux axes, dont l'un est conscience de soi et l'autre ouverture au monde.

Mattéi fait référence au traité de Charles de Bovelles, *Le livre du Sage*, qui illustre, au XVIe siècle, la fissure grandissante entre substance et sujet. Distinguant l'être « substantiel attaché au *Tout* », c'est-à-dire au monde, et l'être « personnel, subjectif, attaché à l'*individu* », il oppose le monde, « plus grand quant à la Substance », mais « nul quant au Savoir », et l'Homme, « plus grand quant au Savoir », mais « insignifiant quant à la Substance. [...] Le monde est monde substantiel, l'Homme est monde rationnel. [...] Chacun se tient dans l'autre et chacun est capable d'assimiler l'autre ; car la Substance de l'Homme se trouve dans le monde ; le Savoir du monde dans l'Homme ».[68]

Le monde et l'homme s'éclairent l'un l'autre. Le vide de l'un entraîne le vide de l'autre. En se coupant du monde, l'homme se coupe de sa substance et, du même coup, de lui-même. Sa raison et

[68] Charles de Bovelles, *Le livre du Sage*, *in* J.F. Mattéi, op. cit., p. 127.

son savoir n'étant plus tournés vers l'extérieur ni nourris par lui s'invaginent et se vident.

C'est ce passage de la « *substantialité* à la *subjectivité* [...], de l'*âme* au *je* et, en même temps, de l'*extériorité* à l'*intériorité* », qui souligne « le caractère principal de la Modernité, par lequel elle se distingue radicalement de l'Antiquité », note J. F. Mattéi. [69]

Si un défaut d'intériorité ne peut, me semble-t-il, que conduire l'homme à l'assujettissement, un excès d'intériorité, à l'inverse, le place dans un subjectivisme qui l'assujettit non plus à autrui mais à lui-même, en le coupant de toute transcendance. A moins que cette intériorité ne recèle cette dimension d'extériorité. Si l'homme intérieur dont parle saint Augustin doit rentrer en lui pour y trouver la vérité, c'est précisément parce que celle-ci le transcende et qu'il ne peut être à lui-même son propre fondement ni sa propre fin. Il n'y a pas d'antinomie, me semble-t-il, entre le prisonnier de la caverne platonicien et l'homme intérieur augustinien, qui ne peuvent se libérer de leurs chaînes qu'en s'ouvrant à ce qui les transcende, qu'il s'agisse de l'Idée, c'est-à-dire du monde, pour le premier, ou de Dieu, pour le second. Il faut regarder en soi pour voir au-delà de soi, « convertir son *regard* intérieur vers autre chose que soi-même, c'est-à-dire vers l'extériorité ».[70]

Toutefois, il y a une différence essentielle entre Platon et Augustin. Si l'Idée platonicienne tend vers le Bien, est le Bien, érigé en absolu, ce Bien n'est pas quelqu'un. Il se voit conférer le statut d'un dieu mais non pas de Dieu. Augustin, à l'inverse, rencontre en lui Quelqu'un, Dieu, dont il dit qu'Il lui est plus intime que lui-même. Dieu est autre, l'Autre, dont toute l'extériorité ou la transcendance se révèle précisément dans cette intimité. Le prophète Elie en avait en son temps fait l'expérience, en éprouvant que Dieu ne se manifestait pas dans l'éclat du vent ou des flammes mais dans le souffle ténu de la brise...

Jean-luc Nancy, analysant la question du Sujet chez Descartes, note que dès lors que « la pensée se pense comme pure autoénonciation », sa substantialité « *doit* s'avérer incomplète »,[71] en ce sens qu'elle ne peut se suffire à elle-même, étant « rapport à une autre ». L' « *Ego* », en s'énonçant, « se fait *extériorité* ». Il « contracte la pensée au point

[69] Jean-François Mattéi, *ibid.*, p. 125.
[70] *Ibid.*, p. 142.
[71] Jean-Luc Nancy, *Ego sum*, Paris, Aubier Flammarion, 1979, p. 153.

de l'arracher à soi ».[72] Ce à quoi fait écho Mattéi, lorsqu'il écrit que « le seul exercice de la pensée » révèle instantanément à Descartes « la notion de l'infini ».[73]

Comment la conscience de soi a-t-elle pu aboutir, trois siècles plus tard, tantôt à un enfermement en soi, tantôt, à l'inverse, à un décentrement, une sortie de soi, c'est-à-dire passer du « sujet » à deux extrêmes, aux antipodes l'un de l'autre : « subjectivisme » et « assujettissement » ? De quoi cette tendance est-elle la conséquence ?

[72] *Ibid.*, pp. 163-164.
[73] Jean-François Mattéi, *op. cit.*, p. 153.

Chapitre deux
Dérives et métamorphoses du sujet

Subjectivité du sujet

Au « sujet » cartésien, la « personne » kantienne, tout entière éclairée ou mue par la loi morale intérieure à laquelle elle obéit, ne semble-t-elle pas encore répondre, plus d'un siècle plus tard ?

Toutefois, le concept de « personne » renvoie chez Kant au « sujet moral », pratique, qu'il faut distinguer du « sujet transcendantal », lequel diverge du sujet cartésien.

Le sujet transcendantal, cet « il « ou « cette chose » qui pense, comme le nomme Kant, est anonyme. C'est « X », que nous ne connaissons « que par les pensées qui sont ses prédicats ».[74] Si Kant le considère comme « substance », ce n'est qu'en tant que catégorie de l'entendement, « à titre d'être pensant ». Mais cette substance est marquée d' « immatérialité ».

De fait, le principe « transcendantal » de Kant ne se réfère plus à aucune entité métaphysique extérieure mais se trouve dans le sujet lui-même, comme précédant toute expérience et la conditionnant.

« L'intelligibilité philosophique, remarque Edouard Delruelle, s'était toujours référée à une entité *ontologique* : le Monde (Platon, Aristote), Dieu (saint Augustin, saint Thomas) ou le Moi (Descartes). Or, Kant se débarrasse de toutes ces entités fondées dans l'Etre, pour partir d'un champ *pur* de la pensée, qui se trouve dans le sujet lui-même. »[75]

N'assiste-t-on pas chez Kant à une réduction du concept de « sujet », puisqu'il fait de l'homme le point nodal de son système

[74] Emmanuel Kant, *Critique de la raison pure*, Paris, PUF, « Quadrige », 2004, p. 281.

[75] Edouard Delruelle, *Métamorphoses du sujet. L'éthique philosophique de Socrate à Foucault*, Bruxelles, Editions De Boeck, 2006, p. 194.

philosophique en le plaçant au centre de la connaissance et en considérant la pensée comme première ?

« Que puis-je savoir », demande Kant, notamment de la réalité qui m'entoure ? Ce que ma sensibilité et ma perception m'en révèlent et ce que mon entendement me permet d'en saisir. Je ne peux connaître que des « phénomènes », c'est-à-dire les choses telles qu'elles m'apparaissent et me sont données par l'expérience, mais non pas telles qu'elles sont en elles-mêmes (« noumènes »).

Or, remarque Kant en se référant à Platon, « notre faculté de connaissance éprouve un besoin beaucoup plus élevé que celui d'épeler simplement des phénomènes [...] et notre raison s'élève naturellement à des connaissances trop hautes pour qu'un objet que l'expérience est capable de donner puisse jamais y correspondre... »[76] Seule la raison, par les idées qu'elle produit, peut nous permettre de comprendre le monde et de lui donner un sens, au-delà de la connaissance que nous pouvons en avoir. Et cet « au-delà de la connaissance » représente le point où la raison spéculative bascule et devient raison pratique. « Il y a un usage *pratique* absolument nécessaire de la raison pure (l'usage moral), dans lequel elle s'étend inévitablement au-delà des limites de la sensibilité. »[77]

C'est cet usage moral qui permet à Kant de demander non plus ce qu'il « peut » savoir mais ce qu'il « doit » faire et de passer de ce qui est extérieur à l'homme (la nature, les lois de causalité qui la déterminent) à ce qui lui est intérieur (ce qui détermine ses actions). L'homme est-il soumis à ses affects ou les soumet-il au contraire à ce que la loi morale dont il est porteur lui commande ?

Alors que la première question de Kant mettait en jeu son « pouvoir », la seconde aborde celle du « devoir » et c'est par ce biais que se trouve abordée la question de la liberté et de l'autonomie.

On pourrait dire que, chez Kant, la conscience (de soi) est d'abord conscience d'un devoir. Que dois-je faire ?

Agir « comme si la maxime de mon action devait être érigée par ma volonté en loi universelle de la nature », d'une part, et, d'autre part, « de telle sorte que je traite l'humanité aussi bien dans ma personne que dans la personne de tout autre, toujours [...] comme une fin et jamais simplement comme un moyen ».[78]

---

[76] Emmanuel Kant, *op. cit.,* 263.
[77] *Ibid.*, p. 22.
[78] Emmanuel Kant, *Fondements de la métaphysique des mœurs*, Paris, Le Livre de Poche, « *Biblio essais* », 2001, pp. 95 et 105.

Il y a un fossé entre l'« extériorité » ou l'« infini » cartésien et la loi universelle kantienne, puisque « l'autonomie de la volonté est le principe unique de toutes les lois morales et des devoirs qui y sont conformes ».[79] En effet, la volonté humaine, en adhérant à cette « législation universelle », qui lui confère, certes, sa qualité de sujet moral ou « pratique », prend le pas sur une quelconque volonté divine, en instaurant le primat de la raison, fût-elle régie par des impératifs moraux, libres de tout affect. En définitive, le « sujet » kantien ne semble se tenir que par les impératifs que sa raison lui commande, comme s'il leur était « subordonné », même si cette subordination est le fait de la libre détermination de sa volonté. Si c'est par cette subordination même à sa conscience ou à la loi morale qu'il se ressaisit comme *subjectum*, fondement, c'est un sujet vide, désincarné, qui n'est plus ancré dans le monde mais se conçoit comme « être *supra-sensible*, libre de toute détermination empirique ».[80]

Alors que chez Descartes, le sujet était une « substance », chez Kant, il « n'est plus qu'une *forme* vide qui rend possible l'expérience ».[81]

A quoi attribuer cette « désubstantialisation » ?

La place donnée à la science, dès le XVIIe siècle, puis le développement des sciences et techniques ont pour conséquence de conférer à l'homme un statut de toute-puissance et de maîtrise sur l'univers qui l'entoure, mais, du même coup, elles le situent dans un rapport de domination et non plus de complémentarité avec le monde. Il règne *sur* ; il n'est plus *dans*. Un clivage ou une ligne de partage entre lui et le monde s'établit, mais aussi à l'intérieur de lui, alors même que Descartes introduit une opposition entre âme et corps et que celui-ci semble se réduire à un « corps-machine », corps automate. Pourtant, Descartes reviendra, dans ses *Méditations métaphysiques*, en dépit de la distinction effectuée entre âme et corps (considérées comme des substances de nature différente), sur leur interaction et la nécessité de leur union dans l'être humain. Mais il n'empêche que cet apparent « dualisme cartésien » ou plutôt l'interprétation qui en sera faite contribuera largement à la domination ou la mise à la raison du monde et de l'homme par la science devenue

[79] Emmanuel Kant, *Critique de la raison pratique*, Paris, PUF, « Quadrige », 2000, p. 33.
[80] Edouard Delruelle, *op. cit.*, p. 201.
[81] *Ibid.*, p. 195.

progressivement fin en soi. Qu'en est-il alors du sujet ? Par quoi le concept de « sujet » est-il sous-tendu, à la fin du XVIIIe siècle et au XIXe siècle ?

De la subjectivité à la subjectivation du sujet

Avec Hegel, la raison change de statut. Elle n'est plus seulement liée à un idéal moral que l'homme porte en lui. Elle se situe dans l'histoire, elle est indissociable du monde, avec ce qu'il comporte de changements, tant positifs que négatifs. « La Raison gouverne le monde et [...] a gouverné l'histoire universelle. [...] Elle est immanente dans la réalité historique, elle s'accomplit en et par celle-ci. »[82] Mais cet accomplissement passe par un mouvement *dialectique* du réel, qui est tour à tour affirmation, négation et dépassement de la négation. Le Réel, « c'est-à-dire la réalité à la fois comme *totalité* (recollection progressive de tous les moments de l'histoire) et *mouvement* ("sortie" de l'Etre à travers la différence, la non-identité) »,[83] devient pour Hegel l'Absolu et seul l'Absolu (Dieu) est réel.

Le Réel, c'est l'Esprit se réalisant totalement dans le mouvement de l'histoire. Il est à la fois subjectif, en tant que conscience que le sujet a de lui-même et objectif, dans la mesure où le sujet s'extériorise en se projetant dans ce qu'il crée. Mais que représente cet esprit « subjectif » ?

Dans la préface de sa *Phénoménologie de l'Esprit*, Hegel semble opérer un glissement de la *substance* vers le *sujet*, lorsqu'il écrit que le « vrai » se saisit et s'exprime, « non comme *substance*, mais tout autant comme *sujet* ». Et, plus loin : (Le vrai) « est le devenir de soi-même, le cercle qui présuppose son terme comme sa fin et l'a pour commencement... »[84] Comme si le sujet était son propre fondement. Et pourtant, pour être, il a besoin de la reconnaissance de l'autre. En effet, la conscience de soi ou « autoconscience est *en* et *pour* soi en tant [...] qu'elle est *en* et *pour* soi pour une autre ; [...] elle n'est que comme quelque chose de reconnu ».[85]

---

[82] G.-W.-F. Hegel, *La Raison dans l'histoire*, Paris, UGE, «10/18 », 1965, p. 110.
[83] Edouard Delruelle, *op. cit.*, p. 213.
[84] G.-W.-F. Hegel, *Phénoménologie de l'Esprit* I, Paris, Gallimard, « Folio essais », 2004, pp. 33-34.
[85] G.-W.-F. Hegel, *ibid.*, p. 188.

Pour s'éprouver comme telle, la conscience de soi a besoin de s'affronter à l'Autre et de le dominer (rapport du maître à l'esclave). Mais de cette domination naît une double servitude : celle de l'esclave à l'égard du maître, mais aussi celle du maître, désormais dépendant de l'esclave pour satisfaire ses besoins. Que la lutte concerne le rapport du sujet à lui-même et sa confrontation à ses contradictions internes ou qu'elle se situe à l'extérieur, dans sa relation au réel, la conscience de soi est une conscience *malheureuse*, dans la mesure où elle est confrontée à son impuissance (son « devenir-esclave »), alors même que la nécessité de se rendre libre (maîtresse d'elle-même) lui impose de dépasser ce rapport contradictoire, en sortant d'elle-même et en s'affrontant au réel.

Sortir de soi, c'est créer le monde, l'humaniser, par la médiation du langage et de la formation, d'où résulte la culture, à la fois en tant que *Bildung* (création) et *Kultur* (civilisation).

« L'Esprit *subjectif* devient Esprit *objectif*, la *conscience* se fait *Raison.* »[86] La reconnaissance de l'homme par l'homme peut surmonter l'affrontement et le conflit en se déployant en trois mouvements : le droit, la morale, la vie éthique, celle-ci se réalisant à son tour en trois moments : la famille, la société civile et l'Etat, lequel, remarque Delruelle, a « une fonction proprement spirituelle, qui est d'incarner et d'organiser [...] l'universel. [...] C'est lui qui rend possible la reconnaissance universelle des individus »,[87] lui encore qui leur confère une existence *objective*. L'Etat, écrit Hegel, étant « Esprit objectif, l'individu ne peut avoir lui-même de vérité, une existence objective et une vie éthique que s'il est membre de l'Etat ».[88] Conception à l'opposé de celle du *Contrat social* de Rousseau, selon lequel l'Etat serait le versant passif du « Souverain », qui s'exprime par la volonté générale.

La conscience du sujet n'est plus, comme chez Kant, face à elle-même ni soumise à l'impératif seul de la raison. Du même coup, le sujet, ne pouvant se réaliser que dans le mouvement de l'histoire et ne pouvant se concevoir en tant qu'individu que comme membre de l'Etat, ne passe-t-il pas d'une *subjectivité* à une *subjectivation* de soi ? Et n'est-ce pas au prix d'une *désubstantialisation* ou d'une *désontologisation*, comme s'il y avait une rupture avec l'Etre ?

---

[86] Edouard Delruelle, *ibid.*, p. 215.

[87] Edouard Delruelle, *ibid.*, p. 216.

[88] G.-W.-F. Hegel, *Principes de philosophie du droit*, Paris, GF-Flammarion, 1999, § 258, p. 299.

Il semble que Hegel, dans sa conception du sujet, occupe une position charnière, parce qu'il naît dans la dernière partie d'un siècle où l'homme n'est plus face à Dieu mais face à lui-même et au monde, que ce monde est bouleversé par la Révolution française et que l'évolution des idées devient désormais indissociable du mouvement de l'Histoire. Quoi qu'il en soit, ce qui est premier, désormais, c'est l'Homme dans l'Histoire, l'Homme fait, créé par elle, prenant conscience de lui-même en même temps qu'il la fait. Il y a là comme une toute-puissance de la Conscience, qu'elle soit singulière ou à l'échelon de l'Etat, parce qu'elle découle de la toute-puissance de l'Esprit et du Savoir, dans la mesure où il s'identifie au Réel, à l'Idée. C'en est fait, si l'on peut dire, de Dieu, d'un Dieu qui serait transcendance de ce Réel même.

Alors que l'industrialisation et le développement des techniques sont en plein essor, l'homme semble donc se déterminer davantage par ce qu'il fait que par ce qu'il est. Il importe d'abord d'agir pour produire, comme si l'être se confondait avec cet agir. Le monde devenant un tout connaissable et maîtrisable, il n'est plus question pour l'homme de se tenir avec lui dans un rapport de complémentarité mais de domination, d' « arraisonnement », pour reprendre le concept de Heidegger.

Dès lors, le sujet semble se vider de son essence, de sa substance, pour se subordonner à sa propre existence et devenir un « existant » ne relevant que de soi.

Au XIXe siècle, un contre-courant apparaît-il en ce qui concerne la conception du sujet ?

Que disent, à cet égard, les « maîtres du soupçon », en particulier Nietzsche et Freud, ainsi que P. Ricœur les désigne ? Que soupçonnent-ils ? La conscience même du sujet, alors qu'elle était jusque-là l'instrument même grâce auquel l'homme s'interrogeait sur lui-même et le monde qui l'entourait, que ce soit par le *doute* (Descartes) ou la *critique* (Kant).

Décentrement du sujet

Nietzsche et Freud soupçonnent qu'elle est régie par des forces inconscientes qui la sous-tendent et qui sont en conflit. Qu'il s'agisse de la conscience morale pour Nietzsche ou psychique pour Freud. Ou encore de la conscience politique pour Marx. Le sujet, dès lors, n'est plus maître chez lui. Il est comme « décentré ». Pour Nietzsche, les valeurs morales ne sont destinées qu'à masquer la faiblesse, voire l'aliénation de l'individu. Elles les justifient, en quelque sorte. Si elles disparaissaient, l'homme apparaîtrait comme ce qu'il est : incapable de vivre, de s'assumer, d'aller jusqu'au bout de lui-même. D'où la nécessité de recourir à cette instance réactive ou réactionnaire que sont les prêtres, les tenants d'un Idéal qui opprime l'homme au lieu de lui permettre de devenir ce qu'il est.

Dans *Généalogie de la morale*, il fustige les vertus traditionnelles, telles que la bonté, l'humilité, l'obéissance, la patience, qui ne dissimulent en réalité que leurs contraires : crainte, soumission, lâcheté… « Quel air empesté ! écrit-il. Cette officine où l'on *fabrique des idéaux* - il me paraît qu'elle pue le mensonge. »[89]

Que devient alors le sujet ?

Il n'y a pas de sujet, de « substrat », affirme Nietzsche, qui serait à distinguer de la force qui le traverse. « Comme si l'homme fort cachait un substrat neutre, auquel il serait *loisible* de manifester ou non de la force. Un tel substrat n'existe pas ; il n'existe pas d'"être" au-dessous de l'action […] ; l'"agent" n'est qu'ajouté à l'action – l'acte est tout. »[90]

D'ailleurs, Nietzsche s'oppose au *cogito* cartésien en considérant non pas que « je » pense, mais que « quelque chose » pense en moi. Je ne suis pas maître de mes pensées. « Une pensée se présente quand "elle" veut et non pas quand " je" veux ; de sorte que c'est *falsifier* la réalité que de dire : le sujet "je" est la condition du prédicat "pense". »[91]

Le sujet n'est pas *un* mais *multiple*. « Qui sait, écrit-il dans *La volonté de puissance*, s'il ne serait pas permis […] d'admettre une multiplicité de sujets dont la coopération et la lutte feraient le fond de notre pensée et de toute notre vie consciente ? »[92]

Il ne faudrait pas voir ici le sujet comme une sorte de « personnalité multiple » avant la lettre, mais comme une pluralité de forces cherchant à s'exprimer et se réaliser. Ce n'est pas tant une volonté de domination qui anime Nietzsche, lorsqu'il brandit sa *volonté de*

---

[89] Friedrich Nietzsche, *Généalogie de la morale*, Paris, Gallimard, « Folio essais », 1985, p. 48.

[90] Friedrich Nietzsche, *ibid.*, p. 45.

[91] Friedrich Nietzsche, *Par-delà bien et mal*, Paris, Gallimard, « Folio essais », 1987, p. 35.

[92] Friedrich Nietzsche, *La volonté de puissance*, II, Paris, Gallimard, « *Tel* », 1995, 283.

puissance, que la volonté ou le désir passionné de faire advenir un homme nouveau. Non pas cette caricature d'homme idéalisé que l'on a si souvent vue dans le « surhomme » nietzschéen mais un homme qui assume totalement ce qu'il est, qui fasse advenir les potentialités qui sont en lui (ce qui n'est pas sans évoquer la perspective aristotélicienne) et soit sans cesse en mouvement. Sans doute n'est-ce pas pour rien que Nietzsche exalte la force créatrice de l'artiste, qu'il oppose à celles, réactives, de cette caste des prêtres qu'il abomine.

La question de savoir quelle lecture, en partie erronée, Nietzsche a faite du christianisme est une autre question. Si l'on se souvient qu'il était issu d'une famille de pasteurs et que le protestantisme au XIXe siècle, notamment en Allemagne, ne brillait pas par la souplesse ni l'ouverture mais par un rigorisme implacable, on comprend mieux cette opposition exacerbée, voire cette haine du christianisme ou plutôt d'un christianisme dont l'essence même a été pervertie.

Pervertie par quoi ? Par la manifestation morbide de ces « idéaux ascétiques » ayant leur source « dans l'instinct de défense et de salut d'une vie en voie de dégénération »[93] et qui ne recèlent que ressentiment, mépris, voire haine de soi, exaltation de la souffrance, renoncement, mortifications et sacrifice de soi. Mais ce que Nietzsche stigmatise avec quelle force et quelle ironie, ce ne sont que de fausses valeurs chrétiennes, combien présentes et parfois subtilement justifiées par un certain discours chrétien ou apparenté, qui n'est en fait qu'une caricature du christianisme. C'est ce que démontre bien Max Scheler à travers l'argumentation développée dans *L'homme du ressentiment.*

En définitive, je retiens de Nietzsche, en ce qui concerne sa conception du sujet, la volonté de le faire sortir de limites écrasantes et de ce qui freine son accomplissement ; je retiens cette passion de la vie au service d'une plénitude d'humanité de l'homme. Il ne met en doute la conscience que lorsqu'elle devient « mauvaise », lorsque, sous-tendue par la culpabilité et la haine de soi, elle se retourne contre l'homme et le détruit. Comme le remarque Delruelle, il ne s'agit, pour le « surhomme » nitezschéen, que de « sortir des limites du Moi pour s'ouvrir à l'infinité des forces qui parcourent le monde… » [94]

---

[93] Friedrich Nietzche, *Généalogie de la morale*, *op. cit.*, p.142.
[94] Edouard Delruelle, *op. cit.,* p. 263.

La critique que l'on pourrait ici formuler à propos du sujet est la suivante : pour pouvoir sortir de soi et devenir ce qu'il est, il lui est nécessaire, me semble-t-il, de partir d'un fondement stable, c'est-à-dire d'une identité. Or, cette identité qui s'appuie sur un *subjectum*, j'ajoute sur un « substrat » ou une « substance » (au sens de l'*ousia* grec), est précisément ce que récuse Nietzsche.

Cela étant, comment, en lisant Nietzsche et en pensant à ceux que nous rencontrons quotidiennement dans notre pratique et que nous qualifions parfois rapidement de « malades mentaux », ne pas réaliser que, chez bon nombre d'entre eux, le déséquilibre psychique provient d'une force vitale qui n'a pu jusque-là s'exprimer ? Faute d'être entendue et reconnue, elle se retourne contre soi ou s'extériorise en empruntant des voies sans issue, celles des divers visages de la « folie » : violence des symptômes, violence des comportements, repli, déni de soi…

De même, pour nous qui sommes soignants, de combien de cloisonnements de nous-mêmes souffrons-nous, de quelles forces vives nous privons-nous en nous laissant conformer ou en nous conformant nous-mêmes à ce que l'on attend de nous, sans critique, sans réflexion, sans aucune remise en question ! J'aurai l'occasion de revenir ultérieurement sur cette amputation fréquente de nous-même que nous cautionnons sans en avoir nulle conscience. Mais je garde néanmoins à l'esprit que notre liberté, en tant que thérapeutes et soignants, passe par la prise en compte de cette vision de l'homme nietzschéenne, si souvent clouée au pilori, parce que mal comprise.

Pour Freud également, le sujet conscient est bouté hors de lui par des forces qui le régissent, celles de l'inconscient, c'est-à-dire de pulsions qu'il ne contrôle pas et qui s'inscrivent dans une *histoire*, toujours singulière, échappant, pour une part, à la conscience qu'il en a. Forces de vie qui, comme pour Nietzsche, sont des forces créatrices, mais qui sont contrebalancées par les interdits donnés par la Loi, représentée par le père et, plus généralement, par les institutions de la culture.

Dans la *topique* de Freud, le *moi* est partagé entre le *ça* (pulsionnel) et le *surmoi* (moral ou culturel). Comme Nietzsche, le sujet freudien ne dit pas *je* pense, mais *ça* pense en moi. Et ce *ça* est responsable du fait que, comme l'écrit Freud, « le moi n'est pas maître dans sa propre maison ».[95] Le sujet est divisé par des forces psychiques, conscientes et inconscientes, qui s'opposent les unes aux autres. Mais il lui incombe toutefois (et son autonomie est à ce prix) d'amener à la conscience ce qui était inconscient, dans le but, en les connaissant, de dominer ses pulsions, notamment en les sublimant, c'est-à-dire en les mettant au service de la création, qu'elle soit intellectuelle, artistique ou technique… « Là où *ça* était, *je* doit advenir », écrit Freud.

Cela étant, s'agit-il, en maîtrisant des pulsions que l'on reconnaît, de maîtriser l'inconscient en soi ? Non, répond Freud, car jamais nous ne régnerons sur cette part de notre vie psychique qui nous échappe. La seule maîtrise à laquelle nous puissions accéder est d'accepter l'idée qu'une part de nous-même nous échappe, que *je* est un autre. Le sujet autonome est celui qui se tient constamment sur une ligne de crête entre les deux pôles constitutifs de son identité que sont l'exigence du désir (*ça*) et le dépassement de celui-ci (*surmoi*). Son unité ne peut se faire que par l'intégration de cette scission ou de cette division qu'il porte en lui.

Il devra, observe Delruelle, « faire son deuil de toute transparence à lui-même. […] L'inconscient freudien est incompatible avec toute idée d'une adéquation absolue à soi-même ».[96]

Pour Freud, comme plus tard pour Lacan, le sujet est constamment en devenir, en tension, oscillant entre ce qu'il est (subjectivité) et ce qu'il devient (subjectivation). D'une certaine façon, on pourrait parler de la dialectique du sujet, dans la mesure où, comme pour Hegel, le sujet, tour à tour maître et esclave de lui-même, se construit à travers une succession de confrontations et de dépassements du réel, si ce n'est que ce réel est essentiellement psychique. Il n'est jamais, en définitive, dans une position de fixité.

Alors que Descartes et Kant partaient d'un point fixe, le fondement du sujet en lui-même, la position de Freud, comme celle de Nietzsche, est radicalement différente, passant d'une *subjectivité* à une *subjectivation* ou une subversion du sujet.

Autre point de divergence par rapport à Descartes, notamment : celui de la maîtrise. Là où Descartes envisageait la Nature comme un « tout connaissable et maîtrisable » (quoique la maîtrise de Descartes soit mise en défaut par des rêves dans lesquels, précise-t-il dans sa première *Méditation*, il croit être une « cruche » ou avoir un « corps

---

[95] Sigmund Freud, *L'inquiétante étrangeté et autres essais*, Paris, Gallimard, « Folio essais », 1988, p. 186.
[96] Edouard Delruelle, *op. cit.*, p. 269.

de verre »…), Freud renvoie à l'inmaîtrisable de la nature humaine, dans ce qu'elle a de fondamentalement inconscient.

De même, là où Kant voyait la loi morale posée par la conscience seule, Freud répond qu'elle est produite également par notre inconscient et les forces du refoulement psychique, au service des instances morales. De même, notre appréhension du temps et de l'espace n'est pas le fait de notre seule pensée. Pour Freud, « l'inconscient ignore le temps ». « Les processus du système inconscient sont *intemporels*, […] ils ne sont pas modifiés par l'écoulement du temps, n'ont absolument aucune relation avec le temps. »[97]

Force est de constater que le XIXe siècle, notamment dans sa seconde moitié, relayée, en ce qui concerne Freud, dans les trois décennies suivantes, est un siècle révolutionnaire, du point de vue du sujet, dans son rapport à lui-même et au monde. C'en est fini du primat de la pensée, de la raison ou de la conscience pure. D'autres forces, souterraines, sont à l'œuvre, dans l'homme notamment, avec lesquelles il a à composer.

Or, ces forces dont les « maîtres du soupçon » se font les hérauts émergent précisément à l'époque d'une explosion sur le plan des sciences et techniques et d'une industrialisation grandissante. Ceci n'explique-t-il pas cela ?

Marx, pour sa part, soupçonnera les mécanismes de la société dans laquelle il vit, en dénonçant les forces socioéconomiques qui s'affrontent et la régissent. Forces non pas intérieures mais extérieures à l'homme, qui l'aliènent et le rendent étranger à lui-même, à autrui, à son essence. Seul le communisme lui permettra de retrouver celle-ci. En effet, il est « appropriation réelle de l'essence humaine par l'homme et pour l'homme ; retour *total* de l'homme à soi en tant qu'homme social, c'est-à-dire humain, retour conscient, accompli dans toute la richesse du développement antérieur […]. Il est la vraie *solution* du conflit de l'homme avec la nature, de l'homme avec l'homme… »[98]

Vision idéale ou idéalisée qui se réduira au cours des décennies suivantes. Car la conscience de l'homme sera dès lors totalement assujettie à son existence sociale. En 1857, Marx écrira : « Ce n'est

---

[97] Sigmund Freud, *Métapsychologie*, Paris, Gallimard, « Idées », 1977, p. 97.
[98] Karl Marx, « Manuscrits parisiens », in *Œuvres, Economie II*, Paris, Gallimard, « Pléiade », 1968, p. 79, cit. par E. Delruelle, p. 239.

pas la conscience des hommes qui détermine leur existence, c'est au contraire leur existence sociale qui détermine leur conscience. »[99]

Retour à la conscience

Comment se situe le sujet au XXe siècle ? Comment son identité se conçoit-elle ?

Tandis que Freud met au point sa théorie sur l'*Interprétation des rêves*, puis fonde l'*Association psychanalytique internationale*, donnant définitivement à l'inconscient ses lettres de noblesse en en faisant le centre d'un système de pensée, Husserl réagit de façon totalement opposée par rapport au *sujet* et à la *conscience.*

Face à la domination du scientisme et à une vision objectiviste qui fait des sciences empiriques « les seules sources de la raison et du savoir » et « conclut à la relativité absolue de tout ce qui n'est pas *scientifique* »,[100] Husserl veut redonner à la *conscience* le droit de s'appréhender elle-même et d'appréhender le monde, non pas d'un point de vue pratique, pragmatique, mais phénoménologique.

Il s'agit d'effectuer un « mouvement de retour aux choses mêmes » et de les voir non pas selon l'intérêt qu'elles présentent ni selon ce que nous en faisons habituellement, mais telles qu'elles nous apparaissent. Il ne peut donc s'agir que d'une vision subjective des choses et du monde. Tout se passe comme si le sujet, dans son appréhension de lui-même et du monde, devait faire table rase de ce qu'il savait de celui-ci, pour le redécouvrir dans son essence même.

Attitude qui rejoint celle du *doute* cartésien, mais qui s'en écarte en même temps dans la mesure où la « réduction » husserlienne (l'*épochè*) a pour but non pas de s'assurer de l'existence des choses mais au contraire de la suspendre, pour parvenir à la seule *intuition* que la conscience en a. La façon dont l'objet lui est présent prime sur sa réalité même.

Vision riche et nouvelle en ce qu'elle laisse apparaître sous le réel un champ infiniment plus vaste qui le déborde, le transcende même. Si la conscience est toujours « conscience de quelque chose » et que toute chose est par ailleurs toujours « phénomène pour la conscience », celle-ci contient en elle-même le monde tel qu'il lui

---

[99] Karl Marx, « Préface » à la *Contribution à la critique de l'économie politique*, cit. par E. Delruelle, *op. cit.*, p. 250.

[100] Edouard Delruelle, *op. cit.*, p. 274.

apparaît, il lui est immanent, tout en lui étant transcendant, dans sa réalité même. La *conscience* chez Husserl, quoique perpétuellement tendue vers le monde et vers autrui, dans une relation *intersubjective*, n'en reste pas moins une conscience *subjective* qui, bien qu'elle ait un statut « transcendantal », ne perçoit le monde qu'à partir du fondement qu'elle est pour elle-même. « L'ultime source de toutes les formations de connaissance, (c'est) "moi-même", écrit Husserl, avec toute ma vie de connaissance réelle et potentielle. »[101]

Face à *la crise des sciences européennes* et à l'impasse spirituelle dans laquelle se trouve l'Europe, la philosophie, pense Husserl, est à un tournant et se trouve conduite à « une métamorphose intérieure, dans laquelle cette dimension du transcendantal [...] tout à coup nous fera face, comme dans une *expérience directe* ».[102] Il est bien évident que cette exigence de *métamorphose* ne peut être appréhendée sans la connaissance du contexte qui lui a donné naissance et qui permet de comprendre qu'elle vise à redonner à la conscience une dimension théorétique que l'objectivisme scientiste lui avait fait perdre.

A travers ces différentes mutations que connaît le *sujet* au cours des âges, force est de constater qu'il semble animé par un mouvement de balancier oscillant entre deux pôles, tantôt retour à soi, recentrement sur soi, tantôt sortie de soi, décentrement.

Le *souci* ou l'extériorité de la conscience

Heidegger lui fait franchir un nouveau pas.

Alors que, pour Husserl, la conscience, mettant entre parenthèses l'existence même des choses et, en conséquence, leur dimension spatio-temporelle, pour ne retenir que les modalités de leur « apparaître », n'était que pure intentionnalité ou visée, il en va différemment pour Heidegger.

D'emblée, il pose la question de l' « être » et s'interroge non pas tant sur la chose ou l'objet lui-même (l'*étant*) que sur son mode d'*être*. Or, la question de l'être est indissociable de celle du temps. Comme celui-ci, l'être est insaisissable. Le sujet ne peut se réduire au seul *subjectum* ni être considéré comme fondement ou maître de l'étant. En revanche, en tant qu'étant, il est, comme le remarque Delruelle, « *porteur* de cette question de l'être ».

---

[101] Edmund Husserl, *Idées directrices pour une phénoménologie*, Paris, Gallimard, 1977, p. 113.
[102] *Ibid.*, p. 116.

Comment Heidegger le qualifie-t-il ? « Cet étant que nous sommes […] nous-mêmes et qui, entre autres possibilités d'être, a celle de questionner, nous lui faisons place dans notre terminologie sous le nom de *Dasein.* Pour poser […] en toute clarté la question du sens de être, il est requis d'en passer d'abord par une explication d'un étant (*Dasein*) en considérant justement son être. »[103]

Or, que devient le *Dasein,* la conscience, lorsqu'elle a pour objet non pas ce qui lui est extérieur mais ce qu'elle est pour elle-même ? Pour Heidegger, le rapport à soi de la conscience n'est pas *intentionnalité* mais *compréhension*, à partir d'une histoire toujours singulière. Dès lors, l'être du sujet n'est pas celui d'un *objet* (ce qui est visé) ni même d'un *sujet* (« ce-qui-vise-l'objet »), mais il est « tout entier déterminé par la temporalité, c'est-à-dire par le fait d'être "au-delà" de ce qu'il "est" (dans un passé qui est "derrière", un futur qui est "devant"). Le *Dasein* n'est pas "ce qu'il est" ; […] il *ek-siste* au sens où son assise est "hors-de" lui, en "avant-de-soi" ».[104]

Le sujet n'est pas *subjectivité*, comme chez Descartes, Kant ou Husserl, mais *subjectivation*, mouvement par lequel le *Dasein* se projette dans le monde qui lui est familier, dans lequel il établit son « séjour ». Mais le risque est que cette familiarité entraîne le *Dasein* à perdre de vue ce qu'il est dans la profondeur de son être, qu'il glisse dans l'« affairement », la « préoccupation » du quotidien, qu'il s'agisse de son rapport aux objets ou aux autres. Le risque est celui de l'inauthenticité, qui est détournement de soi, d'un soi dont l'ultime « pouvoir-être » est un « être-pour-la-mort ».

A l'inverse, l'authenticité du sujet est « sortie-de-soi », *ek-stase*, ouverture au monde, à une plénitude d'être, d'un être toujours en avance sur lui-même. « Le *Dasein* est […] toujours déjà "au-delà de soi"… »,[105] dans un mouvement (*souci*) d'extériorité ou de transcendance.

En définitive, le sujet (*Dasein*), pour Heidegger ne peut que *tendre vers* ses potentialités d'être, son être véritable. Autrement dit, il ne peut être pleinement que pour autant qu'il n'est pas encore et accepte cette dessaisie de soi par l'Etre en soi. Il rejoint alors ce précepte d'Héraclite qu'il traduit ainsi : « Le séjour (l'*êthos)* est pour l'homme le domaine ouvert à la présence du dieu (de l'*in-solite*). » « Ce qui est

---

[103] Martin Heidegger, *Etre et temps*, Paris, Gallimard, 1986, p. 31.
[104] Edouard Delruelle, *op. cit.,* p. 284.
[105] Martin Heidegger, *op. cit.,* p. 241.

essentiel, précise-t-il, ce n'est pas l'homme, mais l'Etre comme dimension extatique de l'ek-sistence … »[106]

Les conceptions de Heidegger, en ce qui concerne le sujet, ne sont pas sans évoquer celles de Nietzsche. Certes, ce dernier n'envisage pas tant le sujet comme tel que la multiplicité des forces qui le traversent et l'agissent. Il n'empêche que ces forces sont éminemment créatrices, qu'elles tendent à un accroissement d'être. Le *surhomme* nietzschéen n'est rien d'autre qu'un homme qui tend à l'optimum de ce qu'il peut atteindre en faisant advenir les potentialités qui sont en lui. Il y a chez Nietzsche, comme chez Heidegger, un appel à un dépassement ou une sortie de soi.

« *Ça* » pense en moi, plus que « *je* » ne pense, dit Nietzsche. Ce « ça » vient de plus loin que moi. Heidegger, quant à lui, mentionne l'« appel » à être soi-même, dont la conscience est l'objet, appel qui « n'est jamais prévu, ni préparé, ni intentionnellement effectué par nous-mêmes. "Ça" appelle, contre toute attente et même contre toute volonté. D'un autre côté, il ne fait pas de doute que l'appel ne vient pas d'un autre qui est au monde avec moi. L'appel provient de moi tout en me tombant dessus ».[107] Ce « ça » est le signe d'une transcendance, celle de l'Etre dans l'homme et non de l'homme, comme chez Nietzsche.

Autre point de divergence : je ne peux entendre l'appel qui résonne en moi que parce que je suis dans une position d'écoute, de disponibilité à *qui* m'appelle.

Cela suppose que je sois un *sujet* libre, acteur et non pas agi, capable d'effectuer un choix, alors que, pour Nietzsche, il n'y a pas « d'être derrière l'acte » (in *Généalogie de la morale*). Et pourtant, Nietzsche n'est pas étranger à la question de la liberté. Mais celle-ci passe par la force. Elle se veut, se conquiert. Elle est suprématie du fort sur le faible, non pas tant du fait de ses déficiences ou de ses manques originels que de son incapacité à libérer les forces qui sont en lui.

« Qu'est-ce que la liberté ? […] Avoir la volonté de répondre de soi. […] (C'est) quelque chose qu'à la fois on a et on n'a *pas*, que l'on

---

[106] Martin Heidegger, *Lettre sur l'humanisme,* in *Questions III et IV,* Paris, Gallimard, « *Tel* », 2005, pp. 118 et 91.

[107] Martin Heidegger, *Etre et temps*, Paris, Gallimard, 1976, p. 332.

veut, que l'on *conquiert…* »[108] Alors que, pour Heidegger, le choix est passivité, attention. En outre, il ne concerne que le rapport du sujet (*Dasein*) à lui-même.

Un sujet condamné à être libre

Que devient le sujet chez Sartre ?

Heidegger, dans sa *Lettre sur l'humanisme*, avait écrit : « Nous sommes sur un plan où il y a principalement de l'Etre », en réponse à ce que Sartre déclarait un an plus tôt dans *L'existentialisme est un humanisme* : « Nous sommes sur un plan où il y a seulement des hommes. »

Le sujet est jeté dans le monde, dans la foule, parmi les autres. C'est là qu'il se réalise. Si, comme pour Husserl, la conscience est « conscience de quelque chose », pour Sartre, à l'inverse de Husserl, l'*Ego* lui est extérieur. « Il en est l'objet ». Le sujet est à concevoir comme un « champ transcendantal impersonnel ». Il n'y pas de « je », de subjectivité première. La conscience n'est ni « substance » ni « forme ». Elle est mouvement, éclatement.

Le sujet sartrien « existe d'abord, se rencontre, surgit dans le monde, et […] se définit après. (Il) n'est d'abord *rien*. Il ne sera qu'ensuite, […] tel qu'il se sera fait ».[109] Voilà pourquoi « l'existence précède l'essence ».

Le sujet ne s'appartient pas. Il est en décalage par rapport à lui-même. C'est toute la différence entre l'*en-soi* et le *pour-soi*, qui est au cœur de *L'Etre et le néant*. Alors que la chose est identique à elle-même, la conscience (*être-pour-soi*), se réfléchissant et s'arrachant à elle-même, est marquée par le manque, par ce qu'elle n'est pas, par un non-être qui l'oblige à tendre vers ce qu'elle sera. En définitive, elle n'est jamais ce qu'elle est.

L'homme ne peut donc être que *projet*, création, et l'imagination primer sur la perception. Ce n'est que par ce qu'il porte en lui de néant, de non-être, qu'il a la possibilité de faire advenir ce qui n'est pas encore, c'est-à-dire de créer, transformer le monde. L'homme est « condamné à être libre », déclare Sartre dans *L'existentialisme est un humanisme*, à être confronté à ce manque. Dès lors, il a le choix entre

---

[108] Friedrich Nietzsche, *Le Crépuscule des idoles*, Paris, GF-Flammarion, 1985, p. 157.

[109] Jean-Paul Sartre, *L'existentialisme est un humanisme*, Paris, Gallimard, 1996, p. 28.

une *inauthenticité* qui se réduirait à une objectivation de soi par le regard de l'autre ou par le rôle social, professionnel auquel il s'identifie et, dans ce cas, il se nie ; ou bien il s'arrache à ce qui le conditionne et prend le risque de se changer et de changer le monde. Ce mouvement même, ramenant « le sujet à ce qui fait son être propre », c'est-à-dire « à l'éclatement originaire de sa conscience vers le monde »,[110] est ce qui garantit son *authenticité*. Il y a là deux attitudes ou deux modalités d'être qui s'opposent tout en coexistant : l'inertie et le mouvement ; l'*en-soi* et le *pour-soi* ; l'identité à soi ou la non-coïncidence avec soi.

Le sujet, pour Sartre, ne nie pas l'*en-soi* ni la facticité qui l'affecte. Mais il le dépasse. « En tant que projet il assume pour la dépasser sa situation. »[111] Dans la mesure où il ne peut exister pleinement qu'en s'arrachant continuellement à ce qu'il est, le sujet semble n'avoir aucun fondement et ressortir davantage d'une *subjectivation* que d'une *subjectivité*. « L'homme, écrit-il, est [...] pur échappement à tout être et à tout fondement. »[112] Il « ne peut agir sur lui-même qu'indirectement, [...] par l'intermédiaire infini du monde. [...] Il ne peut rien créer que lui-même [...], mais réciproquement il ne peut se créer qu'au-dehors de lui en créant le monde. De sorte qu'il n'est point vrai que l'unité première et substantielle soit le Moi. Le Moi originel c'est l'œuvre. »[113]

Comme chez Nietzsche et Heidegger, le sujet est appelé à une sortie radicale de soi, condition pour qu'il affirme les forces créatrices qui sont en lui (Nietzsche), qu'il aboutisse à une plénitude d'Etre (Heidegger) ou qu'il se crée en créant le monde (Sartre). Mais il y a, me semble-t-il, une différence fondamentale entre Sartre et Nietzsche, d'une part, et Heidegger, d'autre part. Pour les deux premiers, le sujet en tant que tel n'existe pas. Il n'a pas de fondement. Pour Nietzsche, l'acte prévaut sur l'acteur, les forces agissantes sur le sujet ; pour Sartre, l'œuvre supporte le Moi originel. Mais, dans un cas comme dans l'autre, ce qui domine c'est l'homme, un homme qui doit constamment dépasser ce qu'il est.

Pour Heidegger, en revanche, ce qui domine ce n'est pas l'homme mais l'Etre dans l'homme. Le rapport à soi et à l'appel qui résonne en soi est premier. Le sujet semble n'exister que par ou pour faire advenir

---

110 Edouard Delruelle, *op. cit.*, p. 295.

111 Jean-Paul Sartre, *Cahiers pour une morale*, Paris, Gallimard, 1983, p. 447.

112 *Ibid.*, p. 455.

113 *Ibid.*, p. 134-135.

cette transcendance de l'Etre en soi. Dimension qui est absente chez Nietzsche et Sartre.

Sujet *fondé* ou *éclaté* ?

Il semble que Heidegger représente un tournant dans la conception philosophique du sujet, si l'on considère celui-ci du point de vue de la transcendance. Qui est l'Etre auquel se réfère Heidegger ? Dieu ?

« Ce n'est ni Dieu, ni un fondement du monde, précise Heidegger. L'Etre est plus éloigné que tout étant et cependant plus près de l'homme que chaque étant, [...] que ce soit un ange ou Dieu. »[114] Pour autant, Heidegger n'exclut pas Dieu ou ce qu'il nomme le « Transcendant », qu'il considère comme « l'étant suprasensible », « la Cause première de tout étant ». Mais, face à la « détermination existentiale de l'essence de l'homme » et de la relation de celle-ci à la « Vérité de l'Etre », il ne peut décider de l'existence de Dieu ou de son non-être. Car, ajoute-t-il, « ce n'est qu'à partir de la Vérité de l'Etre que se laisse penser l'essence du sacré. Ce n'est qu'à partir de l'essence du sacré qu'est à penser l'essence de la divinité. Ce n'est que dans la lumière de l'essence de la divinité que peut être pensé et dit ce que doit nommer le mot "Dieu" ».[115]

Mais sur quoi débouche cette « ouverture sur l'Etre » dont il se fait le héraut ? Et quel sens prend-elle aujourd'hui, alors même que nous évoluons dans une société qui, à bien des égards, semble privée d'Etre ?

Heidegger ne répond pas à la question qu'il soulève. Dans la dernière partie de sa vie, il se replie dans la méditation, qui, seule, peut « nous diriger vers le lieu de notre séjour »,[116] et la poésie. Le poète, dit-il, est le « berger de l'Etre ». Car, en définitive, c'est dans le langage et, notamment, dans l'inspiration poétique que se dévoile le mieux celui-ci. Il n'est que de voir la place occupée par Hölderlin dans sa pensée. Mais qu'adviendra-t-il de cet Etre ?

Dieu est mort. Le XVIIIe siècle finissant, puis le XIXe siècle, l'ont réduit à néant. Si Dieu avait fait l'homme à son image, « l'homme le lui a bien rendu », écrit Voltaire. En effet, le concept de Dieu semble s'être vidé de lui-même, désubstantialisé. Que reste-t-il à l'homme,

---

[114] Martin Heidegger, *Lettre sur l'humanisme*, *op. cit.*, p. 88.
[115] *Ibid.*, p. 111 et 112.
[116] Martin Heidegger, *Essais et conférences*, Paris, Gallimard, « *Tel* », 2003, p. 77.

confronté à une finitude radicale et aux rapports de force et de domination qu'il subit ou exerce ?

La pensée, comme seul espace, répond Foucault, où éprouver son « historicité ». Et l'espace qui lui permet le mieux de se déployer, d'aller aux limites d'elle-même, c'est l'expérience littéraire. A la mort de Dieu se substitue la souveraineté du langage.

« C'est dans notre langage que la mort de Dieu a profondément retenti, par le silence qu'elle a placé à son principe, et qu'aucune œuvre ne peut recouvrir. Le langage alors a pris une stature souveraine : il surgit comme venu d'ailleurs, de là où personne ne parle... »[117]

Dès lors, le sujet est comme arraché à lui-même. « Sujet sans forme » et « forme sans sujet », remarque Delruelle, il n'est qu'une « fonction » du discours. Ce qui n'est pas sans évoquer Nietzsche. Seul importe l'« acte » et non pas l'« acteur ». A quoi fait écho Foucault : seule importe la « fonction » et non pas l'« auteur » du discours. La pensée semble toujours précéder le sujet, déborder son histoire, être en décalage avec elle, opérant sans cesse un mouvement de transformation d'elle-même. Mais dans quel sol s'enracine-t-elle ? D'où part cette nécessité d'une pensée poussée aux limites d'elle-même ?

A la base, il y a l'idée, chez Foucault, que le sujet est façonné par les différents pouvoirs, institutions, règlements auxquels il a affaire. Toutefois, il ne se confond pas ou ne se construit pas seulement à travers les normes de comportement ou les codes qu'il respecte. Ce qui est également constitutif de ce qu'il est, c'est le rapport à soi, non seulement en tant que conscience mais « constitution de soi comme sujet moral ».[118] Cela implique la possibilité de ne pas être régi par des normes ou des codes de conduite mais de comprendre pourquoi l'on s'y réfère. Cela implique aussi la capacité d'effectuer des choix, d'agir sur soi et de se transformer.

Dès lors, il n'est plus nécessaire de se lancer dans des « expériences-limites » qui échappent à l'histoire et au pouvoir, mais « de se donner les règles de droit, les techniques de gestion et aussi la

---

[117] Michel Foucault, *Dits et écrits*, Paris, Quarto-Gallimard, 1994-2002, I, n° 8, cit. par E. Delruelle, p. 315.

[118] Edouard Delruelle, *op. cit.*, p. 318.

morale, l'*êthos*, la pratique de soi qui permettront de jouer avec le minimum de domination ».[119]

Toute la question, pour le sujet, est de repérer, dans le contexte historique qui est le sien, les facteurs qui l'ont fait être ce qu'il est pour pouvoir s'en dégager et « penser, agir *autrement* ». Il s'agit de passer d'une « *limitation* » à un « *franchissement* » de soi. Pour Foucault, comme pour Nietzsche et Sartre, il importe moins, en définitive, de penser le sujet en termes de *fondement* que de *dépassement*.

L'« éthique de soi » dont parle Foucault n'a donc rien à voir avec un individualisme exacerbé, où la recherche éperdue d'une authenticité et d'un épanouissement seraient synonymes de repli sur soi. Il dénonce d'ailleurs l' « absence de signification et de pensée » qu'il y a dans des expressions comme « se libérer », « être soi-même »..., qu'il qualifie « d'efforts plus ou moins figés sur eux-mêmes » et remet en question la possibilité de « constituer aujourd'hui une éthique de soi, alors que c'est peut-être une tâche urgente [...], politiquement indispensable [...], s'il est vrai qu'il n'y a pas d'autre point, premier et ultime, de résistance au pouvoir politique que dans le rapport de soi à soi ».[120]

La véritable éthique de soi implique une ouverture et non un repli.

Qu'en est-il aujourd'hui de celle-ci ?

On est témoin de deux dérapages. D'une part, au nom en effet d'une éthique de soi, le sujet moderne se met en quête non de lui-même mais, le plus souvent, d'un idéal de soi, d'une image que les médias lui renvoient comme étant LE modèle auquel il a à se conformer. Qu'il s'agisse de la façon dont il s'habille, se nourrit, se divertit... et, plus largement, habite le monde. L'*habitus*, en tant qu' « accoutumable », se mue en habitudes, qui n'ont plus rien d'aristotélicien et ne sont pas de l'ordre de la création mais de la répétition ou de la conformité à des schémas ou des codes.

Il y a là comme une fuite éperdue hors de soi, une recherche de la similitude. Pour pouvoir accéder au monde des autres, il faut être comme eux, être ce qu'ils sont, être eux ! Le soi n'existe pas, car l'individu est tout entier projeté dans l'autre. Il n'a plus d'espace propre où penser, se penser, et s'assujettit totalement au regard de l'autre, à l'image qu'il donne et qu'on lui renvoie.

---

119 Michel Foucault, *op. cit.*, II, p. 547.

120 Michel Foucault, *L'herméneutique du sujet,* Cours au Collège de France, 1981-1982, Paris, Gallimard / Seuil, 2001, p. 241.

On assiste là à une confusion entre idéal du moi et moi idéal. Le sujet est bien en quête d'un idéal, mais qui n'est pas la résultante de modèles qu'il aurait intériorisés et auxquels il s'identifierait pour tenter de les dépasser, de *se* dépasser. A l'inverse, cet idéal se situe hors de lui et fait l'économie d'un processus d'élaboration et de symbolisation, fondement de toute socialisation véritable.

S'agit-il alors davantage d'un moi idéalisé, se tenant tout entier dans un imaginaire ne connaissant aucun frein et plaçant le sujet en tant que tel dans une position qui l'aliène ? Certes, si ce n'est que le modèle auquel aspire le sujet moderne (ou ce qui en tient lieu) n'est même plus une figure héroïque ou mythique mais revêt fréquemment l'aspect de la banalité et de la platitude. Le moi idéal serait-il aujourd'hui en perdition ou ne serait-il réduit qu'à n'être qu'une des multiples figures du vide ?

En définitive, dans ce cas de figure ou cette dérive, ni soi ni l'autre n'existent. Ne restent en lice que des caricatures de soi, vides de contenu.

Toutefois, à l'opposé, il est une autre dérive, qui est celle d'un individualisme forcené, tout aussi caricatural.

Sous couleur de libération et d'authenticité, l'individu s'enferme en lui-même, reste rivé à soi, « atomisé », selon le mot de Charles Taylor. Croyant se recentrer sur lui, il s'aliène, se prive d'une part essentielle, de ce qui le fait véritablement sujet substantiel (*ousia*) et qui implique une ouverture à autrui et au monde. Il n'est plus que *subjectum*, ne se fondant que sur soi. Et c'est alors la dérive d'un subjectivisme excluant l'Autre et devenant assujettissement à soi.

Mais, en définitive, qu'il se cantonne à soi ou à un idéal de soi, il s'assujettit, à lui-même et aux autres. Comme le dit Sartre, il est « objectivé » par le regard de l'autre.

Que ce soit par un décentrement, une fuite hors de soi ou par un repli sur soi, le sujet se prive de son être. L'ouverture au monde n'existe plus ou elle est dominée par la recherche du *même*.

« Assujettissement » et « subjectivisme », deux dérapages, en sens contraire, du concept de « sujet », quoique le subjectivisme puisse être assujettissement à soi avant que de l'être à l'autre. Quoi qu'il en soit, dans les deux cas, ces dérives retentissent sur la liberté du sujet.

En fait, toute la question du sujet, quand on considère la façon dont elle a évolué à travers les siècles, montre d'abord une ligne de partage entre l'*ousia* et l'*hupokeimenon* ou plutôt une réduction de l'*ousia* à l'*hupokeimenon.*

Plus le sujet évolue vers une intériorité et une conscience de soi grandissante, plus il semble perdre en substantialité, au sens où l'Antiquité la concevait. Saint Augustin, on l'a vu, marque un tournant décisif dans ce passage à l'intériorité. Mais il rapatrie toutefois en lui ces deux dimensions d'extériorité et d'intériorité, puisqu'il reconnaît désormais comme intérieur à lui ce qu'il cherchait auparavant à l'extérieur : « Dieu m'est plus intime que moi-même. »

Autrement dit, je tiens mon propre fondement (*hupokeimenon*) non pas de moi-même mais d'un Autre, dont l'extériorité ou la transcendance me confère la substance même de mon être et la conscience que j'en ai. Ma substantialité tient par cela ou Celui-là même qui la transcende. A cet égard, saint Paul apparaît comme un précurseur, lorsqu'il déclare : « C'est Lui (Dieu) qui me confère l'être et la vie. »

Mais le deuxième tournant vient précisément de ce que le sujet fait de cette conscience de soi nouvellement acquise. Le risque est grand, voire inévitable, de se substituer à toute transcendance et de faire de soi son propre fondement. Et l'on assiste alors à ce mouvement de balancier, notamment au cours des trois siècles précédents, entre une tentative de centrement de l'homme sur soi (subjectivité) et de sortie ou de franchissement de soi, voire d'arrachement à soi (subjectivation).

Le sujet moderne n'en sort-il pas amoindri, en perte de substance et de sens, faute d'avoir pu réintégrer en lui ses deux dimensions essentielles, d'intériorité et de transcendance ?

Chapitre trois
Du soignant en tant que sujet

Qu'en est-il du sujet, si l'on se place sur le terrain des soignants en psychiatrie et, notamment, des psychiatres ? Sont-ils encore *sujets*, des sujets « substantiels », abritant en eux cette double dimension d'intériorité et d'extériorité, de conscience de soi et d'ouverture à l'Autre ?

Ont-ils la liberté de l'être ? Sont-ils « condamnés » à être libres, comme le suggère Sartre, ou peuvent-ils faire le choix de cette liberté ?

Il faudrait explorer chacune de leurs pratiques ou de leurs conduites pour mettre au jour comment ils se situent, face à eux-mêmes, à leurs patients, aux institutions dans lesquelles ils travaillent ; face, enfin, aux instances scientifiques, économiques, administratives et politiques dont ils dépendent.

Quelles implications le concept de « soignant » a-t-il aujourd'hui ? Le soignant est-il celui qui « prend soin » d'autrui mais aussi de lui ?

Lors d'une séance de formation à l'écoute, dans une association de prévention du suicide, une psychologue s'étonnait moins du rapport des soignants aux patients, que des soignants entre eux et stigmatisait le peu d'humanité de celui-ci, comme s'il était marqué davantage par la violence, le pouvoir des uns sur les autres, que par l'échange et la réciprocité.

Mais sans doute ce manque d'humanité concerne-t-il d'abord le rapport du soignant à lui-même. « Soi-même comme un autre », annonce l'ouvrage de P. Ricœur. Précisément, dans quel rapport sommes-nous avec cet autre que nous sommes pour nous-même ?

J'exposerai plusieurs situations observées dans ma pratique, qui mettent en lumière les déficiences de ce rapport. Il s'apparente, dans bien des cas, à un phénomène de maltraitance, voire de déni, de soi et d'autrui.

Déni d'autrui

Il y a quelques années, une infirmière d'un service hospitalier fut brutalement agressée par un patient d'un autre service que le sien, dans lequel elle s'était rendue pour raisons professionnelles. Alors qu'elle en partait, le patient, qui n'avait pas l'autorisation de sortir, voulut forcer la porte. Il y parvint et, se retournant contre elle, lui ouvrit la joue d'un coup de cutter. Cette scène eut pour témoins une collègue qui l'avait accompagnée dans le service et plusieurs soignants de celui-ci.

Le médecin de l'unité hospitalière, quoique n'ayant pas assisté à la scène, mais présent dans le pavillon, nia l'agression par cutter et parla d'une « simple égratignure par un coup d'ongle », ce que l'infirmière entendit. L' « égratignure » entraîna néanmoins plusieurs points de suture. Dans les jours qui suivirent, l'état de choc post-traumatique provoqué par l'agression imposa un arrêt de travail.

Dans les cas d'agressions de ce type, les soignants sont souvent confrontés à l'indifférence de leur entourage professionnel, cadres infirmiers et psychiatres, collègues parfois. Tout se passe comme si rien n'avait eu lieu. Et cette indifférence même est vécue comme un second traumatisme, causé cette fois par l'institution. Le soignant qui se voit brusquement isolé, sans liens avec son milieu habituel, dans l'impossibilité d'être reconnu dans ce qu'il a vécu, quand il n'en est pas rendu responsable ou coupable, s'enfonce alors dans un état dépressif parfois sévère et voit tous ses repères s'effondrer. Il n'est pas seulement atteint dans sa fonction mais dans son être même. Alors qu'il appartenait auparavant à un groupe sur lequel il s'appuyait sans en avoir nécessairement conscience, il réalise brutalement qu'il en est exclu, parce qu'il porte les stigmates d'une réalité que l'on ne veut pas voir : celle de la violence, non seulement du ou des patients mais des dysfonctionnements institutionnels. D'où un sentiment de non-existence et de rupture.

Ce qui ne fut pas le cas pour l'infirmière, car la reconnaissance de l'événement par l'entourage professionnel et la possibilité d'exprimer ce qu'elle avait vécu eurent un effet réparateur qui lui permit de reprendre rapidement son travail.

Elle en témoigna au cours d'une journée de formation consacrée à la violence, à laquelle participaient majoritairement des infirmiers et de rares médecins, en particulier le chef du service dans lequel l'agression avait eu lieu. S'il ne fit aucun commentaire à cette occasion, il se rattrapa quelques jours plus tard, en qualifiant cette infirmière de « grande hystérique » et en stigmatisant son affabulation à propos d'un cutter jamais retrouvé. Son intervention, selon lui, n'aurait jamais dû avoir lieu, car, lui donner la parole, c'était encourager, voire provoquer les manifestations de son hystérie !

Discours retors, destiné à masquer quoi ? La culpabilité sous-jacente d'un médecin-chef refusant d'admettre qu'il y ait des bavures dans son service, notamment la détention d'une arme blanche par un patient ? Mieux vaut étiqueter comme « pathologique » le soignant agressé plutôt que de prendre le risque d'une remise en question.

Il est d'ailleurs difficile de parler ici de « soignant ». On n'est plus dans la perspective du soin ni du respect mais de l'objectivation d'autrui, réduit à une classification nosographique.

Déni de soi et de sa propre souffrance

Dans l'un de ses ouvrages, Marie Balmary remarquait que les thérapeutes n'étaient en rien à l'abri de failles et que celles-ci importaient peu, y compris dans l'exercice de leur profession, à condition qu'elles soient reconnues, intégrées, de telle sorte qu'elles laissent libre l'espace psychique du patient.

Ce ne sont pas nos limites qui sont pathogènes, c'est le déni de leur présence. Or, dans le milieu psychiatrique, nous vivons le plus souvent comme si ces limites pouvaient être repoussées indéfiniment ou comme si les micro-traumatismes auxquels notre pratique nous expose continuellement étaient sans conséquences !

Une consœur psychiatre, surmenée, en vint à souhaiter se casser la jambe pour pouvoir s'arrêter. A plusieurs reprises, elle constata qu'elle « ne se reconnaissait plus » ni ne reconnaissait ses réactions, à l'égard du milieu professionnel, des patients, de l'univers psychiatrique en général. Ce monde dans lequel elle pratiquait depuis plusieurs décennies lui devenait étranger, voire hostile. Jusqu'au jour où une alerte cardiaque la contraignit à s'arrêter, puis à réduire son activité en quittant l'une des structures dans lesquelles elle exerçait. Seule une solution extrême fut envisageable, de rupture et non d'arrêt, d'urgence et non de prévention.

D'où vient que, lorsqu'il s'agit de lui, un médecin et, plus généralement, un soignant en vienne, pour s'autoriser à interrompre son activité, à souhaiter dépendre d'événements extérieurs supplantant toute autonomie ?

Quels sont les mécanismes en jeu ? Toute-puissance, culpabilité, peur du jugement, mésestime, voire ignorance de soi ?

Une jeune infirmière ayant subi de la part d'un patient une tentative de strangulation qui entraîna un arrêt de travail, déclarait vouloir reprendre rapidement celui-ci en dépit des symptômes psychologiques post-traumatiques manifestés, nécessitant un temps d'arrêt plus long. Que mettait-elle en avant ? La crainte d'être considérée comme « fragile » par ses collègues. Tout signe de « dépression », même si elle est réactionnelle à un traumatisme, est interprété par nombre de soignants comme un signe de faiblesse, une faille qui n'a pas lieu d'être. Néanmoins, plus que jamais, eu égard à leurs conditions de travail, à des effectifs sans cesse insuffisants, ils sont soumis à des situations traumatiques dont ils ne peuvent contrôler les effets ni les conséquences à long terme.

Or, c'est maintenant qu'il serait nécessaire de faire tomber les masques et de veiller à la prise en considération des soignants.

Alors que, dans leur pratique quotidienne, ils appliquent des modalités de traitement aussi bien chimiothérapiques que psychothérapiques, ils ne peuvent, dans bien des cas, admettre d'y avoir recours pour eux-mêmes. Le fait d'aller consulter pour soi un psychiatre ou de prendre un traitement psychotrope est vécu comme infamant et valable pour les autres, les patients, dont il est entendu qu'ils sont, eux, malades.

Les soignants dénient résolument la possibilité d'être potentiellement « patients », c'est-à-dire dans une quelconque situation de souffrance.

En conséquence, comment pourraient-ils être dans une posture juste face à la souffrance d'autrui ?

L'un des grands leurres du discours psychiatrique consista longtemps à dire, face au malaise éprouvé par certains soignants, psychiatres notamment : « nous avons tous un lieu où *en* parler », *en* désignant à la fois le processus analytique par lequel passe ou passait une majorité de psychiatres au cours de leur cursus, l'analyste et l'espace-temps dans lequel se déroule l'analyse.

Le *en* analytique permet avantageusement d'évacuer ce qui gêne, c'est-à-dire de se donner l'illusion que la parole de celui qui souffre est formulée et entendue à l'extérieur. Moyennant quoi, elle est évitée à l'intérieur de l'institution, quelle qu'elle soit.

En outre, le *en* analytique n'est pas sans évoquer le *on* heideggerien. Même dilution, même flou. Il désigne tout et n'importe quoi. Comme le *on*, le *en* paraît sans substance, vide de toute existence. A cet égard, l'expression : « *on en* parle », lorsqu'il s'agit d'évoquer un problème, est éloquente et annonce une sorte de néantisation du sujet et de l'objet de la pensée.

Je me retranche, en tant que sujet, derrière la masse du *on*, impersonnel et irresponsable. La masse en effet ne saurait répondre. Répondre de qui et de quoi ? D'elle-même ?

Qui est ce *on* ? Les autres, répond Heidegger, dans *Etre et temps*. Non pas l'Autre, singulier, dont le Visage me convoque, comme le dit Levinas, mais les *autres*, s'effaçant à force d'être « indifférenciés et anodins », dont je fais partie et dans lequel est « confisqué » l'être que je suis. Les autres : ni tel ou tel, « ni quelques-uns, ni la somme de tous », mais le neutre, le *on*, régnant en maître sur le monde ambiant, quotidien, préoccupé seulement de se maintenir « factivement » dans la moyenne. Il représente tous et personne.

« Chacun est l'autre, aucun n'est lui-même », écrit Heidegger. « Le *on* avec lequel la question de savoir *qui* est le *Dasein* quotidien trouve sa réponse, c'est le *personne* à qui tout *Dasein*, à peine s'est-il mêlé aux autres, s'est chaque fois déjà livré. »[121]

Il y a toutefois une possibilité pour le *Dasein* et, ici, pour le sujet soignant : celle de ne pas se limiter au nivellement du *on* et de dévoiler pour soi-même le monde et son être propre. Mais ce dévoilement ne va pas sans risques. Il « s'accomplit toujours en bousculant les abris et les écrans de protection, en faisant sauter les camouflages avec lesquels le *Dasein* se barricade contre lui-même. »[122]

Certes, il ne s'agit pas de confondre registres professionnel et personnel. Mais, dans bien des cas, le malaise ou le mal-être lié à une situation professionnelle se répercute sur le plan personnel, faute d'avoir pu être reconnu et exprimé dans le contexte même où il apparaît. De ce déni découlent refoulement, ressentiment, sentiment d'isolement et de dévalorisation, culpabilité... Comment vivre à long terme avec cela ? En retournant la culpabilité contre soi (et bien des états dépressifs observés chez les soignants viennent de là) ou, autre possibilité, en la projetant massivement sur autrui : patient difficile ou soignant devenant à l'occasion bouc émissaire.

---

[121] Martin Heidegger, *Etre et temps,* Paris, Gallimard, 1986, pp. 169-171.
[122] Martin Heidegger, *ibid.,* p. 173.

Les soignants confondent souvent blindage de soi et force. Or, leur fragilité, notre fragilité à tous, réside précisément dans l'incapacité ou, à tout le moins, la difficulté d'être ce que nous sommes, sans refoulement ni crainte. Contrairement à ce que l'on pourrait croire, il nous manque cette volonté de puissance si souvent exaltée par Nietzsche, que nous transformons en domination d'autrui, faute d'avoir pu réaliser ou exprimer le potentiel qui est en nous. La véritable puissance n'a rien à voir avec un quelconque besoin de pouvoir sur autrui.

Des années d'analyse ne sont pas une garantie d'authenticité ni de capacité à assumer ce que l'on est. La pratique du divan analytique peut, dans bien des cas, renforcer des défenses et n'aboutir qu'à un blindage supplémentaire si elle ne se confronte pas au « noyau dur » que chacun porte en soi, lequel n'est pas d'abord d'ordre psychologique mais existentiel, ontologique. Le noyau dur concerne l'Etre, avec majuscule, et non pas une quelconque caricature d'être. Il représente l'essence de nous-mêmes.

Du déni à la reconnaissance de soi

Or, toutes les situations que nous avons à vivre, en tant que soignants, peuvent nous amener, selon la façon dont nous les considérons, à un dévoilement et un accroissement de l'être en nous ou, inversement, à une amputation.

Il y a quelques années, en fin d'après-midi, un infirmier, au cours d'un jogging dans le parc d'un hôpital psychiatrique de la région parisienne, aperçut une fumée qui lui parut insolite. S'approchant, il vit que quelque chose brûlait, qu'il prit pour un tronc d'arbre, ce dont il alerta le gardien de la loge. L'ayant suivi sur les lieux, celui-ci identifia non pas un tronc d'arbre mais un corps d'homme achevant de se calciner. A côté, une bouteille de white spirit et un briquet. Le corps paraissait recroquevillé, les bras repliés devant le visage, comme dans un geste de protection ultime de soi.

La police, enquêtant pour établir l'identité de l'homme et les circonstances de son immolation, soumit cet infirmier à plusieurs heures d'interrogatoire, ce qui accrut l'effet traumatique de l'événement et, en particulier, le sentiment de culpabilité qui le taraudait. Il se reprochait en effet d'avoir pris un corps humain pour un tronc d'arbre, et ce d'autant plus que l'enquête détermina peu après qu'il s'agissait d'un patient de l'hôpital qu'il connaissait, pour l'avoir rencontré quelques mois plus tôt. Patient relativement jeune, ayant programmé son suicide fin décembre. Il était père d'une petite fille qu'il savait ne pas voir pour Noël, n'ayant pas l'autorisation de quitter l'hôpital.

Huit jours après l'événement, je reçus cet infirmier, assailli par la scène qu'il avait vécue et dont la vision ne le quittait pas. Tout se passait comme s'il avait une dette à l'égard de ce patient. Parce qu'il le connaissait, parce qu'il était soignant, il se devait de ne pas faillir et de reconnaître ce corps calciné, alors que cette reconnaissance avait été le fait du gardien de l'hôpital, dont la fonction n'avait rien à voir avec le soin.

L'intensité de cette scène revue constamment était sans doute en rapport avec une culpabilité sous-jacente, mais elle conduisit à une autre scène, bien antérieure, dont le souvenir était comme obscurci : l'explosion de gaz et l'incendie d'un immeuble dont il avait été témoin à dix ans, au cours duquel une famille voisine de la sienne fut en partie décimée. Une petite fille en réchappa, élevée par sa propre mère et considérée par lui comme sa demi-sœur.

Deuxième souvenir auquel cette scène renvoie : celui du suicide d'un ami, par défenestration, alors qu'il était adolescent. Ces deux événements, notamment le premier, eurent par leur violence et leur imprévisibilité un effet traumatique accru par la vision insoutenable de la scène à laquelle il fut alors confronté.

La mise en parole de l'événement qu'il venait de vivre lui permit de retrouver la trace de ce traumatisme enfoui et d'une blessure qui n'avait à l'époque jamais pu être exprimée ni même conscientisée. C'est en devenant « patient » à son tour et en se mettant à l'écoute de lui-même, dans une perspective de soin et non pas de jugement, qu'il put et pourra à l'avenir assumer sa responsabilité en tant que soignant, c'est-à-dire répondre à cette assignation par autrui dont parle Levinas et qui résonne non pas comme une mise en demeure mais comme un appel.

Il est illusoire de prétendre répondre d'autrui tant que l'on n'est pas en mesure de répondre de soi. Dans le cas de ce soignant, il s'agissait, pour sortir de la caverne dans laquelle il était enfermé, de plonger au-dedans de lui-même pour laisser surgir les réminiscences d'un passé qui obscurcissait son regard et les regarder sous un autre éclairage.

Toute mise en parole véritable opère comme un dévoilement. Bien des patients l'observent, en cours de thérapie, lorsqu'ils nous disent :

« je ne voyais pas les choses comme cela » ou « je n'avais pas fait le lien avec tel souvenir, telle situation… » La parole amène à voir autrement, notamment lorsqu'elle est dite à un tiers qui devient alors médiateur entre soi et soi.

La fin d'une illusion

Dans le milieu psychiatrique, combien de soignants ne bénéficient d'aucune médiation ni d'aucun soutien psychologique, alors qu'ils sont constamment soumis à des situations dont ils ne mesurent pas toujours à quel point elles les fragilisent. Celles-ci s'accumulent, laissant inévitablement des traces inconscientes, jusqu'au jour où l'une d'elles, de par sa virulence ou son imprévisibilité, dépasse le seuil de tolérance de celui qui la vit. Tout se passe comme s'il ne pouvait aller au-delà. Apparaissent alors des symptômes que l'événement traumatique révèle mais qui étaient déjà là et se sont élaborés parfois pendant des années.

En 2002, l'hôpital dont je dépends me nomma victimologue pour tout l'établissement, après avoir effectué, en accord avec une directive ministérielle, un travail de réflexion et d'élaboration sur la manière de prévenir les agressions dont était victime le personnel soignant, du fait de la violence de certains patients. Celles-ci se multipliant et se soldant par des arrêts de travail parfois très longs, le comité de réflexion mit sur pied un protocole de prévention des actes de violence et de prise en charge du personnel agressé.

D'où mon intervention, à la demande du médecin du travail, qui me signale, lorsqu'il en est informé, l'agression dont a été victime un membre du personnel, que je reçois dans les jours qui suivent. Elle consiste à évaluer l'importance et les conséquences du traumatisme sur le plan psychique et à mettre en place, si nécessaire, un traitement médicamenteux et un accompagnement psychologique.

Toutefois, l'on bute sur un premier paradoxe de la part de l'Administration, pourtant représentée dans chacune des séances de travail du comité, qui parle de prévention et de soins à donner au personnel agressé, sans suffisamment considérer que les effectifs, notamment la nuit, sont insuffisants, parfois remplacés par des intérimaires, inégalement informés et présents (souvent aides-soignants et non pas infirmiers), ou des stagiaires, sans aucune expérience. L'équipe de nuit peut se réduire à un infirmier et un stagiaire et travailler alors dans des conditions à la limite de l'illégalité. L'Administration sait cela mais les services doivent tourner, quelles qu'en soient les conséquences. Il y a là un clivage quasi schizophrénique dans la façon dont elle appréhende la réalité.

Autre contradiction : quoique m'ayant fait nommer, par voie préfectorale, victimologue et l'ayant communiqué dans le bulletin d'information de l'hôpital, elle n'a pas trouvé, durant plusieurs années, de lieu spécifique où je puisse exercer au mieux ma fonction. Tant et si bien que, face aux demandes réitérées du médecin du travail et à la gravité de certaines agressions, je dus prendre la décision, en accord avec lui, de recevoir les membres du personnel agressés dans le centre où j'exerçais alors, certes, à titre provisoire, mais en sachant que ce provisoire risquait fort de durer et qu'il ne pouvait offrir les meilleurs garanties de neutralité au personnel.

Troisième contradiction, plus le fait du pouvoir médical qu'administratif : l'absence de prise en compte de l'état, voire de la dangerosité de certains patients, violents, en ayant déjà agressé d'autres ou des membres du personnel. Dans bien des cas, ils n'ont bénéficié d'aucune mesure, non de coercition mais de contention, dans un but de protection d'eux-mêmes et d'autrui. Les infirmiers le savent, le disent et vivent dans la peur de l'incident. Mais cette peur, légitime, n'a pas droit de cité. Paradoxe qui se solde par un non-respect, et du personnel et des patients. A cet égard, quatrième contradiction, il est frappant de constater que certains malades sont assommés par un traitement massif, mis en chambre d'isolement, alors que leur état ne le justifie pas, quand d'autres ne font pas l'objet de soins légitimes. Répression d'un côté, laxisme de l'autre. A quelle logique correspond cette attitude ? La question reste entière.

C'est dans ce contexte que je reçus M. B., infirmier agressé pendant son service par un malade dont la violence s'était déjà manifestée de nombreuses fois, notamment à l'égard d'un soignant du centre de consultation dans lequel il était suivi. D'où une « hospitalisation d'office » (aujourd'hui dite SDRE : Soins sans consentement sur Demande du Représentant de l'Etat, dont la levée dépend du Préfet), mais sans aucune mesure d'isolement, celle-ci n'étant prévue qu'en cas de « passage à l'acte » ultérieur !

Ce soir-là, une collègue de B. fut à deux reprises agressée verbalement par le patient qui, peu après, voulut la frapper. B. s'interposant, la sachant en outre enceinte de cinq mois, le patient se jeta sur lui. B. fut alors roué de coups. Tout en se défendant et en tentant de neutraliser ce dernier, il pensa brusquement qu'il « vivait cela pour la dernière fois ». Cela : cette scène, qui, de façon imprévisible, faisait surgir dans son champ de conscience une peur intense le renvoyant à un sentiment de rupture et de mort et créant un dédoublement entre un psychisme sidéré et un corps qui continuait à agir de façon quasi réflexe, comme étranger à cette peur.

Il parvint néanmoins à neutraliser, seul, le patient. Ce n'est qu'après la mise en chambre d'isolement de son agresseur que B., voulant ouvrir la porte d'un local fermé à clef, réalisa qu'il tremblait au point de ne pouvoir utiliser le trousseau qu'il tenait en main. Son corps intégrait de façon différée le choc de l'agression et entrait dans une phase d'inhibition qui lui était inconnue.

Après un examen médical (qui mit en évidence les séquelles des coups reçus) et un arrêt d'un mois au cours duquel, selon ses dires, il ne reçut aucun soutien des responsables de son service (cadre infirmier et médecins), il tenta de reprendre son travail, dans un état de malaise profond et de peur et un sentiment d'incapacité à « encaisser » de nouveau une situation violente.

Peu après son retour, convoqué pour un entretien par le cadre infirmier du service, il s'attendait, me dit-il, à une reconnaissance de l'agression qu'il avait subie et de la façon dont il avait tenté d'y répondre. Au mépris de toute vraisemblance et réelle connaissance des faits, la responsabilité lui en fut entièrement attribuée, comme si, par un comportement « trop familier » avec le patient, « inexcusable », il l'avait provoquée. Sa supérieure hiérarchique remit en cause les infirmiers les plus confirmés (dont il faisait partie, comme sa collègue, qualifiée d' « 'infirmière destructrice ») au profit des plus jeunes, avec lesquels elle estimait préférable de travailler. B. tenta vainement de réagir, se sentant acculé, « face à un tribunal », désavoué et coupable. L'agression subie se muait en échec professionnel.

Cette mise en accusation jointe à un état psychique fragilisé précipitèrent l'explosion d'un syndrome dépressif aigu post-traumatique. B. prit conscience de son incapacité désormais à faire face aux malades du service, alors même qu'il avait été confronté à une situation d'urgence qu'il était parvenu à assumer, seul, mais dans un état d'angoisse qu'il ne maîtrisait plus. Tout se passait comme si ses défenses psychiques étaient envahies par l'impact et la succession d'événements traumatiques antérieurs faisant effraction et abolissant tous ses repères.

Au cours d'un nouvel arrêt, je fus amenée à le rencontrer, à la demande du médecin du travail, inquiet quant à son état et aux conséquences qu'il pouvait avoir sur le plan professionnel. Aussi bien lui que moi ne pouvions alors imaginer qu'une reprise de travail fût possible, dans un avenir proche ou lointain.

L'accompagnement qui, en ce qui me concerne, ne devait durer initialement que quelques semaines, pour être suivi, s'il y avait lieu, d'une prise en charge par un psychiatre extérieur à l'établissement, dura deux ans et m'imposa de repenser totalement la façon dont ma fonction de victimologue avait été envisagée, non pas dans une durée ou un temps prédéterminé de façon schématique mais adapté au temps propre de chacun de ceux que je rencontrais. Ce qui impliquait de considérer en priorité la *personne* victime d'agression, bien au-delà du *soignant* agressé dans l'exercice de sa fonction, cela sans limite de temps.

Progressivement, B. déchiffra les réactions qu'il avait eues, au cours d'une carrière de trente ans, et les sentiments qu'il éprouvait depuis l'agression. Nous pûmes mettre au jour le triple choc auquel il avait été confronté : celui de l'agression du patient, celui de la peur faisant irruption dans son champ de conscience, alors qu'il la refoulait depuis trente ans ; enfin, celui de la mise en accusation de sa supérieure et de ce qu'il avait vécu comme un rejet, voire une exclusion. Ayant toujours aimé son travail et tenté de l'effectuer au mieux, malgré les risques, les situations violentes qu'il avait toujours assumées, il pensait alors n'avoir aucune valeur, n'être plus qu'un pion, jetable ou déplaçable à merci.

Le plus dur, ce n'était pas l'agression elle-même. « Je n'en veux pas au patient qui m'a agressé», me dit-il. Il accepta d'ailleurs de le rencontrer, quelques semaines après son passage à l'acte. Le plus dur, c'était la non-reconnaissance, le déni de sa personne, la mise en accusation, l'abandon des cadres de son service. C'était la peur (peur de sa violence et de ce qu'il découvrit en lui), c'était ce sentiment inconnu avec lequel il avait à vivre et qu'il ne pouvait reconnaître comme sien. « Pendant trente ans, j'ai été celui qui assumait les situations, qui n'a jamais eu peur, sur lequel on s'appuyait », d'autant plus qu'il était un homme dans une équipe où les femmes sont devenues numériquement supérieures. D'où la nécessité implicite de les protéger et de se montrer, dans les situations violentes, encore plus fort. B. n'avait jamais failli et ne supportait pas d'avoir, légitimement, des failles.

La fin de l'illusion, c'est de réaliser l'incohérence de l'institution qui ne garantit pas la sécurité des conditions de travail de son personnel, tout en lui assurant une prise en charge après l'agression ; c'est la perte de cette image de toute-puissance et d'infaillibilité, dans laquelle ce soignant, comme ses collègues, hommes et femmes, vivent. Cette invincibilité d'emprunt, ils ne l'ont pas choisie. Par quelle aberration endossent-ils une carapace qui, tôt ou tard, les coupe d'eux-mêmes et de ceux dont ils doivent prendre soin ?

La force du silence et le déni ou la banalisation de la violence, notamment dans le milieu hospitalier, représentent la contrainte la plus redoutable et la forme de violence la plus pernicieuse que les soignants intériorisent et exercent, à leur insu, à l'égard d'eux-mêmes. La réalité de la peur (de la maladie mentale et de ses manifestations) n'étant jamais abordée, ni par les infirmiers, ni par le corps médical, lui-même infaillible ou affectant de l'être, chacun vit avec sa peur, souvent convaincu d'être seul à la ressentir, donc seul à être faible, puisque la peur ne peut qu'être une faiblesse. D'où l'interdit de la manifester, plus encore de la dire. Mais elle demeure pourtant présente, obéissant inévitablement à un processus de refoulement dont les effets ultérieurs seront d'autant plus toxiques qu'il a été long.

B., comme tant de ses collègues, s'est contraint pendant trente ans, non pas à ne pas avoir peur, mais à ignorer qu'il avait peur. Elle était sans doute présente depuis toujours, accrue par la somme d'expériences difficiles qu'il a vécues au cours de sa carrière ; accrue également par la contrainte qu'il a exercée à son insu vis-à-vis de lui-même pour ne lui laisser aucune place, intériorisant en cela les impératifs implicites de l'Institution. Alors même qu'il la découvrait en lui, il se sentait amputé de cette part de lui qui collait à l'image qu'on lui renvoyait et à laquelle il se conformait, non seulement dans le milieu professionnel mais familial. Comment exister, comme par le passé, face à un adolescent, son fils, qui l'a vu en arrêt plusieurs mois, sous traitement, ayant dû changer de service et ne reprendre son travail qu'à mi-temps pendant un an ?

C'est, en définitive, son identité qui était en jeu, son rapport à lui-même et autrui. C'est aussi sa perception du monde qui était transformée, comme si, désormais, rien n'était plus sûr. Ce qui faisait effraction dans le monde psychique de B., c'était la peur de sa peur,

peur de soi et de ce qui est sans visage ou pourvu d'un visage *autre*. Peur de la violence et violence de la peur ont partie liée.

Peur de soi, peur de l'autre. A cet égard, D. Sibony parle de deux « peurs essentielles » qu'il identifie à la peur de l'*étranger* : « peur d'en être un pour l'autre ou d'en avoir un en soi ».[123]

Le déni de l'institution ne peut qu'entraîner la violence du personnel, soit retournée exclusivement contre soi (nécessité d'être fort et de ne rien laisser paraître d'une quelconque fragilité), soit projetée massivement sur autrui : si un patient m'agresse, je rends coup pour coup. Ce qui amène fréquemment le dérapage suivant : sous prétexte qu'un patient pourrait m'agresser, j'anticipe, je l'agresse, ne fût-ce que verbalement, pour me défendre. Ce faisant, je provoque sa violence. Mais celle-ci, considérée comme pathologique, puisqu'il est lui, *malade*, me donne le droit, voire le devoir, de la faire cesser par des moyens adaptés : contention chimique, physique, isolement. Ma conduite est donc justifiée. Il ne s'agit là de rien de plus, comme le souligne Hobbes, que de ma propre conservation, qui dépend de ma défiance de l'autre. « A cause de cette défiance de l'un envers l'autre, un homme n'a pas d'autre moyen aussi raisonnable que l'anticipation pour se mettre en sécurité… »[124]

« Là où il n'y a pas de loi, poursuit Hobbes, rien n'est injuste. »[125] Or, précisément, la loi fait défaut ou, à tout le moins, elle est paradoxale : tantôt permissive, tantôt répressive. A l'hôpital, c'est tantôt le patient qui est contraint, isolé, voire exclu, tantôt le soignant, sans que l'on sache précisément ce qui engendre cette incohérence, si ce n'est le délitement progressif auquel se trouve confronté le milieu hospitalier. Il n'y a pas une loi univoque, à laquelle puisse se référer l'ensemble du personnel (administratif comme soignant) et des patients, garantissant le respect des personnes et de leurs droits. Ou, si elle existe, elle reste théorique. Car, en définitive, il n'y a pas une mais deux lois, deux autorités, deux pouvoirs qui s'affrontent : le pouvoir administratif et le pouvoir médical, ce dernier étant progressivement phagocyté par le premier.

---

[123] Daniel Sibony, *Violence*, Paris, Seuil, 1998, p. 258.
[124] Thomas Hobbes, *Léviathan*, Paris, Gallimard, « Folio essais », 2003, p. 222.
[125] *Ibid.*, p. 228.

Le pouvoir administratif obéit à une logique budgétaire, à la fois de rentabilité et de restriction (de personnel, de lits, de moyens...).

Le pouvoir médical obéit à une logique de soins. Mais il n'a plus la liberté ni même la possibilité de prodiguer ceux-ci comme il l'entend, dépendant de l'Administration quant au nombre de postes qui lui sont attribués, aussi bien de médecins que d'infirmiers, voyant réduire les unités d'hospitalisation et diminuer le nombre de lits. Tout cela est pris dans une politique générale de démantèlement, de fusion progressive des hôpitaux psychiatriques, en particulier en Ile-de-France, et d'intégration, à plus ou moins brève échéance, du réseau public de soins psychiatrique dans les hôpitaux généraux. Politique qui ne vise ni plus ni moins qu'à médicaliser la psychiatrie.

Cela entraîne inévitablement une situation de précarité et de désorganisation des soins, qui fragilise soignants comme soignés.

Un patient hospitalisé à plusieurs reprises, à la suite de tentatives de suicide répétées, s'est vu brusquement mis à la porte, parce qu'on avait besoin de récupérer un lit. Ce qui justifiait des soins hier n'en justifiait plus aujourd'hui.

Tel autre, se présentant à l'accueil de l'hôpital en menaçant de se jeter sous une rame de métro, fut, faute de place, reconduit en taxi à la gare de RER la plus proche, sur ordre de l'administrateur de service à qui en référait le médecin de garde. En revanche, une jeune femme admise en « service libre » à l'hôpital, après une tentative de suicide, se vit menacée d'une « hospitalisation sous contrainte », parce qu'elle refusait tout traitement et demandait à sortir.

Face à ces conduites qui obéissent parfois davantage à une logique économique qu'à une logique de soins, où chacun navigue à vue, le plus souvent dans l'urgence, avec des moyens de plus en plus restreints, il n'est pas étonnant que les situations de violence se multiplient à l'hôpital, notamment de la part de patients dont la pathologie est inégalement prise en compte, et que le personnel soignant, constamment présent sur le terrain, en soit la victime désignée.

Les accidents du travail consécutifs à une agression sont fréquents, parfois graves. A partir de ceux dont j'ai eu connaissance, j'observe que celui qui en a été victime bénéficie rarement d'une prise en considération de ce qu'il a subi, qu'il s'agisse d'une reprise de l'événement au sein de son service ou d'un soutien. A l'inverse, il se heurte à un isolement et à une banalisation de ce qu'il a vécu. A sa peur répond une peur plus grande encore : celle des responsables médicaux et administratifs évitant fréquemment la prise de conscience des dysfonctionnements en cause, comme la remise en question de pratiques davantage au service de la quantification des actes et des protocoles de soin que des personnes que ceux-ci concernent. Peur, enfin, de reconnaître le leurre de la toute-puissance médicale.

La véritable puissance du corps médical serait celle qui, à l'inverse, s'accorderait la possibilité de douter, d'avoir droit à l'erreur et à la peur.

Un doute nécessaire

Douter, c'est-à-dire questionner, remettre en question. Cela suppose un savoir préalable. Et cela suppose aussi de ne pas en rester à l'aspect superficiel des choses, autrement dit à l'apparence, mais de tendre vers ce qu'elles sont dans leur essence.

Le doute ne surgit pas de rien. Descartes fit table rase de tout ce qu'il avait appris avant d'établir le postulat représentant l'assise sur laquelle il fonda toute sa pensée : « *Dubito, ergo cogito, ergo sum.* » Comme il le dit dans sa *Première méditation*, il s'agit de se « défaire de toutes les opinions reçues jusqu'alors en sa créance » et de « commencer tout de nouveau dès les fondements » pour pouvoir « établir quelque chose de ferme et de constant ».[126] Qu'est-ce qui, aujourd'hui, dans notre pratique peut encore être considéré comme ferme et constant ?

Il implique l'expérience et, pour nous, médecins, la pratique de notre profession selon deux axes : l'observation et l'écoute de quiconque s'adresse à nous, lesquelles ne peuvent se concevoir que dans le cadre d'une relation. Et cela est vrai de toutes les disciplines que nous exerçons comme des modalités de notre pratique. Mais il implique également que nous soyons conscients de nous-mêmes et suffisamment substantiels pour que ce questionnement ne menace pas l'étoffe même de notre être.

Notre savoir se forge à partir de ce que nous voyons tous les jours et que nous avons à croiser avec ce que nous avons appris. C'est cela qui fonde notre existence en tant que praticiens. Ce n'est pas la théorie qui est première. Ou alors il faudrait revenir à l'étymologie originelle de ce terme : *theoria*, au sens de contemplation. Notre savoir est issu,

[126] René Descartes, *Méditations métaphysiques*, Paris, GF-Flammarion, 1992, p. 57.

ou devrait l'être, de cette contemplation quotidienne. La capacité de douter, c'est-à-dire de questionner, implique la capacité de regarder.

Or, c'est précisément cela qui nous manque aujourd'hui : regarder, laisser apparaître ce qui est là en puissance. Au lieu de quoi, nous stigmatisons, appliquons des grilles de lecture. Dès l'instant où nous nous appuyons sur des évaluations qui ne font pas appel à notre jugement mais, à l'inverse, le subordonnent, où nous prenons pour acquis ce qui nous vient de l'extérieur, nous ne sommes plus en mesure de remettre en question quoi que ce soit, parce que nous ne sommes plus capables de regarder ni de voir.

Si l'on prend le cas de l'institution psychiatrique, l'un des constats que l'on peut y faire est qu'il s'y manifeste des situations de violence fréquentes (personnel agressé, soumis à des conditions de travail à la limite de la légalité, faute d'effectifs ; patients inégalement traités, faute de lits, de moyens divers, de présence médicale, de temps de réunion...), dont les conséquences sont multiples (arrêts de travail, démissions, départs, désinvestissement personnel, qui, à leur tour, retentissent sur la qualité du travail). Pourquoi et comment les responsables aussi bien médicaux qu'administratifs n'en mesurent-ils pas les implications ? Par quelle aberration ou quel aveuglement ?

Pourquoi ne voient-ils pas, ne voyons-nous pas ce que nous avons sous les yeux, qu'il s'agisse du patient, des soignants avec lesquels nous travaillons ou de nous-mêmes ?

Il s'agit de mettre au jour ce qui, dans notre pratique quotidienne, fait écran à ce regard comme à la capacité de juger et de penser par nous-mêmes et non à travers le prisme déformant d'une pensée qui nous pense, voire qui nous arraisonne, pour reprendre le concept de Heidegger.

Quels sont les mécanismes qui, nous déboutant de notre statut de sujets pensants, c'est-à-dire pleinement existants, nous assujettissent, aliénant notre liberté, en nous déniant à la fois indépendance et autonomie ?

Ils sont à la fois extérieurs et intérieurs, dépendant de nous et de la façon dont nous envisageons notre pratique.

Les facteurs extérieurs concernent :

- l'incohérence et l'incurie d'un système de santé sous-tendu par une logique économique et non thérapeutique ;

- l'obligation qui en découle de nous soumettre, à titre individuel et collectif, à des impératifs de rentabilité ;

- les contraintes administratives régissant la pratique des praticiens libéraux comme celle des praticiens hospitaliers, même si elles s'exercent différemment dans le secteur public ou privé ;

- les aberrations d'une médecine pseudo-scientifique qui nous contraint à considérer le patient et sa pathologie comme réductibles à des données objectivables par des techniques d'investigation aussi bien radiologiques que pharmaco-biologiques ou génétiques ;

- l'obligation de ficher, catégoriser, évaluer, qui découle de ce qui précède ;

- l'incapacité dans laquelle nous sommes de penser notre profession en interaction avec tous les secteurs qui, à des degrés divers, croisent le nôtre, qu'il s'agisse du secteur social, judiciaire, policier, éducatif…

Si les facteurs internes sont, pour une part, liés à ceux qui précèdent, ils dépendent aussi de la façon dont, depuis des décennies, nous envisageons notre pratique, qu'elle concerne notre approche du patient, de la pathologie dont il est atteint et du contexte de soins dans lequel elle s'exerce ; qu'elle concerne également le mode de relation que nous, médecins, entretenons avec les différents soignants qui nous entourent.

Comment les considérons-nous ? Sommes-nous dans un rapport de complémentarité ou de pouvoir ? D'échange ou de domination, illustrant cette « dialectique du maître et de l'esclave » stigmatisée par Hegel ?

On ne peut répondre à ces questions sans mettre au jour toutes les formes de contrainte et de violence qui s'exercent dans le milieu psychiatrique et envisager les diverses implications de celle-ci dans une troisième partie qui lui soit entièrement consacrée.

TROISIEME PARTIE
Phénoménologie de la violence

« *Le droit est l'ensemble des conditions qui permettent à la liberté de chacun de s'accorder à la liberté de tous.* »

E. Kant

« *Il est aisé d'écraser, au nom de la liberté extérieure, la liberté intérieure de l'homme.* »

R. Tagore

(*L'Appel de la Vérité*)

La violence est au cœur de l'univers psychiatrique. Elle l'habite sous des formes diverses, si indissociablement liée à lui qu'il semble illusoire de traiter de la liberté indépendamment d'elle, qu'il s'agisse des manifestations de la maladie mentale et des modes d'expression qu'elle emprunte ou de la façon dont nous, soignants, y répondons.

Il s'agit, en partant de ma pratique du terrain psychiatrique, qu'elle s'exerce dans le secteur public ou privé, d'observer comment la violence se manifeste, d'en déceler les différents registres, d'en lire les multiples sens et de relier ceux-ci aux mécanismes qui la sous-tendent. Il s'agit donc avant tout de l'aborder dans une perspective plus phénoménologique que critique.

Certes, il y a la virulence de certaines pathologies (état délirant, dissocié, confus…) dont l'expression entraîne pour le patient violence à l'égard de soi ou d'autrui. Mais il y a aussi, comme en écho, la violence de certaines pratiques médicales et institutionnelles, lorsqu'elles deviennent emprise, coercition d'autrui, qu'il s'agisse de modalités d'internement, de contraintes physiques ou de traitements chimiques massifs. Il y a la violence du discours psychiatrique lorsque, réduisant l'Autre à son symptôme, il lui dénie implicitement le statut de personne.

Il y a enfin, aujourd'hui plus que jamais, le délitement dans lequel est pris l'ensemble de la santé mentale et, plus généralement, la Santé (manque de personnel, de médecins, de moyens de tous ordres, réduction des budgets, augmentation des charges pour les libéraux..., alors que, simultanément, les demandes augmentent…), engendrant à son tour de nouvelles formes de violence.

La violence est-elle, dès lors, inévitable ? Comment la penser ? N'est-ce pas d'ailleurs elle qui, dans bien des cas, nous pense, faisant intrusion dans nos modes de pensée et régissant nos actes ?

Mais qu'est-ce que la violence?

S'agit-il de celle qui menace notre intégrité physique et psychique (qu'elle se traduise par des insultes, des menaces ou des coups pouvant aller jusqu'au meurtre) ou de celle qui porte atteinte à la dignité de l'homme (discriminations dont il est l'objet, injustices, tortures) ? S'agit-il de celle que nous vivons collectivement, lors d'un état de guerre ou encore de la violence de la nature (tremblements de terre, cyclones…), lorsqu'elle se déchaîne et réduit l'homme à néant ?

Ces différents aspects de la violence révèlent qu'il n'y a pas *une* mais *des* violences qui trouvent leur origine dans l'homme lui-même (et, notamment, dans les motions ou passions qui l'animent), dans ses rapports à autrui et au monde qui l'entoure, ou, à l'inverse, se situent radicalement hors de lui.

L'hétérogénéité de la violence me conduit, en considérant l'origine du terme, à en établir les différents sens.

Le concept de *violence* renvoie au concept latin *violentia* : violence, caractère violent ou farouche, lui-même à relier à *violare* : traiter avec violence, profaner, transgresser.

Toutefois, dans un livre sur « *La violence* », Hélène Frappat, faisant référence à un ouvrage d'Y. Michaud sur ce thème, rattache ces termes à *vis* : force, vigueur, puissance…, emploi de la force physique, mais aussi essence ou caractère essentiel d'une chose. Plus profondément, « *vis* signifie la force en action, la ressource d'un corps pour exercer sa force, et donc la puissance, la force vitale. »[127] Au *vis* latin correspond l'*is* grec (muscle, force, vigueur) qui se rattache à *bia* signifiant force vitale, force du corps, vigueur et, en conséquence, violence, « ce qui contraint et fait violence »,[128] écrit Y. Michaud.

Ainsi, *violence* renverrait à *force*, une force naturelle, brute, en action, sans pour autant se confondre avec elle. Car elle n'existe en tant que telle que si elle est associée à une contrainte, observe H. Frappat.

Contrainte : concept revenant souvent dans le vocabulaire psychiatrique, en particulier dans l'expression : « hospitalisation sous contrainte ». Que fait-il apparaître ? Le *pouvoir* de celui qui l'exerce, en vertu de l'*autorité* qui lui est légitimement conférée ou que, abusivement, il s'approprie.

Dans son ouvrage : « *Du mensonge à la violence* », Hannah Arendt définit précisément les concepts de pouvoir, puissance, autorité et force. Elle distingue le *pouvoir*, en tant qu'« aptitude de l'homme à

---

[127] Hélène Frappat, *La Violence*, Paris, GF Flammarion, 2000, p. 15.
[128] Yves Michaud, *La Violence*, Paris, PUF, « Que sais-je ? », 1986, p. 4.

agir de manière concertée », de la *puissance*, caractérisant la « propriété d'une personne », et de l'*autorité* (d'une personne ou d'une institution) impliquant que « ceux dont l'obéissance est requise la reconnaissent inconditionnellement… ». Elle réserve le concept de *force*, souvent considérée comme synonyme de violence, quand elle est utilisée comme moyen de contrainte, à la « qualification d'une énergie qui se libère au cours de mouvements physiques ou sociaux ». Quant à la violence, elle la définit par son « caractère instrumental ». Elle s'apparente à la puissance, car ses outils « sont utilisés en vue de multiplier la puissance naturelle ».

Toutefois, ces différents concepts ne sont, écrit-elle, « que des mots indicateurs des moyens que l'homme utilise afin de dominer l'homme… »[129] Pour sa part, Hobbes décèle dans la nature humaine « trois causes principales de conflit et donc de violence : la compétition, la défiance, la gloire ».[130] Or, la défiance pousse l'homme à attaquer pour défendre sa sécurité. Hobbes ne perçoit pas moins en elle qu'un « état de guerre de tous contre tous ».[131] C'est implicitement reconnaître que la peur régit les rapports entre humains, peur qui, en l'absence de loi, justifie tout. La loi est nécessaire, en tant qu'elle protège les individus d'eux-mêmes. Elle est donc, dans son application, amenée à les contraindre.

Mais qu'est-ce que la contrainte ? Ce qui fait obstacle à la liberté de l'individu ou, à l'inverse, ce qui vient contrecarrer l'obstacle qui la met en échec ? Kant répond à cela dans sa *Doctrine du droit* sur laquelle je reviendrai, à propos d'un cas clinique. S'il y a une contrainte interne, qui est de l'ordre de la morale, il y a aussi une contrainte externe, celle du droit et de l'Etat. Pour Max Weber, l'Etat moderne est l'instance qui revendique avec succès le monopole d'une contrainte, c'est-à-dire d'une violence physique légitime.

Toutefois, au regard de ce qui précède, ces concepts de contrainte, pouvoir, autorité, qui sont au cœur de la réalité psychiatrique, sont-ils compatibles avec le respect d'autrui, sa liberté, son altérité ? La violence à laquelle nous sommes quotidiennement confrontés, celle de la maladie mentale mais aussi la nôtre, à nous soignants, est-elle négation de l'altérité ? Ou bien la manifestation de cette altérité

---

[129] Hannah Arendt, *Du mensonge à la violence,* Paris, Calmann-Lévy, « Agora », 1994, pp. 144-146.
[130] Thomas Hobbes, *op. cit.*, p. 224.
[131] *Ibid.*, p. 231.

irréductible d'autrui n'est-elle pas ce qui nous fait violence, parce qu'elle nous déloge des sentiers battus de notre pratique, au point qu'il nous est nécessaire de la rejeter ou de l'annuler ? Et ne sommes-nous pas enclins à désigner comme violent ce qui nous échappe et, en définitive, nous fait peur ?

Peur de l'Autre, de ce qu'il est : différent. Peur des manifestations de l'étrange, insaisissable, qui se mue en peur de l'étranger.

Si la peur est à la racine de bien des pathologies pour lesquelles nous sommes consultés et engendre, faute d'être reconnue et entendue, certains comportements violents à l'égard de soi et d'autrui, n'est-elle pas également à la racine de bien des dysfonctionnements individuels, collectifs ou institutionnels ?

Dès lors, la violence est-elle cause ou conséquence ? Si la violence fait peur, la peur, à son tour, déchaîne la violence, sans que l'on puisse parfois déceler ce qui est à l'origine de ce couple infernal.

En outre, existe-t-il une légitimité de la violence ou n'est-elle à considérer qu'affectée d'une connotation négative ? Comment la penser dans une perspective éthique ? N'est-elle pas parfois l'ultime moyen pour l'individu de sortir de la *totalité* dans laquelle il est enfermé, pour accéder à un *au-delà* de soi, un *in-fini* ou une transcendance, seule juste mesure de ce qu'il est ?

A partir d'une situation clinique vécue relatant l'internement d'une patiente de mon service, je mettrai en perspective les différentes formes de violence rencontrées, qu'elles soient le fait des patients contre eux-mêmes ou autrui, de l'institution psychiatrique à leur égard comme à l'égard du personnel ou des différents pouvoirs en place qui, actuellement, pensent et décident en matière de santé mentale. Je tenterai d'expliciter comment ces divers protagonistes peuvent être tour à tour agresseurs et victimes, pris les uns et les autres dans les rets d'un mode de fonctionnement qui, bien souvent, les domine.

Chapitre premier
Genèse d'une intrusion

Chronique d'un internement

N., d'origine serbe, est connue du service depuis vingt ans. Mariée, elle est arrivée en France dans les années soixante pour y travailler et s'y est rapidement intégrée. Divorcée six ans plus tard, sans enfants, elle reprend peu après une vie commune avec l'un de ses compatriotes. Vie houleuse, marquée par de nombreux conflits et disparitions du conjoint, lorsque la situation devient critique.

Un premier épisode délirant a entraîné, en 1983, une hospitalisation d'office en psychiatrie, suivie d'une prise en charge ambulatoire en secteur extra-hospitalier. Elle est sous traitement neuroleptique depuis cette époque, ce qui lui a permis d'avoir une relative stabilité affective et professionnelle. Son médecin ayant quitté le service, j'ai été amenée à la suivre.

N. masque derrière un abord avenant une réticence évidente à parler d'elle-même, bien qu'elle entretienne d'excellents rapports avec toute l'équipe soignante. Depuis peu retraitée, sa situation matérielle, quoique précaire, lui permet de vivre avec une certaine autonomie. Mais qu'en est-il d'une vie psychique dont elle ne nous livre rien, marquée par la banalisation de ce qui l'a conduite en psychiatrie ? Pour ma part, je respecte son silence. Toutefois, je sais qu'elle est constamment sur la ligne de crête d'une excitation qui peut, à la faveur du moindre facteur déclenchant, la conduire à un état délirant entraînant un changement immédiat de comportement.

Dans un passé récent, plusieurs hospitalisations ont eu lieu, après intervention de la police, dans des circonstances éprouvantes pour elle, pour le voisinage immédiat qu'elle perturbe et finit par dresser contre elle, et pour l'équipe soignante enfin, objet de la vindicte de l'entourage la mettant en demeure d'intervenir par n'importe quel moyen et la menaçant au besoin de poursuites judiciaires.

Le scénario est toujours le même. Elle cesse de venir en consultation, signe qu'elle a simultanément cessé tout traitement. Un appel téléphonique de notre part reste généralement sans réponse ou se heurte à une réaction violente de sa part. Les voisins commencent, eux, à nous assaillir, signe infaillible du changement de comportement de N. : altercation avec l'entourage, propos incohérents, objets jetés par les fenêtres, violences diverses qui peuvent entraîner des détériorations dans les appartements mitoyens.

Pourtant, elle jouit d'une relative tolérance de la part du voisinage, mais cette tolérance a des limites. A chaque crise, la menace d'une pétition, voire d'une expulsion, se profile. Se pose alors, inexorablement, la question de notre intervention, selon des modalités chaque fois problématiques.

N. est-elle dangereuse pour elle-même et pour autrui ? Si oui, nous devons le constater, notamment lors d'une visite à domicile. Encore faut-il que celle-ci soit possible et qu'elle nous ouvre la porte, ce que, généralement, elle ne fait pas. Nous repartons donc, sous l'œil désapprobateur et angoissé des voisins.

Ils savent pourtant que, en cas de crise, notamment la nuit, ils peuvent faire appel à un service de police. Ce qu'ils ont fait, avec réticence, ne voulant pas assumer la responsabilité de cette démarche. La police s'est parfois déplacée, réussissant même à se faire ouvrir la porte. Mais, chaque fois, elle est repartie, « n'ayant constaté aucun signe particulier de dangerosité » de sa part ni anomalie de comportement justifiant son intervention. En effet, N. se méfie. Le délire qui l'assiège peut laisser libre une part de son champ psychique, et c'est cette part qui, momentanément, reprend les rênes. Mais, une fois la police repartie, la violence reprend ses droits, exacerbée par la conviction que désormais l'entourage la persécute.

Dans une telle situation, la vision de chacun peut être juste, même si elle contredit celle des autres : l'entourage est bien témoin de scènes de violence ; l'équipe médicale nc dispose d'aucun élément, sur place, lui permettant de faire intervenir la police, en vue d'une hospitalisation d'office. Quant à cette dernière, soucieuse d'épargner sa réputation et de ne pas donner l'image d'une instance répressive, elle se retranche derrière une attitude prudente. Tant qu'il n'y a pas mort d'homme ou voies de fait incontestables, elle n'intervient pas. Peu au fait de la maladie mentale, elle ne voit rien.

Il n'est pas rare que chacun se renvoie la balle. Qui est responsable ? Chacun a peur : peur de soi, peur de l'autre, l'autre étant

« celui qui m'attaquera », si je fais erreur. Tel est le contexte auquel nous sommes confrontés.

Depuis sa dernière hospitalisation, N. semble être stabilisée. Pourtant, quelques mois plus tard, elle ne se présente pas en consultation, sans qu'aucun signe ait pu me laisser présager un état de crise. Mais son absence marque sans doute l'arrêt et le refus implicite de tout traitement chimiothérapique. Je n'en ai pas de nouvelles pendant plusieurs jours. En revanche, dès la semaine suivante, les voisins nous assaillent au téléphone, en signalant son changement de comportement depuis plusieurs semaines. L'un d'eux, avocat, me somme d'intervenir immédiatement, faute de quoi il me tiendra personnellement pour responsable en cas d'accident. Je lui fais observer que tout signe de dangerosité de la part de N., à une heure où notre centre de consultation est fermé, relève d'une intervention de la police. La situation est dramatisée par le souvenir des situations antérieures. J'apprendrai plus tard que la police s'est déjà déplacée, mais que, n'ayant constaté aucun signe de dangerosité de la part de N., elle est repartie.

Comment évaluer la situation ? La police se voile-t-elle la face ou les voisins, inquiets, sont-ils eux-mêmes pris dans une spirale de violence qu'ils ne contrôlent pas ?

Au téléphone, N. ne répond pas. Elle peut être sortie ou se retrancher derrière un silence défensif.

Après concertation de l'équipe soignante, je fais un double signalement écrit, au commissariat du quartier et à l'Infirmerie Psychiatrique de la Préfecture de Police (IPPP). Nécessaire à l'égard du commissariat de police, cette démarche est beaucoup plus hypothétique en ce qui concerne l'IPPP, censée faire une enquête, mais dans un avenir incertain. Sans révéler le contenu de cette démarche au voisinage, je demande qu'il en soit informé, s'il se manifeste de nouveau.

En tant que médecin responsable de cette patiente, le signalement effectué me « couvre ». Je ne peux rien faire de plus, ainsi que me le font observer plusieurs membres de l'équipe, chef de service inclus.

En effet, sur le plan déontologique et juridique, je pourrais en rester là, quoique sachant que la situation va se détériorer. Mais elle est sans traitement, diabétique de surcroît, ce qui augmente encore la précarité de son état. En outre, la violence monte de part et d'autre. Si cet état de crise ne cesse pas, une plainte sera déposée qui risque de mettre en jeu son maintien dans un lieu demeurant son seul point d'ancrage. Ce qui m'importe, ce n'est pas seulement sa santé psychique, c'est aussi son espace vital, tout ce qui, lorsqu'elle va mieux, lui permet d'*être*.

Je me rends chez N. avec une infirmière : une présence médicale sur le terrain, même si elle ne résout pas à elle seule la situation, peut être une médiation nécessaire. A notre arrivée dans l'immeuble, un voisin nous assiège d'emblée. N., nous dit-il, est bruyante la nuit, elle agresse verbalement l'entourage, commence à jeter des objets par la fenêtre. Un voisin a failli être atteint par un projectile.

A l'étage, elle ne répond pas. Nous déclinons nos identités. Temps de latence, puis une voix hostile : « Je n'ai rien à vous dire. Partez. » Nous pourrions repartir, car, à ce moment précis, si elle est hostile, elle n'est pas violente ni dangereuse pour autrui. Fait-on hospitaliser quelqu'un sur le seul signe de son hostilité ?

Pourtant, nous ne partons pas, attendant la suite, *le* signe qui nous permettra d'évaluer la réalité d'un état pathologique. Et ce signe vient. Nous sentant dans les lieux, elle se lance dans un monologue de plus en plus virulent et confus.

J'appelle le commissaire du quartier. Il a reçu mon signalement et accepte de m'envoyer immédiatement une équipe. En attendant, nous nous entretenons avec un voisin. N., semble-t-il, ne sort plus de chez elle. Elle est seule, ne s'alimente sans doute plus depuis quelques jours. L'hospitalisation est rendue nécessaire par ce que nous apprenons et constatons : elle chante à tue-tête, puis vocifère ; tantôt silencieuse, tantôt dans un état d'excitation qui s'autoalimente. Une hospitalisation sous contrainte se profile.

Arrive l'équipe de police, dont le chef frappe à la porte. Silence. « Madame, ouvrez ! C'est le facteur. » Contre-attaque de la patiente : « Il n'y a pas de facteur à cette heure-ci ! Si vous ne partez pas immédiatement, j'appelle la police. » - « Madame, la police, c'est moi ! », semblant, comme le souligne T. Hobbes [132], incarner en sa personne l'Autorité, sinon de l'Etat, du moins de l'institution policière.

« Je ne vous crois pas. » La souveraineté du policier est encore hésitante : « Si vous voulez, je peux vous montrer ma carte », qu'il tente de faire apparaître dans l'œilleton de la porte. La situation devient burlesque.

---

[132] Thomas Hobbes, *op. cit.*, p. 288.

N. refuse d'ouvrir sa porte, mais elle est désormais lancée dans une revendication incohérente. Dans l'escalier, un voisin propose à l'équipe de police son pied-de-biche pour pénétrer dans les lieux. Refus catégorique : « Nous n'entrons pas chez quelqu'un par effraction. Ce n'est pas légal. » La loi l'autorise toutefois, si elle le juge nécessaire, à faire venir un serrurier pour entrer sans dommages matériels dans les lieux. Ce qu'elle tente d'effectuer, sans succès, celui avec lequel elle collabore étant ce matin-là débordé.

Où finit l'effraction, où commence l'intrusion ? Devant le refus de la patiente et l'absence de soutien logistique, le policier est perplexe. Comme nous, médecin et infirmière, il n'est témoin que de sa violence verbale. Toutefois, un pas est franchi, lorsque, nous sachant derrière la porte, elle branche à travers la serrure son tuyau de douche et ouvre le robinet d'eau chaude. La personne de l'officier de police est atteinte. La dangerosité de N. ne fait plus de doute. L'eau commence à filtrer sous la porte, ce qui permet au voisin de rappeler que, dans le passé, le plafond de son appartement a déjà été sinistré et qu'il souhaiterait ne pas avoir à le faire refaire une nouvelle fois.

Une équipe de renfort est appelée. Entre-temps, l'équipe déjà présente s'est postée dans la cour pour surveiller l'envoi d'objets par la fenêtre, lesquels fusent de temps à autre…

Arrivent cinq gardiens de la paix. L'officier de police, convaincu maintenant de la dangerosité de N. par ce dont il a été témoin et « couvert » moralement par la présence d'une équipe médicale sur le terrain, change de cap. Contre toute attente, il fait appel au pied-de-biche du voisin. Ce qui était illégal vingt minutes plus tôt cesse-t-il de l'être ? Si la loi reste la loi, elle cesse désormais d'être inviolable. Vu l'état de N., il faut entrer chez elle pour la faire hospitaliser d'office, par le biais du commissaire du lieu, représentant l'autorité du préfet de police.

L'un des gardiens de la paix enfonce donc la porte de N., non sans mal, ce qui aggrave son excitation et sa confusion. La porte cède : cinq hommes font irruption chez elle, au milieu des cris et d'un désordre indescriptible.

L'entrée de ce qui n'est même plus un habitat est inondée. N., repliée dans la seule pièce du logement, est juchée sur un monticule d'objets divers. L'encombrement est tel qu'il est impossible d'avancer jusqu'à elle.

Un gardien de la paix entreprend alors de parlementer avec elle. J'entre à mon tour, tente de lui dire qu'elle a besoin de soins. Mais elle me rend responsable de cette intrusion. Comment, moi qui suis son médecin et qui la connais, ai-je pu la trahir de cette façon ? Suit alors un dialogue surprenant entre N. et plusieurs des policiers, tantôt sur un mode agressif de sa part, tantôt sur un mode euphorique et presque séducteur à l'égard d'un jeune policier.

Au cours de cette scène, aucune violence n'est exercée à son égard. Les policiers, réalisant qu'ils ne peuvent la contraindre à les suivre, vu l'exiguïté et l'encombrement des lieux, vu aussi la carrure de N. rendant improbable leur passage simultané dans l'embrasure de la porte, jouent la carte de la patience et du dialogue. En quoi leur attitude est juste, car N., au bout d'un temps infini, parvient à rassembler quelques vêtements, à s'habiller au milieu de cet aréopage d'hommes et, en définitive, accepte de les suivre. Elle monte dans le car de police, pour être conduite à l'Infirmerie Psychiatrique de la Préfecture de Police, puis, plus tard, à l'hôpital psychiatrique du secteur géographique dont elle dépend.

L'effraction : une nécessité sans loi ?

Tandis que nous approchions du dénouement, la violence de cette situation m'apparut brusquement comme un phénomène débordant largement le contexte dans lequel elle s'exerçait.

Mais pourquoi cette situation précise plutôt que toutes celles qui avaient précédé ? Sans doute parce qu'il m'a été possible, pendant ce temps d'attente qui me paraissait interminable, de la regarder différemment.

Cette hospitalisation sous contrainte était-elle viable pour N. ? Mais pouvait-il en être autrement, eu égard à l'acuité de sa pathologie et à la nécessité de lui donner des soins, même contre son gré ? Car, d'un côté, la loi nous fait un devoir de respecter la liberté d'autrui, mais, de l'autre, elle nous enjoint de porter assistance à personne en danger. Et nous sommes contraints de nous tenir sur cette ligne de crête nous situant entre deux impératifs non seulement légaux mais moraux. Certes, quand un patient, en danger ou dangereux pour lui-même, le devient pour autrui, la conduite à adopter est plus claire, sans pour autant être plus facile.

Entre dangerosité et liberté

Toutefois, il faut distinguer entre ces trois notions : « en danger », « dangereux pour soi », « dangereux pour autrui », qui ne recouvrent pas la même réalité.

Quelqu'un peut être en danger en raison d'un malaise soudain, sans être nécessairement dangereux pour lui-même. Dans ce cas, à titre personnel ou professionnel, je dois, sans ambiguïté, lui porter assistance.

Il en va différemment pour la notion de dangerosité pour soi. Où commence-t-elle ? S'il y a une dangerosité qui se manifeste, dans de nombreux cas, hors de l'entendement et de la volonté du patient, le mettant, lui, en danger, il y a aussi une dangerosité n'excluant pas la liberté de l'individu et représentant un choix. Tel est le cas de celui qui décide, en toute conscience, de se suicider et qui fait part à un médecin de cette décision. En rigueur de termes, il est dangereux pour lui-même, puisque sa décision met radicalement en jeu son pronostic vital. Doit-on pour autant le faire hospitaliser contre son gré, si tant est que l'on en ait, par ailleurs, la possibilité ?

L'évaluation de cette « dangerosité pour soi » impose la plus grande vigilance, car elle passe par le respect de la liberté d'autrui. Quant à la notion de dangerosité pour autrui , si elle est souvent liée à celle qui précède et représente l'expression d'un processus mental pathologique, elle peut aussi ne pas dépendre de ce dernier et apparaître en réaction à une attaque ou une agression. A cet égard, remarque Hannah Arendt, « on peut se trouver, dans la vie publique comme dans la vie privée, en face de situations où la rapidité même d'un acte violent peut constituer la seule réponse appropriée… En certaines circonstances, la violence devient l'unique façon de rééquilibrer les plateaux de la justice ».[133]

Une responsabilité sous contrainte

J'en reviens à N. Certes, il y avait le poids des expériences antérieures. Mais avions-nous le droit de projeter sur la situation actuelle l'ombre de ce passé ? Lorsque nous nous sommes présentées chez elle, jusqu'à quel point notre insistance n'a-t-elle pas provoqué sa violence, justifiant alors l'intervention en force qui a suivi ?

Comment, pour ma part, ai-je abordé cette visite à domicile ? Comme une contrainte d'ordre moral, à laquelle j'aurais pu mais ne

---

[133] Hannah Arendt, *op. cit.*, p. 163.

voulais pas me soustraire. Contrainte, parce que je savais qu'elle ne s'effectuerait pas sans violence : violence de la patiente, violence de notre présence et de l'hospitalisation qu'elle allait provoquer, violence des modalités d'une intervention qui ne dépendait plus de moi.

Contrainte également par ma responsabilité à l'égard de N. Contrainte, en outre, par les appels des voisins et une pression morale qui allait croissant. Eux aussi étaient dans une situation précaire : témoins d'un état pathologique suffisamment intermittent pour qu'ils soient seuls à le constater et dans l'impossibilité de se faire entendre. Derrière la violence de leurs appels se dissimulait la peur d'être seuls à affronter cette situation.

Restaient enfin les forces de police, silencieuses et aveugles, pouvant se déplacer et ne rien voir, étrangères à la maladie mentale et à ses manifestations, ayant peur de ce qu'elles ne connaissent pas, peur de l'image négative qu'elles donnent d'elles-mêmes, peur des bavures et des sanctions, évitant donc d'être responsables.

Mon intention, compte tenu des appels réitérés de l'entourage et de ce que je supposais de l'état de N., était donc de faire cesser cette situation, qui la mettait en danger, eu égard à l'interruption de tout traitement, et risquait d'aboutir, à plus ou moins brève échéance, à une pétition ou un dépôt de plainte des voisins.

Une situation comme celle-ci aurait pu durer des semaines encore si nous ne nous étions pas déplacées et n'avions pas forcé sa porte. Forcé, car notre présence signifiait sans doute pour elle l'hospitalisation. D'où une recrudescence de sa violence, manifestation d'un refus mais peut-être aussi d'un appel à sortir de l'impasse, quoique sous la forme d'un déni.

Il est souvent difficile de discerner, dans la véhémence même du rejet de tout soin, l'appel qui s'y dissimule mais ne peut retentir que dans cette forme ultime de violence. En pareille circonstance, elle ne peut qu'attester la gravité d'un état pathologique, qui nécessite des soins immédiats. Et c'est souvent cette présence médicale sur le terrain qui cautionne l'action policière, voire la dédouane de la violence dont elle va devoir faire preuve.

J'ai parlé d'appel, mais il y avait aussi, enfouie en elle, la peur. Peur de la force, peur de l'intrusion et de la façon dont l'équipe de police pouvait faire irruption chez elle, au mépris d'une loi lui interdisant toute effraction et que, dans cette circonstance, elle viola en toute conscience, après s'être retranchée derrière elle.

Mais avait-elle les moyens d'agir différemment ? Face à la montée de violence de N., pouvait-elle se permettre de repartir en alléguant la loi ? Dangereuse pour elle-même, N. le devenait pour autrui. Où se situait alors le respect de sa personne ? Dans l'abstention ou dans ce mode d'intervention ? Face à deux impératifs légaux contraires (respect de la liberté des personnes et des biens mais, simultanément, devoir de porter assistance à personne en danger), l'un des deux ne pouvait qu'être enfreint.

Cette situation, violente pour elle, le devenait aussi pour nous, dans la nécessité de nous *faire violence* pour décider de cette intervention. Violence toutefois de nature différente de celle que subissait N. En effet, elle était davantage de l'ordre de la contrainte professionnelle à laquelle nous nous soumettions volontairement, pour faire cesser une situation que nous estimions dangereuse pour la patiente et préjudiciable pour son entourage. Notre liberté était engagée. Pas la sienne.

Multiples visages de la violence dans ce va-et-vient de deux heures entre les protagonistes de cette scène et N. Il en est un, toutefois, qui, aujourd'hui, m'apparaît plus clairement.

La véritable intrusion, avant celle de la police, a commencé par notre présence, à nous soignants. Là se situe le paradoxe d'une action qui, pour parvenir à un soin, doit d'abord emprunter le chemin de la contrainte, puis de la répression.

Dès lors, notre action était-elle morale, au sens kantien du terme ? Et, pour reprendre ses catégories, était-elle « conforme au devoir et faite par devoir » ?

Si elle me semble avoir été dictée par le devoir de lui porter assistance et de lui donner des soins, était-elle pour autant conforme au devoir, dans la mesure où elle entraîna une effraction qui, elle, n'étant pas légale, n'était pas conforme au droit ? Une action peut-elle encore être qualifiée de *morale*, dès lors qu'elle outrepasse le *droit* ? Le principe qui la régit peut-il alors être érigé en loi universelle ?

Notre intervention ne résiste sans doute pas à la morale kantienne, qui me semble ne pas tenir compte de la réalité du contexte, faisant appel simultanément à des impératifs extérieurs (légaux) et intérieurs (moraux) et se situant hors du principe de non-contradiction kantien. Il est contradictoire, en effet, de transgresser la loi d'inviolabilité du domicile, eu égard au respect de l'intimité et de la propriété de l'individu, eu égard également au respect dû à sa personne.

Ce cas illustre bien un type d'action non admis par Kant, qui pourrait ne pas être « conforme au devoir » mais pourtant « fait par devoir ». Kant fait de la personne une fin en soi. « Agis, nous dit-il, de telle sorte que tu traites l'humanité aussi bien dans ta personne que dans la personne de tout autre, toujours en même temps comme une fin et jamais comme un moyen. »[134]

Puis-je prétendre, en tant que médecin, avoir traité l'humanité aussi bien dans ma personne que dans celle de cette patiente ? Il me semble que, dans le cas présent, les *personnes*, en tant que telles, sont passées au second plan, au profit de *situations* à traiter et que l'*humanité* à laquelle se réfère Kant a été dominée par le poids de la contrainte à laquelle nous n'avons pu nous soustraire. Contrainte qui, selon Kant, constitue une détermination essentielle de la définition du *droit*.

Tout ce qui est injuste, nous dit Kant, est un obstacle à la liberté ; mais si un certain usage de la liberté fait lui-même obstacle à celle d'autrui, la contrainte qui lui est opposée est juste. « En conséquence, la faculté de contraindre celui qui porte préjudice (à la liberté) est immédiatement associée au droit d'après le principe de contradiction. »[135]

Ainsi, la contrainte du droit, souligne H. Frappat, « oppose sa propre violence à tous les actes qui entravent le liberté de chacun ».[136] Contrainte qui, au nom de ce qu'elle juge « juste », prend le risque de s'inscrire dans ce qui est pour Hegel « le cercle de l'injustice », c'est-à-dire d'une violence posée comme première.

Droit sans contrainte ou contrainte sans droit ?

Mais qu'est-ce que le droit ?

« L'ensemble conceptuel des conditions sous lesquelles l'arbitre de l'un peut être concilié avec l'arbitre de l'autre selon une loi universelle de la liberté », répond Kant.[137] L'exercice du droit est donc indissociable de la liberté. « Agis extérieurement, nous dit encore Kant, de telle manière que le libre usage de ton arbitre puisse coexister

---

[134] Emmanuel Kant, *Fondements de la métaphysique des mœurs*, Paris, Le Livre de Poche, 2001, p. 105.

[135] Emmanuel Kant, *Métaphysique des mœurs II, Doctrine du droit*, Paris, GF-Flammarion, 1994, p. 18.

[136] Hélène Frappat, *op. cit.*, p. 220.

[137] Emmanuel Kant, *op. cit.*, p. 17.

avec la liberté de tout homme selon une loi universelle »,[138] à ceci près qu'un certain usage de la liberté, dans la mesure où il fait obstacle à la liberté d'autrui, justifie pour Kant l'emploi de la contrainte. D'où l'équation qu'il pose entre le droit et la faculté de contraindre qui, pour lui, « signifient une seule et même chose ».

Equation qui n'est pas sans danger, car l'on voit immédiatement les dérives auxquelles elle peut conduire. Les systèmes totalitaires reposent précisément sur cette identité. En effet, si un certain usage de ma liberté et de mon jugement est considéré comme faisant obstacle à la façon dont l'Etat considère ce que doit être l'exercice de ma liberté et, surtout, de la sienne, alors tout est justifiable. Dès lors, la faculté de contraindre devient l'expression même du droit, voire le droit même.

Il en va de même dans le domaine de la santé mentale. Bien des hospitalisations sous contrainte se sont effectuées et s'effectuent encore au nom de cette identité implicite du droit et de la faculté de contraindre. Mais droit pour qui ou de qui ? Il est facile de décréter que la liberté d'un patient n'est pas compatible avec celle d'autrui (son entourage, par exemple) en invoquant son état mental et son irresponsabilité éventuelle pour légitimer la contrainte que l'on exerce à son endroit. Combien de placements ont été signés conjointement par un médecin et l'entourage du patient, alors même que l'état de celui-ci ne le justifiait pas mais permettait de le débouter de ses droits et de ses biens en toute impunité !

Eu égard à ce qui précède, l'hospitalisation de N. sous contrainte était-elle justifiée ? L'exercice de sa liberté menaçait celle d'autrui, dans la mesure où il n'était plus sous-tendu par son jugement ni sa raison mais par un comportement qu'aucune loi intérieure ne contrôlait plus.

Restent les modalités de notre intervention : équivoque, échappant au respect de ce « droit strict » kantien.

Toutefois, Kant a prévu un « droit au sens large » « où la faculté de contraindre ne peut être établie par aucune loi ».[139]. Cas, dit-il, « où le droit est douteux » et dont il existe deux sortes : l'*équité* et le *droit de nécessité*. Droit sans contrainte, dans un cas ; contrainte sans droit, dans l'autre. N'est-ce pas en vertu de ce droit de nécessité implicite

---

[138] *Ibid.*, p. 18.
[139] *Ibid.*, p. 21.

que la police, en contradiction avec ce qu'elle avait allégué précédemment, s'est emparée du pied-de-biche du voisin pour entrer chez N. ? Comme s'il s'agissait de cette « violence licite, mentionnée par Kant, envers quelqu'un qui n'en a exercé aucune à mon endroit [140] » (au jet d'eau près...), mais qui, parce qu'elle *pourrait* en exercer une plus importante, rend nécessaire ce type d'action contrevenant à la loi. Contrairement à l'adage habituel, « nécessité n'a pas de loi... ; et cependant il ne peut y avoir de nécessité qui rende légal ce qui est injuste ».[141]

En effet, si rien ne nous autorise à penser que notre action ait été légale et juste, au sens juridique, elle a tenté de *s'ajuster* à une situation singulière dont aucune codification ne prévoyait la complexité.

Je reviens sur le concept de *personne*. Pour ma part, en dépit de la violence de la situation, c'est sans doute le respect de la personne de N. qui a guidé mon action : nécessité de la protéger d'elle-même et de sauvegarder un espace vital qui pût encore être viable à l'avenir, malgré l'hostilité ambiante. Pouvons-nous dire que la personne de N. ait été respectée dans sa dignité comme, d'ailleurs, celle des différents intervenants ?

Chacun, pendant ces deux heures, me semble avoir été plus proche du rôle qu'il *personnifiait*, de l'autorité qu'il représentait, au sens où l'entend Hobbes dans *Léviathan*, que de la *personne*, au sens kantien du terme.

En effet, comment Hobbes définit-il celle-ci ? Il se réfère à l'étymologie latine *persona* : déguisement, apparence extérieure, c'est-à-dire ce qui figure l'homme plus que l'homme lui-même et qui, dans ce sens, s'apparente à la scène. De sorte que, pour Hobbes, la *personne* est indissociable de l'*acteur* et que « *personnifier*, c'est *tenir un rôle* ou *représenter* soi-même ou un autre... ».[142] Il distingue, en outre, l'*acteur,* dont les mots et les actions appartiennent à celui qu'il représente, de l'*auteur*, dont les mots et actions, étant les siens propres, lui donnent *autorité* pour agir.

Dans cette situation, qu'étions-nous d'autre qu'acteurs agissant au nom de l'autorité ou du pouvoir que nous représentions : pouvoir médical, d'un côté ; pouvoir policier et, au-delà, pouvoir de l'Etat, de

---

[140] *Ibid.*, p. 23.
[141] *Ibid.*, p. 24.
[142] Thomas Hobbes, *Léviathan*, Paris, Gallimard, "Folio essais", 2003, p. 271.

l'autre, le premier étant d'ailleurs sous l'autorité du second ? Pouvions-nous agir en notre nom propre ? L'équipe de police a été mandatée par son commissaire, lui-même sous l'autorité du préfet de police.

En tant que médecin, je n'ai été mandatée par personne et la décision de me déplacer m'incombait totalement. J'aurais pu ne pas la prendre : ma responsabilité était couverte par l'autorité médicale (chef de service et, au-delà, services de la préfecture de police, alertés par mon signalement). En outre, dès l'instant où je faisais appel au commissaire de police, je plaçais implicitement notre action sous son autorité. De fait, dès son arrivée, je n'eus pratiquement plus à intervenir en tant que médecin. Cessant d'être *persona*, au sens hobbien, et dépouillant le masque de ma fonction, je pus considérer la scène en tant que *personne*, au sens kantien du terme.

Pour sa part, N. eut-elle la possibilité d'apparaître autrement que comme *malade mentale* en état de crise, tant elle l'était potentiellement dans nos imaginaires respectifs ? Tout était déjà joué et le dénouement déjà connu ! Là réside peut-être la première violence : celle qui, au nom de ce que l'on sait d'autrui, s'empare de son avenir et l'en dépossède, en projetant sur lui l'ombre du passé. Dès lors, l'avenir est pris dans une totalité qui exclut tout infini et qui l'exclut, lui.

Certes, la pathologie de N. existait et nécessitait des soins. Mais ces soins ne pouvaient-ils emprunter que cette voie ?

La veille de cette hospitalisation, je dus en effet me contraindre à décider cette démarche, alors que ma volonté allait résolument en sens contraire. Nul « ciel étoilé au-dessus de ma tête » en cet instant mais une « loi morale » impérieuse, m'enjoignant d'agir et d'aller dans cette direction, en dépit des contradictions morales que je risquais de rencontrer.

Aujourd'hui, face à une situation qui s'est produite à plusieurs reprises et à laquelle, en tant que médecins, nous pouvons tous être confrontés, je ne peux que constater le cercle de violence dans lequel nous sommes pris. Notre seule liberté consiste à choisir de ne pas nous y soustraire, alors même que nous pourrions nous retrancher derrière l'autorité d'une instance supérieure (administrative ou médicale) et, par là même, abdiquer toute responsabilité.

Epilogue

N. sortit quelques semaines plus tard, après avoir reçu un traitement injectable conséquent enrayant la crise. Les symptômes ayant momentanément disparu, il devenait impératif de libérer un lit ! Elle fut donc placée en « sortie d'essai », ce qui signifiait qu'elle pouvait être immédiatement réhospitalisée, si son comportement s'altérait. Ce qui signifiait aussi que, de mois en mois, cette sortie d'essai devait être reconduite, par voie administrative, et demeurait sous l'autorité du préfet de police, seul habilité à lever cette mesure de placement.

Le traitement injectable, dit « retard », rendu nécessaire parce qu'il a une durée d'action d'un mois et évite ainsi les aléas d'un traitement *per os*, fut instauré sans son consentement. Elle me demanda de le modifier, en raison des effets secondaires apparus. Ceux-ci furent enrayés, mais le traitement de fond resta le même : injectable, pour tenter de stabiliser au mieux son état. Apparemment, elle l'accepta. Avait-elle le choix ?

Autour d'elle, le voisinage se calma. Je la vis de nouveau régulièrement. Tout semblait rentrer dans l'ordre, celui d'un neuroleptique-retard !

Mais en deçà, dans l'infrastructure psychique de N., qu'en était-il vraiment ? Elle se réfugiait dans un silence souriant, ignorant toute question personnelle. Sa vie avait repris son cours, son état s'étant, selon la formule, « stabilisé sous traitement ».

Dans les semaines qui suivirent, elle manifesta le désir de se rendre en Serbie, dans sa famille, qu'elle n'avait pas vue depuis trois ans. Réalisant que ce départ était incompatible avec une sortie d'essai, je demandai sa sortie définitive, après m'être assurée que le traitement-retard couvrait la durée du séjour en Serbie.

Sortie qui n'était pas sans risques : risque d'un refus de traitement de sa part à la faveur d'un facteur imprévisible et d'une nouvelle décompensation, risque d'une levée de boucliers de l'entourage si survenait un changement d'état. Tout cela avait certes existé dans le passé, mais celui-ci ne pouvait-il que se projeter inexorablement sur l'avenir, au point de le mettre entre parenthèses, afin de mieux le maîtriser et, éventuellement, de l'annuler ?

Je pris le risque de considérer que son avenir lui appartenait. Son espace de liberté, certes faible, existait, et c'est lui qui dicta ma conduite. N. ne se réduisait pas à la pathologie pour laquelle je dus me résoudre à la faire hospitaliser, contre mon gré et contre le sien !

Elle est un Visage, au sens où l'entend Levinas, qui invoque ou convoque ma responsabilité à son égard, en d'autres lieux. Responsabilité qui est réponse à cet appel et sortie de toute schématisation ou totalisation.

Mais la responsabilité à l'égard d'autrui, telle que la conçoit Levinas, va plus loin. En effet, ce n'est pas seulement ma responsabilité à son égard qui est convoquée mais la « responsabilité de sa responsabilité ». Il l'écrit à maintes reprises : « Je suis responsable de la responsabilité d'autrui », sans aucune contrepartie ni réciprocité.

En tant que thérapeute, quelle est ma position ?

J'estime être responsable de la responsabilité d'autrui, tant que sa responsabilité reste entravée, prise dans les rets d'une pathologie ou d'un fonctionnement psychique qui l'aliène. Ma responsabilité intervient alors pour éveiller, étayer et relayer la sienne, ceci sans conditions ni restrictions. Ce qui ne signifie pas qu'elle se substitue à la sienne, lorsque celle-ci peut enfin prendre place et être assumée. La responsabilité d'autrui, dût-elle s'exercer contre moi, lui appartient.

Avec la patiente dont il est question, je pense en effet avoir été responsable de sa responsabilité et prête à assumer les conséquences des risques que je prenais, à un moment où elle-même n'était pas encore prête à le faire.

Je le fis au nom du désir qu'elle manifestait, au nom de l'autonomie psychique qu'elle retrouvait, bien que celle-ci fût encore vacillante. Mais je le fis surtout au nom du fait que N. est, était Autre, irréductible à ce que je savais d'elle. C'est sur cette altérité que je me fondai pour la laisser partir, même si celle-ci me faisait violence, en me contraignant à passer d'un *pouvoir* ou d'un *savoir sur* à une *dépossession* ou une *démaîtrise*.

Seule la considération de ce Visage peut nous faire sortir de l'aporie d'une situation de violence, telle celle que j'ai relatée. Violence qui se décline à tous les niveaux, où celle du malade mental n'est qu'une des composantes d'une violence beaucoup plus complexe mettant en jeu les institutions responsables de sa santé et de son équilibre psychiques.

Au-delà des contraintes de la morale et du droit, dont ce cas montre les limites, y a-t-il une approche éthique de la violence qui redonne place à la personne, en tant que fin en soi, qu'il s'agisse de celle du patient ou de celle du thérapeute ?

Car celui-ci est dans bien des cas nié dans ce qu'il fait comme dans ce qu'il est, ne pouvant parfois se soustraire à des pressions qui empiètent sur l'autonomie de sa pratique. L'exemple suivant en est l'illustration.

Chapitre deux
De la suggestion à l'injonction

Il est des patients dont le traitement est d'emblée problématique, lorsque la pathologie pour laquelle ils sont suivis se situe au croisement du médical et du médico-légal. C'est notamment le cas de ceux qui ont maille à partir avec la Justice pour des « déviances sexuelles » ou considérées comme telles. Ceux-là font l'objet d'une « injonction de soins » par le Juge d'application des peines, injonction dont ils ont à rendre compte à intervalles réguliers auprès de celui-ci. Ils peuvent être aussi bien suivis dans le secteur public que privé.

En tant que thérapeutes, nous avons, nous aussi, à rendre des comptes à la Justice, notamment par le biais des certificats et ordonnances que nous leur délivrons et qu'ils ont à produire. Qu'en est-il de notre liberté ? Qu'en est-il de la leur, alors même qu'ils ne peuvent faire le choix de cette démarche thérapeutique ?

Il n'est d'ailleurs pas étonnant que, dans bien des cas, elle échoue, le patient n'étant pas conscient de la nécessité de recevoir des soins ou refusant une mesure qui a été prise sans lui. Il s'y dérobe rapidement, en dépit des conséquences que son attitude pourra entraîner.

Certains, néanmoins, s'engagent dans cette démarche dont ils ressentent la nécessité. Une relation peut alors s'établir, qui repose de part et d'autre sur la confiance et non sur le seul respect de la loi. Ils passent alors du régime de la contrainte subie à la contrainte choisie, en dépassant ce à quoi ils sont contraints par un acte qui engage leur volonté propre.

Tout n'est pas simple pour autant. Il reste à entendre les multiples harmoniques de leur pathologie, à la resituer dans le contexte d'une histoire personnelle généralement lourde et, surtout, à lui donner sens, seule façon d'en atténuer, voire supprimer les effets.

Le cas de S. : l'appel à responsabilité

S. est un de ces patients, reçu plusieurs années dans mon cabinet. Il a un passé psychiatrique et pénal relativement lourd. Or, celui-ci s'est encore alourdi après un passage en correctionnelle pour « attouchements sur mineure » qui lui a valu une obligation de soins et une peine de prison ferme en cas de récidive. Mon travail avec lui porte à la fois sur la mise en parole de ses fantasmes sexuels, sur leur sens dans son histoire propre mais aussi sur la mise en place d'un cadre thérapeutique, de limites et d'un rappel fréquent à la loi.

Celui-ci, au nom d'une autorité et non d'un quelconque autoritarisme, est à la fois rassurant et structurant pour lui. A plusieurs reprises, j'ai observé qu'il venait chercher avant tout une écoute sans jugement mais sans complaisance non plus. Ce qu'il cherche également c'est la permanence d'une parole qui, en définitive, convoque sa responsabilité vis-à-vis de lui comme d'autrui, et non sa culpabilité éventuelle. Finalement, il s'agit de tabler sur la conscience potentielle qu'il a de ses actes, même si ceux-ci semblent parfois dominés par le registre pulsionnel. Certes, la marge entre réflexion et pulsion est étroite, mais elle existe.

S. s'exprime avec facilité, est capable de remise en question. Mais il est « invalide », a fait de la prison ferme par le passé, a en outre le gabarit d'un joueur de rugby. Il impressionne, inquiète : sa famille, le voisinage… Il est seul, n'a pratiquement pas de vie sociale, ce qui accrédite la thèse de sa dangerosité potentielle. Sa violence dans le passé l'a conduit en prison et sa conduite présente et future est jugée, voire déterminée, à l'aune du passé.

Il vient régulièrement, établit des liens entre ce qu'il était hier et ce qu'il est aujourd'hui. Jusqu'à maintenant, si j'ai perçu nettement où et en quoi réside sa fragilité, je n'ai jamais vu celle-ci se muer en dangerosité avérée.

Pourtant, au fil du temps, je reçus communication téléphonique et lettres de sa mère, me signalant certains faits, craignant certains actes, me rapportant certains comportements provoquant les réactions du voisinage… Me suggérant même certaines thérapeutiques, avec article de journal sur les médecines nouvelles, sans vouloir bien sûr intervenir dans la prise en charge…

Il est toujours possible de ne pas répondre à une lettre, d'écourter un coup de téléphone. Mais certaines situations sont imprévisibles.

Une femme qui m'était inconnue me téléphona en demandant un rendez-vous. L'heure, matinale, semblait problématique. Néanmoins, elle accepta. A l'heure et au jour fixés, elle ne vint pas. Mais elle m'appela : un problème de batterie l'empêchait de venir d'une banlieue lointaine... En fait, me dit-elle, elle était la sœur de S. et voulait une consultation par téléphone. Ce que je refusai d'autant plus que, outre cette entrée en matière intrusive et trompeuse, la demande de rendez-vous reposait déjà sur une falsification.

Quoique refusant d'accéder à sa demande de consultation par téléphone, je fus contrainte, par son insistance à m'avertir d'éléments concernant la conduite de son frère que selon elle je pouvais ignorer, à l'écouter pour tenter de discerner ce qui était en jeu.

Que mettait-elle en avant ? La violence verbale de celui-ci à l'égard du père et son comportement provoquant à l'égard du voisinage, notamment féminin. Ce dont elle tirait argument pour postuler que son frère « était, disait-elle, un violeur potentiel », qui, en outre, mettait en danger un père dont l'état était précaire. Argumentation dont la force reposait à ses yeux sur le lien établi avec le passé.

Puisque cet homme avait fait de la prison pour avoir gravement agressé son père et que, par ailleurs, il s'était rendu coupable d'un délit sur mineure, il était implicite que toute réaction de sa part ne pouvait qu'être marquée du sceau de la dangerosité, laquelle fondait l'intervention d'un tiers.

Or, en tant que thérapeute, je ne sais d'un patient que ce que je vois et entends de lui, lorsque je le reçois. Je ne peux effectivement affirmer comment il agira, une fois passée la porte de mon cabinet. S'il y a des éléments relativement objectifs qui me permettent d'apprécier, voire d'évaluer si un patient est « dangereux pour lui-même ou pour autrui », il est évident que cette appréciation porte sur un temps extrêmement court. Autrement dit, l'avenir immédiat d'un patient ne m'appartient pas, pas plus qu'il ne lui appartient d'ailleurs. Il est *à-venir.*

Ce qui nous appartient ou nous concerne, l'un comme l'autre, et engage ma responsabilité, en tant que médecin, c'est la relation que nous établissons, support d'une parole, la mienne comme celle du patient. C'est tout ce dont je dispose, indépendamment de l'arsenal chimique, pour discerner, à travers ce qu'il dit, ce qu'il est et évaluer où il en est.

C'est précisément ce que mon interlocutrice mettait en cause au cours de ce coup de téléphone : la faillibilité d'une relation comme sa singularité. Son altérité aussi. Selon elle, j'étais manipulée par son frère, qui ne me disait que ce qu'il voulait bien me dire. En définitive, elle m'enjoignait de modifier ma pratique, en remettant en cause les modalités de la prise en charge psychothérapique comme celle du traitement médicamenteux proprement dit, spéculant, en outre, sur ma culpabilité éventuelle si son frère passait à l'acte…

Que voulait-elle ? Que je fasse enfermer son frère, ce que rien ne justifiait et qui, en outre, n'était pas en mon pouvoir ?

« Enfermer » ne faisait pas son affaire. Mais « placer » dans un foyer… Comme par le passé… Au temps où son frère avait peu ou pas d'autonomie, mais où les proches étaient sans doute plus sereins !

Je remarque, à travers ce cas notamment, que notre marge de manœuvre, en tant que praticiens, est faible et notre marge d'erreur, nulle.

Nous sommes à la fois dans une logique de toute-puissance et de responsabilité totale. En toutes circonstances, nous devons savoir, pouvoir, agir. Endosser, par exemple, la responsabilité d'un internement, alors même que la famille se dérobe à celle qui, dans le même temps, lui incombe. Mais si nous commettons la moindre erreur, nous devenons « coupables », sommes passibles d'attaques, de jugement, de sanctions.

Un glissement s'opère inexorablement de la responsabilité à la culpabilité potentielle des praticiens, de telle sorte que celle-ci dédouane par avance la responsabilité du patient, de la famille et de l'entourage.

Précaution oblige !

Dans le cas présent, quelle fut ma tactique ? Car il faut bien ici parler de stratégie et de tactique, dans la mesure où le « principe de précaution » et le « droit des patients » nous incitent à la prudence et à la contre-attaque.

Je mis fin à ce réquisitoire qui n'avait que trop duré. Mais quelles pouvaient être les suites données par la famille et, pour moi, la position à adopter ?

La question soumise au Secrétaire général de l'Ordre des Médecins, avec état des pressions exercées à plusieurs reprises par la famille, entraîna une réponse laconique et sans nuances : « Faites un courrier au Juge d'application des peines et dessaisissez-vous du dossier. »

Mais ce patient n'est pas un « dossier ». Il est « quelqu'un » que je refuse, au nom de la relation thérapeutique et du travail qui s'est effectué, de laisser sur le pavé. Car la réponse du juge à mon courrier demandera du temps. Que deviendra-t-il en attendant ? Est-il justifié qu'il soit pénalisé par une absence de soins, alors même qu'il se trouve confronté à une « injonction de soins » ?

Une autre possibilité eût été de me mettre en relation ave l'équipe psychiatrique du secteur dont dépendait géographiquement ce patient, afin de lui demander de prendre le relais, sur le plan du traitement médicamenteux en particulier. Restait à tenter de la joindre. Ce que je fis à différentes reprises, sans succès, en sachant, par ailleurs, que le temps d'attente pouvait être, comme partout, de plusieurs mois.

Tout se passe, en fait, comme s'il y avait à assumer deux impératifs : prendre soin d'un patient, d'une part, c'est-à-dire en clair exercer notre profession, et, d'autre part, nous « couvrir » face à d'éventuelles poursuites. Or, cette deuxième nécessité finit par prendre le pas sur la première. Il devient plus urgent de se protéger que de soigner le patient, lequel dans ce « système » n'est plus qu'un épiphénomène, dont on finirait presque par oublier l'existence.

Les « moyens » priment sur la « fin », le « dossier » sur le « patient », la « précaution » sur l'« obligation », le « droit » sur l'« éthique ».

Nous sommes dominés par une médecine sans risques, sans doutes, mais aussi sans choix.

Or, le mien, dans cette circonstance, fut de revoir le patient et de l'avertir des diverses interventions de sa famille, ce contre quoi, avec raison, il s'insurgea. Ce fut aussi de lui proposer de le recevoir avec un membre de sa famille, sa mère en l'occurrence, afin qu'une mise au point et des limites pussent devant lui être formulées à celle-ci, de telle sorte que notre travail se situât hors de toute emprise. Il refusa une consultation à trois mais accepta, en revanche, que sa mère me téléphonât, à un moment que nous fixâmes ensemble et dont il l'avertit.

Cet entretien téléphonique eut lieu. Il me permit d'entendre ce qu'elle avait à me dire de l'état de son fils, qu'elle ne jugeait pas si alarmant que le pensait sa fille. Il me permit ensuite de signifier nettement à mon interlocutrice que je refusais toute ingérence dans le traitement de son fils, qu'il s'agisse d'elle-même ou de qui que ce soit de la famille. Si tel n'était pas le cas, j'aurais à prendre des mesures, en avertissant le Juge d'application des peines, notamment, et les instances psychiatriques de secteur, ce qui, en définitive, pénaliserait son fils, ne serait-ce que parce qu'il aurait à subir contre son gré un changement de thérapeute. En définitive, en assumant ce que je croyais être ma responsabilité à l'égard du fils, j'en appelais à la responsabilité de la mère et, pour une part, à sa liberté ou, plus précisément, à son consentement.

Qu'en a-t-elle entendu ? Aujourd'hui, je l'ignore. L'avenir me révélera si ma position était ajustée à la situation.

Notre pratique en psychiatrie est souvent acrobatique. Car il y a toujours à considérer avant tout le respect, l'autonomie du patient, la confidentialité de son traitement. Mais il y a aussi à prendre en compte sa place dans la société, les répercussions que son comportement peut avoir. Autrement dit, si notre rôle, en tant que psychiatres, est avant tout médical, il est aussi social et moral. Je devrais plutôt dire « éthique », car il implique une justesse d'attitude plus que la conformité à des prescriptions qui, dans bien des cas, d'ailleurs, n'existent pas. C'est nous qui avons à créer jour après jour ce que doit être notre éthique, en fonction de ceux que nous rencontrons et d'une histoire chaque fois singulière. Seul doit nous guider le respect inconditionnel de ce qu'ils sont en tant que personnes. Or, cette considération ne peut s'exercer sans nuances.

Responsabilité ou conviction ?

Entre les deux pôles de l'éthique, tels que les pense Max Weber (in *Le savant et le politique*), « éthique de conviction », d'une part, et « éthique de responsabilité », d'autre part, sur quoi notre action se fonde-t-elle ?

Doit-elle rester « indifférente aux conditions concrètes de l'existence temporelle et aux conséquences de ses choix »,[143] comme le souligne J-F. Mattéi dans son ouvrage : *La crise du sens*, et tendre ainsi vers une « éthique d'obligation » ou « de conviction », plus proche de l'Idée du Bien que du bien lui-même, du modèle que du réel ? Ou bien, à l'inverse, doit-elle renoncer à toute modélisation et endosser le risque toujours possible d'erreur, en déterminant au cas par cas comment décliner au plus juste notre responsabilité face à des hommes et des situations toujours singuliers ?

Alors qu'une éthique de conviction se fige dans le respect inconditionnel des principes sur lesquels elle se fonde, l'éthique de

[143] Jean-François Mattéi, *La crise du sens*, Paris, Editions Cécile Defaut, 2006, p. 95.

responsabilité est capable de les transgresser, lorsque, de moyen, ils deviennent une fin s'exerçant au détriment de celui ou ceux qu'ils sont censés respecter et servir.

L'éthique de conviction privilégie le dogme ; l'éthique de responsabilité est au service de l'homme. Certitude d'un côté ; questionnement de l'autre. Il y a une « opposition abyssale » entre les deux attitudes, souligne Max Weber.

Pourtant, ajoute-t-il, « aucune éthique au monde ne peut négliger ceci : pour atteindre des fins "bonnes", nous sommes la plupart du temps obligés de compter avec [...] des moyens moralement malhonnêtes ou pour le moins dangereux et [...] la possibilité ou encore l'éventualité de conséquences fâcheuses ».[144] Or, aucune éthique ne peut nous dire non plus « à quel moment et dans quelle mesure une fin moralement bonne justifie les moyens et les conséquences moralement dangereuses ». [145]

J'en reviens à l'exemple précédent. La réponse du Conseil de l'Ordre me semble s'inscrire davantage dans la perspective d'une éthique de précaution et de conviction, ne tenant pas compte d'un paramètre essentiel : le patient lui-même. Sa position va dans le sens de la tranquillité et du confort moral. Pas de risques ni de perte de temps. A l'opposé, une prise de décision effectuée à partir du patient et de ce que je pense être le plus juste pour lui ne me met à l'abri d'aucun faux pas ni ne me donne aucune certitude. Mais c'est pourtant celle qui me semble respecter le mieux ce qu'il est.

Si la « conviction » conforte et rassure, la « responsabilité » engage en s'ouvrant à un avenir qu'elle ne maîtrise pas.

Comme dans l'exemple de l'internement, cité précédemment, survient toujours un temps charnière dans des prises en charge difficiles : celui où l'on se trouve au carrefour de la morale et du droit. Une décision médicale peut parfaitement se cantonner dans les limites du droit : droit du patient ; droit du praticien. Encore qu'il me semble difficile de dissocier droits et devoirs du praticien. Il y a là une asymétrie évidente entre un patient et lui, qui passe par la responsabilité du praticien à son égard.

A cause de cette responsabilité morale qui, comme le dit Levinas, nous « assigne », que nous le voulions ou non, nous ne pouvons, dans

[144] Max Weber, *Le savant et le politique*, Paris, Plon, « 10/18 », 2002, p. 207.
[145] *Ibid.*, p. 207.

bien des cas, nous estimer quittes à l'égard du patient. Car elle implique toujours un pas de plus, un changement de registre, comme le renoncement à une certaine tranquillité. Le *daïmon* (destin) de l'homme, et donc du praticien, est bien l'*êthos*, *daïmon* qui certains jours se fait « génie » ou « démon » en s'ingéniant à bousculer l'ordre établi.

Chapitre trois
Les visages de la violence

Dans le champ de la santé mentale, la violence, aujourd'hui, est partout, qu'il s'agisse du rapport du patient à lui-même, à travers la pathologie ou, plus encore, le mal-être qu'il exprime, de sa relation à autrui, de la façon dont, nous soignants, y répondons ou des impératifs institutionnels auxquels nous sommes soumis. En outre, elle se manifeste aussi bien par excès, c'est-à-dire par des signes repérables, objectifs, que par défaut, d'une façon insidieuse ou masquée, et devient, dès lors, plus difficile à identifier.

Il s'agit donc de laisser apparaître ces différents visages et de discerner ce qu'ils ont à nous dire, sur nous-mêmes et autrui.

L'addiction : figure du vide

Que ce soit en milieu intra ou extra-hospitalier, si, dans nombre de cas, la violence emprunte la voie d'états délirants, confus, ou de troubles du comportement, à travers lesquels le patient exprime son impossibilité d'entrer en contact avec le monde extérieur autrement que sur ce mode, celui d'une agression patente d'autrui ou de soi-même (l'exemple de N. en est l'illustration), elle prend aussi, pour se faire jour, des voies plus détournées.

Aujourd'hui, la violence des patients m'apparaît plus comme étant de l'ordre du retrait ou du repli sur soi, de l'intériorisation d'un processus pathologique qui concerne avant tout le rapport à soi. Et ce rapport est souvent marqué par l'absence, le manque, le vide. Vide de repères affectifs, familiaux, culturels, sociaux ; vide de structure intérieure ; vide de parole, de relation, de désir, d'élan vital et souffrance d'éprouver ce vide. On pourrait observer que la violence s'inscrit déjà dans la force de ce *rien* qu'aucune aspérité ne paraît entamer.

Un certain nombre d'entre eux viennent d'ailleurs nous consulter sans savoir précisément pourquoi. Ils savent seulement qu'ils sont en manque, même si ce manque est flou. Toutes affaires cessantes, ils débarquent dans les centres ou cabinets de consultation pour que nous les aidions à vivre.

La question de V. Von Weizsäcker : « Où vous manque-t-il quelque chose ? » trouve ici tout son sens. C'est d'eux-mêmes qu'ils manquent, de leur impossibilité à être et à être ce qu'ils sont. Mais cela, ils l'ignorent.

Aussi établissent-ils diverses stratégies pour combler ce vide. Ils se remplissent de tout ce qui passe à portée de main, de bouche ou d'oreille. La violence du symptôme, aujourd'hui, n'est plus d'abord ou seulement psychologique. Elle est existentielle.

Les conduites addictives, qu'elles soient liées à l'alcool, la drogue, la nourriture ou au besoin compulsif de se remplir de sons ou d'images, sont marquées du sceau de cette inexistence *en soi* et *pour soi* et de l'impossibilité d'entrer en relation avec autrui. Si toutes se traduisent par une dépendance psychique, certaines y ajoutent une dépendance physique où le corps n'apparaît plus seulement comme réceptacle de ce qui va combler le manque mais comme objet d'attaque du comportement addictif lui-même. En tant que tel, il devient l'ennemi à abattre, l'objet, sinon d'une haine implacable, du moins d'une violence extrême retournée contre soi, faute d'avoir pu être exprimée et entendue ailleurs.

A cet égard, le rapport à la nourriture est particulièrement éloquent.

La vie de V., jeune femme d'une trentaine d'années, a, depuis l'enfance, été prise dans l'étau de deux interdits parentaux : celui d'un père impulsif et violent, physiquement et verbalement, dont l'injonction était la suivante : « Tais-toi ! Tu n'as rien à dire ! » L'interdit maternel était, quant à lui, d'ordre alimentaire, la restriction systématique à laquelle elle était soumise étant là pour combattre un excès de poids et renvoyant elle-même, une génération plus tôt, à l'impératif auquel la mère de V. avait dû se conformer, émanant de sa propre mère : devoir d'être mince et, pour ce faire, de suivre un régime alimentaire. La mère de V. n'a jamais eu, semble-t-il, de difficultés à ce sujet, mais elle a eu constamment sous les yeux l'image d'une mère qui, elle, en avait et luttait contre elle-même, soumise aux frustrations qu'elle s'imposait.

V. a donc grandi avec un double interdit affectant la parole et la nourriture. Elle n'a jamais eu le loisir de choisir ni de goûter ce qu'elle absorbait. Vivant dans une privation constante, elle avait devant elle l'image idéalisée d'une mère toujours mince, quoi qu'elle fît, et d'un frère à qui tout était permis en matière alimentaire, puisqu'il ne prenait pas de poids.

L'idée fixe de V. devint rapidement de manger ce qui lui était interdit et d'en ressentir du plaisir, d'où une culpabilité intense, dans la mesure où elle transgressait un interdit.

A partir de quels modèles parentaux s'est-elle structurée ? Celui d'un père violent avec lequel aucun dialogue n'était possible et qu'elle haïssait et d'une mère ne lui donnant d'autre repère qu'un interdit alimentaire. Pour le reste, aucune limite ne lui était donnée. Aucune écoute ni dialogue véritables, si ce n'est sous une forme paradoxale : « Tu peux sortir cet après-midi...Mais si tu sors, tu n'auras pas fait ce que tu avais à faire » (en matière scolaire, par exemple).

V. a vécu dans l'espoir jamais comblé d'une attention et d'un soin réels de la part de sa mère. Elle a intériorisé la violence de son père, les interdits reçus, tout en luttant contre eux, sur un mode particulièrement ambivalent et violent.

V. est partagée entre un idéal de soi intériorisant implacablement l'injonction maternelle et grand-maternelle (c'est-à-dire le devoir d'être mince) et une pulsion quasiment compulsive la contraignant non seulement à manger mais à acheter nourriture et vêtements, au point d'encombrer son appartement et de l'empêcher de s'y mouvoir.

Adulte, elle a oscillé, des années durant, entre des périodes de régime alimentaire inflexible imposé par des nutritionnistes ou par elle-même et des périodes qui, échappant à son contrôle, entraînaient une reprise de poids et une perte d'estime non pas de soi mais de l'image de soi.

V. ne peut vivre par elle-même et dépend totalement du regard d'autrui, que ce soit dans sa vie professionnelle ou personnelle. Ses relations sentimentales ont été marquées par une soumission aux hommes qu'elle rencontrait excluant tout respect d'elle-même ou, à l'inverse, par un mépris total à leur égard, la mettant dans la position que son père lui avait fait subir ou répétant avec autrui ce qu'elle-même avait subi. La haine ressentie à l'égard de son père est devenue haine d'autrui et de soi, méfiance à l'égard du monde extérieur ressenti comme hostile mais aux exigences duquel elle éprouve pourtant la nécessité de se plier, notamment dans le monde professionnel, eu égard à l'ambivalence qui régit tous ses actes.

V. n'a connu sur ce plan qu'une instabilité due à la succession de contrats à durée déterminée ou à la brutalité d'un licenciement ne lui faisant envisager son avenir que sous le sceau de l'échec.

Lorsque je l'ai connue, elle était au chômage depuis plusieurs mois et plongée dans un état dépressif l'immobilisant totalement. Elle me dit : « J'ai déjà vu trois psychothérapeutes. Le dernier m'a mise à la porte. Vous êtes la dernière que je voie. »

Son entrée en matière sonnait comme une nouvelle injonction (« là où les autres ont échoué, je vous somme de réussir ») mais aussi comme un ultime appel.

Mon travail avec V. fut d'emblée éprouvant, du fait de cette dépendance de sa part à une image d'elle-même idéalisée dont elle ne pouvait décoller et de la violence interne simultanément déployée pour la détruire.

Idéal d'un côté, pulsion de l'autre, ambivalence annulant au fur et à mesure toute avancée.

Elle retrouva pourtant rapidement du travail, se battit plusieurs mois pour faire transformer son CDD en CDI, condition nécessaire pour pouvoir déménager et trouver un appartement dans lequel elle pût enfin être chez elle. Position tout à fait défendable, à ceci près que le premier habitat, le premier *êthos*, me semble-t-il, est d'abord intérieur et commence par le rapport ou la relation à soi, même si le contexte extérieur n'est certes pas négligeable.

L'obtention d'un travail stable et d'un appartement qui lui convient n'ont en rien fait évoluer les positions stratégiques de V. Au contraire. Tout se passe comme si son ambivalence reculait au profit non plus d'une idéalisation mais d'une destruction de soi, à travers la violence d'une pulsion enfin libérée. En effet, V. a renoncé à toute restriction sur le plan alimentaire, cédant au besoin irrépressible d'absorber de la nourriture, en quantité, dit-elle, et en qualité. Car, pour elle, la nourriture est un plaisir devenu une fin en soi. Puisqu'elle ne peut accéder à l'image d'elle-même espérée, elle mange, en sachant les risques qu'elle encourt.

Le rapport qu'elle a avec son corps est un rapport de force. La prise de poids est telle qu'elle a maintenant un retentissement sur le plan locomoteur et exclut non seulement tout effort physique (donc, toute activité sportive) mais rend, en outre, la marche difficile. D'où un retentissement également sur le plan général et une fatigue excessive.

V. a pu identifier que ce corps, tel qu'il est, est un bastion qui la protège des autres, mais qui, loin de la protéger d'elle-même, la laisse au contraire livrée à la violence de la pulsion qui l'agit.

Parallèlement, dans le domaine professionnel, sa conduite est auto-agressive. Soumise aux pressions d'une surcharge de travail qu'elle ne parvient pas à assumer, elle fuit un certain nombre d'obligations et se met ainsi dans une position d'échec et de licenciement, qu'elle prévoit d'ailleurs. Situation qu'elle a connue et qu'elle prend le risque de répéter.

Il y a dans tout son mode d'être actuel une attitude suicidaire, masquée sans doute mais présente, derrière laquelle résonne encore un appel : appel à sa mère, demande qu'elle s'occupe d'elle. Mais, simultanément, il y a aussi, notamment à l'égard de la thérapeute que je suis, le désir sans doute inconscient de faire la preuve de mon impuissance à l'aider. Ultime violence à son égard et au mien.

« L'essentiel de la violence, écrit D. Sibony, concerne notre impuissance, qu'elle révèle. »[146] A quoi cette impuissance renvoie-t-elle ?

D'abord et surtout, me semble-t-il, à celle du patient à rencontrer l'Autre en soi et hors de soi. L'autre, en tant que tel, est menaçant. Mais, simultanément, il est nécessaire. L'enfant ne peut pas se construire sans Autre. Aussi s'édifie-t-il en fonction des modèles parentaux qu'il a sous les yeux, même s'ils sont pathologiques ou pathogènes. Sa vie psychique s'organise des années durant de façon souterraine ; le plus souvent, comme pour V., en intériorisant ces modèles, de telle sorte que l'identité qui en résulte ne peut être qu'une identité d'emprunt ou « pseudo-identité ». « Pseudo », car elle se situe du côté du « même » et non pas de l'« Autre » que soi. Plus tard, l'adolescent, puis l'adulte, ou bien s'inscrivent dans la répétition de ce schéma et transmettent à la génération suivante cette réplication du *même* ou bien tentent d'en sortir par la voie du symptôme, lequel est à considérer non seulement comme signal d'alarme mais aussi comme signe de vie. La violence du symptôme est toujours là pour nous indiquer une rupture dans la chaîne de transmission, un défaut de parole et de symbolisation.

V. illustre bien cela. Depuis toujours, elle est hors de toute parole, comme ses parents l'ont été avant elle, son père, face à son propre père, et sa mère, face à la sienne. Sa propre parole n'ayant droit de cité

[146] Daniel Sibony, *Violence*, Paris, Seuil, 1998, p. 136.

avec aucun de ses deux parents, son corps prend le relais. Il prend la place du manque : manque d'attention, de respect, d'amour des parents. Manque des limites que les parents n'ont pas su donner. A leur place, deux interdits meurtriers : « tu ne parleras pas » ; « tu ne mangeras pas », ce qui pourrait se traduire par : « tu ne vivras pas. Tu n'as pas le droit d'exister en tant que toi-même ». Ce que V. rencontre en elle, ce n'est pas elle, c'est le désir intériorisé des parents qu'elle soit autre que ce qu'elle est.

Pour D. Sibony, « la violence est une brusque réduction d'altérité, par résistance à l'Autre ou irruption de l'Autre ».[147] Résistance à l'Autre dans la mesure même où il fait irruption. La difficulté vient ici du fait que cette résistance à l'Autre, pour V., s'accompagne malgré tout encore de la nécessité de s'y conformer, par peur de le perdre, de perdre en l'occurrence sa mère et un amour auquel elle ne peut renoncer, seul capable de combler ce vide. Il y a là une séparation impossible, que V. paie, sinon de sa vie, du moins de son droit à vivre. Et, du même coup, elle ne peut accéder ni tracer en elle un passage à sa propre altérité, à ce qui pourrait la faire véritablement autre pour elle-même, face à un espace vierge, non pas à combler mais à habiter.

V. ne veut pas d'une altérité qui pourrait la conduire à regarder différemment la violence qui l'habite, à prendre le risque de la laisser s'exprimer par des affects ou des mots. Il y a une violence de l'altérité mais aussi une altérité dans la violence dont elle n'entend plus rien. Sans doute est-il moins menaçant pour elle de s'enfermer dans ce corps que d'ouvrir une brèche dans l'édifice, qui mettrait en danger son identité. Comme si cette violence qui l'habite, en se déployant hors d'elle-même, la menaçait d'effondrement, alors qu'elle pourrait être une force vitale mise au service d'une élaboration et d'une restauration psychiques.

En définitive, elle a mis fin brutalement au travail que nous avions entrepris. Passage à l'acte violent, par téléphone, pendant un temps de consultation au cours duquel, elle le savait, je ne pouvais lui parler.

Une fois encore, V. échappe à toute mise en parole. Quel sens donner à cette échappée qui me fait violence, en soulignant mon impuissance ? C'est sans doute ce qu'elle voulait ou plutôt ce que l'ambivalence qui l'habite cherchait depuis le début : solliciter mon aide tout en faisant la preuve que celle-ci n'était pas possible. Mais

[147] Daniel Sibony, *op.cit.*, p. 141.

peur peut-être aussi que, face à elle, je ne « fasse pas le poids », au sens strict du terme, et que sa violence, en s'exprimant, ne risque de me détruire. D'où la nécessité de fuir.

Supposition qui demeure sans réponse...Si, comme l'écrit Sibony, la violence « se maintient [...] comme question radicale sur le sens »,[148] celle de ce départ sonne comme un appel auquel, seule, je ne peux donner sens.

Appel ou refus de toute transmission, de toute rencontre ? La violence apparaît ici comme pour « prouver qu'il n'y a pas d'Autre ».[149] Je n'ai pu sans doute être cette Autre pour V. En revanche, la violence même de son départ me rappelle la radicalité de son altérité et de sa liberté, laquelle questionne la mienne et la confronte à son impuissance. Comme le dit Levinas, « je ne peux plus pouvoir».

Telle est la seule réponse que, en tant que thérapeute, je puisse énoncer.

La pratique nous montre à quel point, pour nombre de patients, ces mots de Ricœur : « soi-même comme un autre » n'ont pas droit de cité. Il n'y a pas de rapport à soi, parce que le *soi* fait défaut. Et, du même coup, l'*autre* aussi. On pourrait ajouter que le sujet, dans sa double acception d'*ousia* et d'*hupokeimenon*, au sens où nous les avons définis précédemment, fait défaut. Il semble être devenu étranger à lui-même, « rendu autre », « aliéné ». Notre travail, à nous thérapeutes, consiste à tenter d'instaurer ou de restaurer un *soi*, c'est-à-dire un *êthos* habitable. Entreprise souvent utopique, le cas de V. le révèle.

Nous ne sommes pas ici dans le registre de la maladie mentale, en tant que dysfonctionnement cérébral ou psychique, mais d'une maladie de l'être. Ce qui est en jeu, c'est la capacité à être, le « pouvoir-être » du patient. Notre tâche a pour but de « susciter » celui-ci, en tablant sur des « potentialités » d'être, au sens où l'entend Aristote dans sa *Phusis*, là où il semblait n'y avoir rien. Et pour ce faire, notre « être-thérapeute » tient lieu de support entre le patient et lui-même. C'est lui qui, en l'aidant à accéder à ce qu'il est en tant que sujet, lui permet de passer de l'aliénation (privation de soi) à l'altérité

---

[148] Daniel Sibony, *op. cit.*, p. 150.
[149] *Ibid.*, p. 141.

(mystère pour soi). Or, je ne perçois précisément ce mystère que parce que j'ai conscience de mon existence.

Parfois, cette absence de soi pour soi révèle un tel manque qu'il semble que l'ultime moyen d'affirmer son existence ne puisse se faire que par le biais du suicide, dont les modalités sont souvent d'une violence extrême, à la fois dirigée contre soi et contre autrui. Le corps devient l'objet d'une haine inextinguible, radicale, comme s'il devenait le réceptacle d'une force vitale qui n'a pu trouver d'autre expression que ce retournement définitif contre soi.

Le suicide comme événement

Depuis toujours, l'acte suicidaire revêt des modalités diverses. Certains patients mettent parfois au service de leurs pulsions destructrices l'imagination, voire l'inventivité, qu'ils n'ont pu utiliser pour vivre. Il y a une gradation dans la violence du geste suicidaire, qui apparaît dans le mode choisi, mais aussi dans la répétition de l'acte suicidaire et qui marque un tournant dans le rapport à soi et au corps.

La première tentative est souvent médicamenteuse. Elle est là, fréquemment, pour signifier l'impasse dans lequel se trouve celui qui effectue ce geste : absence d'écoute, de rencontre véritable ou confrontation soudaine à un événement intolérable (rupture sentimentale, deuil, perte d'un travail…) Celui qui « passe à l'acte » n'a plus d'interlocuteur ou d'accès à la parole pour dire sa souffrance. Aussi agit-il et cet acte est en soi violent, mais il laisse intact le corps. Comme s'il lui laissait une seconde chance et qu'un espace vital intérieur fût encore conservé.

Que disent d'ailleurs les patients, lorsqu'ils reprennent conscience ? « Je voulais seulement dormir, ne plus me réveiller. » C'est souvent à cette occasion qu'une première démarche auprès d'un thérapeute ou d'un service psychiatrique s'effectue. Celle-ci peut être décisive et représenter le début d'un processus de restauration du rapport à soi et à autrui. Elle peut aussi, à l'inverse, être marquée par la répétition de passages à l'acte suicidaires mettant en échec le processus thérapeutique ou signifiant, sinon son insuffisance, du moins son inadaptation à la situation présente. Un pas semble alors franchi dans la violence exercée à l'égard de soi. C'est à ce moment que la tentative de suicide change de modalité et d'intensité.

Les médicaments ne sont plus suffisants. Il faut leur adjoindre autre chose : soit un produit plus toxique (produits ménagers, insecticides, dose d'alcool importante...), soit s'attaquer au corps, non plus seulement de l'intérieur (par absorption) mais de l'extérieur (par phlébotomie, mutilations, strangulation...), soit d'une façon plus radicale encore en mettant ce corps à mort sous le regard d'autrui, comme pour le prendre à témoin et l'impliquer dans ce cercle de violence (défenestration, précipitation sous un train ou une rame de métro).

Un garçon de vingt ans, suivi depuis plus d'un an, fit en quelques jours deux tentatives de suicide, après une fugue dans le sud de la France : l'une, médicamenteuse, l'autre, en enroulant une corde autour de son cou dont il fixa l'autre extrémité à la poignée de porte d'une chambre d'hôtel dans laquelle il s'était retranché.

Dans bien des cas, tout se passe comme si la violence libérée par ce raptus suicidaire revenait comme en boomerang à son auteur, le terrorisant et le fascinant simultanément ; comme si elle devenait une fin en soi, preuve ultime de son existence et du pouvoir qu'il a sur elle. Pouvoir sur sa mort, faute de l'avoir eu sur sa vie.

Cette violence dirigée contre soi réactualise souvent une violence bien plus ancienne, celle du milieu familial, qu'elle se soit exercée par le biais d'une maltraitance physique ou psychique ou par celui d'un rejet radical. Tel était le cas du patient mentionné, quêtant tout signe d'attention et d'amour d'une mère qui le rejetait, quoique sur le mode de la dénégation, mais qu'il préservait en l'idéalisant totalement. Certains membres de l'équipe soignante du service dans lequel F. était suivi l'avaient à plusieurs reprises rencontrée. Plusieurs d'entre nous ressentaient que, en deçà de ses protestations d'amour à l'égard de son fils, se dissimulait le souhait de s'en voir débarrassée. Ce qu'il réalisa quelques semaines plus tard. La violence de son geste ne faisait que traduire celle de sa mère mais aussi celle qu'il ne pouvait lui adresser et qu'il retournait implacablement contre lui. Plus tard, il entrevit que sa mère ne l'aimait pas, mais cette prise de conscience n'alla pas plus loin. Sans doute risquait-elle d'avoir des effets meurtriers sur une identité tant bien que mal structurée sur une illusion. Dans un tel contexte, la chute de celle-ci peut signifier l'effondrement de l'identité. Ne reste plus alors que l'enfermement dans le symptôme, lorsque celui-ci demeure le seul îlot d'existence possible, ou le passage à l'acte suicidaire.

Du point de vue thérapeutique, cela signe notre impuissance. Il est des situations où, comme l'écrit Levinas, nous ne « pouvons plus pouvoir ».[150] Echec de notre volonté de puissance, si tant est qu'elle existe, de notre volonté tout court. Nous ne pouvons ni pouvoir ni même vouloir. L'exemple que je vais rapporter en est l'illustration.

Il y a quelques années, une psychiatre de mon service m'adressa un patient qu'elle suivait sur le plan médicamenteux depuis quelques mois, après une tentative de suicide qui l'avait conduit en hôpital psychiatrique. Elle-même, me dit-elle, n'avait pas suffisamment de temps pour l'écouter. Or, elle avait conscience qu'un temps d'écoute important lui était nécessaire.

Je le reçus, peu après. Histoire marquée d'emblée par la violence : celle d'un père autoritaire, maltraitant, avec lequel, semble-t-il, aucun dialogue n'avait jamais été possible. La mère laissait faire, apparemment soumise aux diktats du père. P. n'avait plus alors de contacts avec sa famille, excepté, de loin en loin, avec sa sœur cadette.

Il vivait depuis vingt-trois ans dans une relation de dépendance affective à laquelle il voulait mettre fin. Mais il ne le pouvait pas, l'ami avec lequel il vivait refusant la séparation et le menaçant de suicide. Pour échapper à cette menace, P. effectua une première tentative de suicide, médicamenteuse, puis une seconde, médicamenteuse également, peu de temps après qu'il m'ait été adressé.

Dans les semaines qui suivirent, nous eûmes à décoder l'un et l'autre le sens de cette violence dirigée contre lui-même, le lieu où elle trouvait son origine et la façon dont elle se manifestait dans la relation qui l'enfermait depuis des années. Relation qu'il n'avait pas véritablement choisie mais subissait, soumis comme lorsqu'il était enfant au désir d'autrui sans avoir jamais pu rencontrer le sien.

P. se trouvait alors à un carrefour possible. Il voulait vivre, sortir de cette dépendance. Mais, pour cela, il fallait qu'il affrontât le conflit et la rupture, dans un mouvement d'expression et non plus d'intériorisation mortifère, qui reproduisait ce qu'il avait connu, enfant.

Professionnellement, P., fonctionnaire de l'Etat, avait alors une mission temporaire d'accueil et d'aide aux personnes en difficulté, dans laquelle il s'investissait totalement et donnait toute sa mesure. Ce

[150] Emmanuel Levinas, *Le temps et l'autre*, Paris, PUF, « Quadrige », 2001, p. 62.

travail le mettait provisoirement à l'abri en lui permettant de rencontrer autrui, à travers les plus démunis, et d'être à son tour reconnu par lui.

Dès la première rencontre et dans les semaines qui suivirent, je fus frappée par l'intensité et la densité qui émanaient de sa personne. Il y avait en lui un être de feu, mais dont la force de vie était en partie jugulée. Sans doute fallait-il qu'elle fût contenue, pour qu'elle ne lui revînt pas comme une force meurtrière, risquant d'annihiler autrui et de l'annihiler, lui. C'est ce dont il me fit la remarque à plusieurs reprises : « Personne ne veut de ce que j'ai à donner. »

J'avais sous les yeux quelqu'un d'affamé, en quête d'amour, dont le regard ne me lâchait pas, éprouvant mon silence comme la moindre de mes paroles, m'éprouvant, moi, m'assignant, comme le dit Levinas, à responsabilité. Je ne sortais pas indemne de ces entretiens, marqués par l'urgence, la nécessité de ne pas passer à côté. Nécessité d'une présence sans faille…

La mission de P. s'acheva quelques mois plus tard et ne fut pas prolongée, en dépit de ce qu'il souhaitait. Il n'avait alors aucune perspective de travail intéressante, si ce n'est celle de se voir muté dans un service administratif, ce qu'il refusait. Commença alors une phase dépressive que seule sa tâche professionnelle avait permis jusque-là d'éloigner. Dépression accrue par le poids de la fatigue et de la désillusion, mais aussi par l'impossibilité de sortir de l'impasse relationnelle dans laquelle il se trouvait.

P. adressa sa lettre de démission à sa hiérarchie. Il avait, peu après, un long temps de vacances qu'il projetait de passer en Asie du Sud-Est, dans un lieu qu'il connaissait.

Peu de temps avant de partir, il me dit un soir très discrètement : « Je ne continue pas », réflexion que j'entendis sans en mesurer toute la portée. Huit jours plus tard, la semaine de son départ en Asie, alors que je compulsais mon agenda, il précisa : « Ma décision est prise. Je ne reviendrai pas. » Et comme je tardai à comprendre : « Ne me donnez pas d'autre rendez-vous. »

Le sens de ces mots : « ma décision est prise » s'imposa brutalement. Cette décision était celle de sa mort, qu'il avait programmée durant son séjour en Asie. En quelques secondes, la réalité m'apparut : celle d'un suicide auquel je ne pouvais rien. Il y eut un débat intérieur, une lutte contre le choc de cette annonce, dont il perçut la trace, puisqu'il observa : « Je sais que ce que je vous dis est violent. Mais la mort est pour moi un apaisement. »

Ce qu'écrit Levinas à propos de la mort, comme « fin de maîtrise », comme « événement que nous n'assumons plus » et qui échappe à tout projet, est vrai de celle du sujet comme de celle d'autrui. Mort dont l'approche indique « que nous sommes en relation avec quelque chose d'absolument autre, […] dont l'existence même est faite d'altérité ».[151]

Ce soir-là, pour la première fois, face à ce patient, je rencontrai le fait de la mort d'autrui, de son suicide, non pas comme une éventualité, un risque à venir, hypothétique, mais comme une réalité imminente. Elle était là et m'imposait, durant le temps limité de cet entretien, une présence, inconditionnelle. Une résistance intérieure dut lâcher prise pour accéder à cela. Je me souviens de cette question tacite : « Que puis-je faire ? » Il ne s'agissait plus toutefois de *faire* mais d'*être* là.

P. eut cette parole surprenante : « Je vous ai rencontrée trop tard… » Pourquoi trop tard ? Est-ce la raison qui m'incita à lui proposer un autre rendez-vous deux jours plus tard, veille de son départ en Asie ? Il accepta.

Au cours de l'entretien suivant, la détermination de P. m'apparut moins évidente. Avant de partir, il me demanda en effet un rendez-vous peu après son retour d'Asie. Deux semaines s'écoulèrent.

Vint le jour de son retour. Viendrait-il ? Il arriva avec dix minutes de retard, dix minutes de tension, puis de soulagement, lorsque la sonnette retentit.

Séjour en Asie difficile, marqué de phases de désespoir et d'attente. Il revenait pourtant avec le projet de rencontrer sa supérieure hiérarchique, sa lettre de démission ayant été refusée, pour une proposition de poste. Projet aussi de faire évoluer sa situation sur le plan relationnel.

A la fin de l'entretien, il sortit d'une boîte que je n'avais pas remarquée des gerbes d'orchidées rapportées d'Asie. Geste de gratitude à mon égard, dans lequel je crus lire également un désir de vie…

La semaine suivante, P. allait mieux. Son projet professionnel prenait corps. L'entretien avec sa supérieure lui avait fait prendre conscience que son travail et sa personne étaient reconnus. Le profil de poste qui lui était proposé correspondait à ce qu'il souhaitait. Un point d'ancrage se dessinait. La tonalité de l'entretien paraissait moins sombre qu'elle l'avait été un mois plus tôt.

---

[151] Emmanuel Levinas, *op. cit.*, p. 63.

Deux semaines plus tard, à mon retour de vacances, quelques minutes avant la reprise de mes consultations, un appel de son ami m'avertit que P. ne viendrait pas à son rendez-vous, ce même jour. Il s'était suicidé l'avant-veille, par pendaison sur la voie publique, après absorption de médicaments. Une enquête de police était en cours. L'incinération aurait lieu la semaine suivante. J'eus très peu de détails sur ce qui avait précédé son geste.

La consultation reprit, dans un état second, sous le choc d'un événement que je n'avais pas vu venir. Pas plus que la première fois. Mais cette fois était décisive.

La réalité de cette mort était inhabitable, telle quelle. Professionnellement, j'avais eu auparavant affaire à des tentatives de suicide, jamais à un suicide réussi. Entendant des confrères relater la mort de certains patients, je m'interrogeais sur la façon dont ils pouvaient assumer cette mort, vivre avec elle. Avec quel sentiment intérieur ? Echec, impuissance, culpabilité ?

Tout thérapeute est mis au pied du mur par le fait du suicide, car nulle récupération n'est possible, de l'ordre d'un *pouvoir* ou d'un *savoir sur*.

Quoi que nous croyions savoir, l'acte suicidaire, fondamentalement nous échappe. Mais il faut toutefois dissocier « suicide » et « tentative de suicide ».

Si celle-ci met en acte le désir de mourir, dans bien des cas, elle représente simultanément et souvent davantage le désir de vivre, mais de vivre autrement, quand vivre cette vie, cette situation donnée, n'est plus possible. Il n'y a souvent « tentative » de suicide que parce qu'il y a « impasse ». Cela, nous l'apprenons en considérant la nature du geste suicidaire et, surtout, en écoutant après coup ce que les patients nous en disent.

Dans le cas du suicide, en revanche, la mort l'emporte radicalement, sans que l'on puisse rien en conclure sur l'intention véritable de celui qui en est l'auteur. La vie est définitivement absente. Pourtant, il se peut que, là encore, elle soit contenue dans la mort, dans cette mort, comme voilée par elle, et que, à travers elle, elle ait tenté de se manifester. Mais le sens en demeure désormais hors de notre portée.

Même si, pour Levinas, « le suicide est un concept contradictoire »,[152] il reste, comme la mort qu'il réalise, marqué d'altérité. La vérité qu'il recèle ne nous appartient pas. En aucun cas, nous ne pouvons prétendre la contenir ni la détenir.

Dans sa *Doctrine de la vertu*, Kant affirme que « le suicide est un crime »… « Anéantir en sa propre personne le sujet de la moralité équivaut à extirper du monde, autant qu'il dépend de soi, la moralité dans son existence même, laquelle est pourtant une fin en soi ; par conséquent, disposer de soi comme d'un simple moyen en vue d'une fin quelconque, c'est abaisser l'humanité en sa propre personne […], à laquelle pourtant l'être humain […] était confié pour sa conservation. »[153] A quoi résonne, comme en écho, l'impératif kantien : « Agis de telle sorte que tu traites l'humanité aussi bien dans ta personne que dans la personne de tout autre, toujours […] comme une fin, et jamais simplement comme un moyen. »[154]

Au cours de sa vie, P. a sans doute mieux traité l'humanité dans la personne d'autrui que dans la sienne. Pourtant, si les modalités de son suicide sont violentes à son propre égard, d'abord, elles le sont aussi, indirectement, à l'égard d'autrui : celui ou ceux qui l'auront trouvé comme ceux à qui ce geste est adressé. Mais, au-delà, que peut-on y lire ? Ainsi qu'il me l'avait dit, la recherche d'un apaisement qu'il n'a pu trouver en vivant. Son geste n'est pas *moral,* certes, dicté non par le *devoir* mais l'*intérêt* ou plutôt la *nécessité* de sortir d'une souffrance qui l'empêchait de vivre, fût-ce par cette ultime violence contre soi.

Kant parle d'abaissement de l'humanité en la personne de celui qui se suicide, en tant que sujet moral. Pour ma part, en tant que thérapeute, ce n'est pas l'abaissement de l'humanité en soi, d'un point de vue moral, qui m'importe d'abord. Ce sur quoi je bute, c'est sur l'inaccomplissement de soi que représente le suicide. Un être est là, était là, en puissance, et la force de cet être, son génie propre, ne peuvent se déployer, rejoindre ce qui en lui le transcende, aborder à

---

[152] Emmanuel Levinas, *op. cit.,* p 61.

[153] Emmanuel Kant, *Doctrine de la vertu*, in *Métaphysique des mœurs* II, Paris, GF-Flammarion, 1994, p. 275.

[154] Emmanuel Kant, *Fondements de la métaphysique des mœurs*, Paris, Le Livre de Poche, 2001, p. 105.

cette dimension éthique de lui-même qui lui permette d'habiter *son* monde et *le* monde.

Je considère que celui-ci, aujourd'hui, est appauvri par l'absence de P. S'il est un deuil difficile à opérer, c'est celui-là : non par rapport à ce qu'il était pour moi, thérapeute, mais par rapport à l'être qu'il était en soi, singulier, Autre. La relation qui demeure, au-delà de sa mort, est marquée par cette altérité, même si celle-ci me fait, nous fait violence. Il nous reste malgré tout la liberté de voir dans le suicide, au-delà du crime stigmatisé par Kant, la trace du Mystère, de ce qui, à jamais, nous est caché.

« Seul un être arrivé à la crispation de sa solitude, par la souffrance, et à la mort se place sur un terrain où la relation avec l'autre devient possible », écrit Levinas.[155] L'*autre*, comme *avenir*, échappant à toute saisie, transcendant sa propre durée, apparaissant, là encore, comme Visage, enfin libéré des scories qui captaient notre regard… N'est-ce pas, alors même qu'il meurt, fût-ce par cette mise à mort précipitée, que nous pouvons le rencontrer, en accédant à cette « épiphanie » du Visage, qui marque non une fin mais un commencement ?

Des origines de la violence institutionnelle

Le suicide de P. entraîna une mise en parole dans les jours qui suivirent. Plus tard, un temps de réunion institutionnelle lui fut consacré dans le service où je travaillais, P. y ayant toujours été suivi sur le plan médicamenteux. Temps nécessaire où je pus, en annonçant un événement encore inconnu de la plupart, non seulement mettre en parole ce qu'il représentait pour moi mais inscrire ce suicide et cette mort dans la mémoire du service. Il y eut aussi ce temps de réflexion et d'écriture, au cours duquel une autre approche de l'événement commença à se faire jour.

Tous, en tant que soignants : médecins, psychologues ou infirmiers, nous avons impérativement besoin d'un temps de parole et d'écoute pour assumer l'exigence et la dureté de notre tâche. Cela est vrai pour tous les soignants, mais peut-être plus encore pour ceux qui sont sans cesse confrontés aux manifestations multiples de la maladie mentale et aux assauts répétés de la violence : violence du symptôme, violence du mal-être, violence de l'histoire de certains patients, violence du suicide dont la réalité est souvent présente…

[155] Emmanuel Levinas, *op. cit.*, p. 64.

Nous accumulons cette violence à longueur d'années. Or, que faisons-nous de ce que nous recevons ? Sommes-nous conscients de ce que cette charge de souffrance intériorisée peut avoir d'explosif à plus ou moins longue échéance ? Comment y répondons-nous ?

Notre travail est fondé sur la relation, l'écoute de l'autre. Or, il me paraît impossible d'être dans cette attitude d'écoute, avec tout ce qu'elle implique d'engagement et de justesse, si nous ne sommes pas, simultanément, dans la même écoute de cet autre que nous sommes pour nous-même.

L'impératif de Kant se justifie ici pleinement : « Traite l'humanité aussi bien dans ta personne que dans la personne de tout autre... » Cela implique, pour nous soignants, respect et soin pour la personne que nous sommes. Faute de quoi, il me semble illusoire de prétendre respecter et reconnaître, au-delà des signes de sa maladie, la *personne* de celui qui nous consulte.

Je ne suis pas sûre qu'au cours de notre cursus universitaire (qu'il s'agisse des études médicales ou infirmières) nous ayons eu le loisir de nous interroger sur ce qu'était la *personne* (malade) que nous allions rencontrer, pas plus que sur les failles et limites sur lesquelles, inévitablement, nous buterions dans notre pratique, en nous et autour de nous.

Un chef de clinique, lors d'un premier stage dans un service d'endocrinologie, nous réunit tous dans le couloir et nous dit : « Vous allez rencontrer ici des gens qui souffrent mais qui vous sont étrangers. Un jour, peut-être, vos proches occuperont la même place. Alors, dès maintenant, ne l'oubliez pas avec ceux que vous verrez. » Il fut le seul, en dix ans, à parler implicitement de respect à l'égard de la personne souffrante.

Même en psychiatrie, l'accent était mis sur les pathologies, plus que sur ceux qui les incarnaient. Nous passions beaucoup plus de temps à répertorier les signes de la maladie mentale et à les étiqueter qu'à nous interroger sur le sens ou le fait de la *folie* comme sur la résonance qu'elle pouvait avoir en chacun de nous, que l'approche de nos enseignants fût psychanalytique ou non. L'approche analytique, souvent de règle, n'était pas un gage d'humanité en soi mais de *savoir sur*. Savoir qui, en outre, établissait une ligne tacite mais infranchissable entre ceux qui l'avaient et ceux qui ne l'avaient pas ; ceux qui étaient analysés ou en voie de l'être et les autres...

La psychanalyse était alors la Voie royale d'accès au savoir et au pouvoir du langage. Elle était réservée implicitement aux médecins, psychiatres ou en passe de le devenir, ou aux psychologues. Rarement aux infirmiers. Au savoir médical s'ajoutait le savoir analytique, à la fois plus subtil et plus redoutable pour ceux qui n'en étaient pas détenteurs et en percevaient mal les arcanes. En effet, la psychanalyse n'était pas seulement un langage mais un mode de pensée et de comportement, voire une façon de se vêtir, de se mouvoir ou, en dernier ressort, de se taire. Le silence : autre instrument de pouvoir, j'aurai l'occasion d'y revenir.

Or, que nous soyons futurs psychiatres ou infirmiers, la plupart d'entre nous n'étaient pas préparés à assumer la réalité de la maladie mentale, comme de ceux qui en incarnaient les diverses manifestations, réduits le plus souvent à leur maladie, mais nul n'en disait rien.

Il était de bon ton de « se faire analyser ». Cela faisait partie de notre formation officieuse, car l'enseignement universitaire ignorait officiellement cette démarche, qui restait parallèle, mais qu'il valait mieux toutefois effectuer pour devenir psychothérapeute et, surtout, analyste. Le cabinet analytique devenait, en outre, le « lieu où *en* parler » : parler de nos difficultés, de nos peurs, de tout ce dont nous ne parlions pas sur le terrain et qui n'avait pas droit de cité. L'un des leitmotivs que nous entendions alors, de la part de certain patron, était le suivant : « Nous avons tous un lieu où en parler. » Lieu qui devenait lieu d'évitement ou de déversoir de ce qui ne pouvait être dit frontalement.

Dans cet évitement apparaît déjà une forme de violence, médicale et institutionnelle.

Evitement de quoi ? De la peur suscitée par certains patients difficiles, voire dangereux. Evitement du questionnement induit par certaines pathologies, telle la psychose. Evitement de la reconnaissance de notre impuissance, de nos limites. Déni de ces limites. Le postulat de base d'où tout découlait, mais dont rien n'était formulé, était le suivant : le médecin est celui qui peut, qui sait, en toutes circonstances, qui n'a pas droit à l'erreur et se trouve dans une position de toute-puissance face à la maladie et la mort. Postulat plus vrai que jamais aujourd'hui.

Pour ma part, j'ai été élevée dans cette pensée unique, à une époque où la médecine croissait en puissance, technicité, moyens, résultats. Il y avait, certes, de temps à autre des bavures, mais elles étaient noyées dans le tourbillon d'une médecine de pointe infaillible et, quoi qu'il en soit, passées systématiquement sous silence.

La folie, pour certains d'entre nous, alors en formation, était ressentie comme d'autant plus dangereuse qu'elle était le plus souvent dissociée de celui qui la vivait et du contexte chaque fois singulier dans lequel elle surgissait. Comme si la folie masquait le fou qui l'incarnait ; comme si le fou dissimulait le malade et, en deçà, la *personne* (malade). Comme si elle était contagieuse et risquait, surgissant du dehors, de nous contaminer. Le fou n'était personne et, parce qu'il n'était *personne*, il pouvait être *chacun*. Chacun d'entre nous, en tant que membre de cette vaste communauté *des autres*, du *on*, impersonnel et factice. Que de chemin à parcourir pour que le « fou », émergeant de cet anonymat, ait un visage, soit Visage, visage de l'Autre, singulier, irréductible !

La peur que suscitait la folie entraîna, faute d'avoir pu être exprimée et reconnue par le corps médical, quelques coupes sombres parmi les internes : disparition soudaine, suicide dont personne ne parlait. Peur retournée contre soi, puisque, officiellement, elle n'existait pas. Ce qui peut se traduire, dans les zones les plus intimes de soi, par un sentiment d'incapacité et d'échec, voire de culpabilité : « Ce n'est pas la situation que je vis qui est difficile, voire dangereuse, c'est moi qui ne suis pas capable de l'affronter. »

Cette violence retournée contre soi reflète un double mensonge : « Moi seul ai peur, suis fragile… Il est interdit de l'être. » Ainsi fonctionne le processus de dénégation et d'isolement ou d'exclusion qui fait de celui qui doute le bouc émissaire, seul symptôme d'un malaise vécu par tous.

Les exemples illustrant ce mécanisme sont nombreux. Ils jalonnent ma pratique, tant dans le milieu hospitalier qu'extra-hospitalier.

La violence de certains patients, dans l'un des services où je fus interne, était légendaire. Leur force aussi. Patients psychotiques, présentant des troubles délirants et comportementaux allant parfois jusqu'à des accès de violence clastique. Quelles étaient alors les consignes ? Neutraliser cette violence par un traitement neuroleptique injectable conséquent. Encore fallait-il que cette injection fût possible, le patient en état de crise se laissant rarement approcher. D'où la nécessité de faire intervenir les *renforts*, c'est-à-dire le personnel infirmier masculin réduit, pour l'heure, à sa force musculaire, et supportant mal cette réduction à une fonction répressive. Après l'injection venaient la chambre d'isolement ou/et la fermeture de la porte d'entrée du service et le maintien du traitement injectable jusqu'à la sédation de l'état de crise.

Il arrivait aussi que les infirmiers dussent faire face, seuls, à la violence du patient, notamment la nuit, les effectifs étant réduits. Nombreux sont ceux qui, confrontés à une telle situation, étaient agressés, parfois gravement.

Qu'en était-il de l'après-crise ? Y avait-il d'ailleurs un *après*, c'est-à-dire une mise en parole de la crise et une recherche de sens, que ce soit pour le patient ou le personnel qui l'avait vécue ? Elle était loin d'être systématique, et pour le patient, et pour le personnel qui avait, a encore, trop rarement la possibilité d'exprimer ce qu'il a ressenti. Il s'agissait beaucoup plus d'évacuer la situation présente que de questionner ce dont elle pouvait être la conséquence.

Or, la violence vécue par les infirmiers notamment, faute d'avoir pu être exprimée, ne pouvait qu'être intériorisée et sécréter, à plus ou moins brève échéance, des défenses, voire un blindage intérieur contre la maladie mentale et ceux qui l'incarnaient.

Ainsi, certains patients déjà connus du service pour la violence de leur comportement ne pouvaient-ils plus être considérés que comme *a priori* violents, donc dangereux. Et, puisqu'ils étaient dangereux, leur place n'était pas dans le service mais dans une structure fermée, voire répressive. Avant même d'entrer dans le service, ils étaient déjà potentiellement dehors.

Dès lors, toute parole un peu trop véhémente de leur part ne pouvait qu'accréditer la thèse de leur violence et de leur dangerosité et légitimer, par voie de conséquence, la réaction du personnel infirmier et du corps médical : coercition par un traitement médicamenteux injectable, contention en chambre d'isolement ou, plus radicalement, exclusion du service. Comment comprendre, en outre, que certains malades psychotiques pour lesquels le service était fermé, eu égard à leur réputation de dangerosité, se soient étrangement retrouvés dehors, à la faveur d'une porte laissée ouverte par inadvertance, ayant alors toutes possibilités de fuguer ?

En mettant à plat le schéma suivant : la violence du patient, réelle certes au départ, engendre la peur légitime des soignants, surtout s'ils ont été agressés verbalement et physiquement. Mais, faute d'avoir pu être reconnue, cette peur refoulée a des effets pervers. Elle s'invagine et se mue à son tour en violence : celle du rejet, le plus souvent inconscient, de l'autre, enfermé dans l'Idée que l'on a de lui. S'il y a une Idée du Bien, il y a, hélas ! en contrepoint, une Idée du Mal ou de la Maladie dont on peut faire dépendre à tout jamais celui qui en souffre, au point de le confondre avec elle. Dès lors, le patient est stigmatisé par cette Idée, dans l'impossibilité d'en sortir. Là réside sans doute la violence la plus toxique.

On voit ainsi que le refoulement de la peur et de la violence subie par les soignants mène invariablement à une violence plus grande encore : celle du déni et de la projection sur l'autre, en l'occurrence le malade, porteur de tous les maux, avant même de pouvoir mettre en mots les siens propres.

Déni et projection sont ainsi à la base de la plupart des violences et dysfonctionnements institutionnels. Violences qui, avant même de se traduire par des actes, se situent au niveau de l'intention et de la façon de penser l'autre. Violences discrètes, mais d'autant plus incisives qu'elles échappent à toute parole.

Il est évident que bien des comportements de patients que nous qualifions de *violents* font souvent écho à une violence qu'ils perçoivent de la part des soignants et que, ne pouvant la dire, ils l'agissent. Violence dans laquelle il y a à déchiffrer ce qui est l'expression spécifique de leur pathologie et ce qui vient comme en miroir résonner avec celle de l'institution.

En tant que soignants, nous avons à prendre conscience de ce que notre attitude mentale peut induire chez ceux qui nous consultent. Bien des violences exprimées par les patients sont à entendre comme une demande parfois désespérée d'être reconnus pour ce qu'ils sont : personnes, d'abord, avant d'être malades.

Il y a quelque temps, je reçus en consultation un homme d'origine marocaine, dans le cadre du secteur extra-hospitalier dans lequel j'exerçais. Homme d'une cinquantaine d'années, aux abois, du fait de la précarité de sa situation socioprofessionnelle, matérielle et d'un état général délabré. L'état dépressif qui motivait sa démarche ne faisait que révéler l'impasse dans laquelle il se trouvait, comme l'absence de tout espace vital, hors de lui comme en lui.

Musicien, auteur-compositeur, interprète, il se produisait deux fois par semaine dans un bar, mais ses cachets lui permettaient à peine de vivre. Au cours de l'entretien, il répertoria sur un mode revendiquant, presque violent, ce qui minait sa vie et fit, à plusieurs reprises, allusion à la seule sortie possible : fuite ou suicide…

Lors de l'entretien suivant, la question de V. Von Weizsäcker me revint à l'esprit : « Où vous manque-t-il quelque chose ? », question qui pouvait paraître incongrue, tant la liste était longue de ce qui semblait lui manquer et dont il m'avait fait part. Et pourtant, à ma question : « De quoi manquez-vous ? », il répondit sans hésiter : « De reconnaissance et d'écoute », se situant radicalement hors du champ de la plainte, non plus dans le domaine de l'avoir mais de l'être. Et il parla… Je le vis se redresser, aux sens propre et figuré, retrouver souffle et vie, entrer dans un rapport différent avec lui-même et l'interlocutrice que j'étais.

Ceci illustre combien ceux qui nous consultent dans une urgence de plus en plus marquée nous demandent avant tout de les écouter et, si possible, de discerner ce qu'ils tentent de nous dire à travers ou au-delà de leurs symptômes.

Dans la violence de nombre de patients, qu'elle soit mise en scène par les symptômes dont ils souffrent ou mise en parole, il y a à entendre, presque toujours, la violence du manque : manque de soi, manque d'autrui, impossibilité d'entrer en relation avec soi et avec le monde. La violence est absence de soi pour soi, non-présence dans le monde, non-présence au monde.

Si, dans la plupart des états névrotiques, ce lien ou cette relation à autrui et au monde est faussée mais perdure, dans la psychose, il y a rupture avec soi et le monde, fuite hors de soi et du monde, parce que ce monde est perçu comme hostile, dangereux, inhabitable. D'où la nécessité de le détruire et de s'en couper ou de le reconstruire sur un mode délirant, hors du réel.

Mais, au-delà de ces catégories structurelles, c'est, pour reprendre le concept heideggerien, l'*être-là* (le *Dasein*) qui, le plus souvent, est menacé. Menace que, précisément, la violence de bien des patients met en scène.

A cet égard, nous ne sommes plus, me semble-t-il, dans l'ère du *psychologique* mais du *philosophique* ou de l'*éthique* ; de l'existentiel, du droit à l'existence, manifesté ou revendiqué par nombre d'entre eux, dans lequel on entend le droit ou la nécessité d'*être*.

Or, sommes-nous prêts, en tant que soignants, à entendre le sens de la violence qui nous est adressée, au lieu d'essayer, par tous les moyens, de la faire taire, ce qui revient alors à étouffer en nous les échos de notre propre violence et, par voie de conséquence, à la projeter massivement sur le ou les patients ? D'où une résurgence en retour de la leur, véritable cercle vicieux, qui s'inscrit dans ce « cercle de l'injustice » dénoncé par Hegel (in *Principes de la philosophie du droit*), dans lequel soignants comme patients sont enfermés.

Injustice, parce que non-justesse de notre position, absence de prise de conscience de ce que certains patients suscitent en nous : lassitude, incompréhension, antipathie, colère, peur, rejet… La liste serait longue de ces affects intérieurs qui accompagnent notre pratique et, souvent, la parasitent.

Mon directeur de thèse de médecine eut cette formule percutante : « Au lieu de *prendre en charge* les patients, nous ferions mieux de les *prendre en considération.* » Formule qui révèle deux postures fondamentalement opposées. Poids sous lequel on ploie, d'un côté ; redressement et regard, de l'autre, possibilité de faire apparaître, mettre au jour.

« Considérer : regarder attentivement », nous dit le Larousse. Perspective qui ne part ou ne devrait partir d'aucun *a priori* (mais avoir seulement pour consigne de laisser advenir ce qui vient) et devrait être celle de tout soignant, en particulier de tout médecin, dont le *savoir* est d'abord un *voir,* se fondant sur ce qu'il observe.

Ce qui précède met en lumière plusieurs lignes de force.

La violence repérée dans l'institution psychiatrique est indissociable du déni et de la peur de la maladie mentale, engendrant de façon défensive rejet et exclusion de l'autre.

En outre, elle est inhérente au discours qu'elle tient sur la maladie mentale et sur celui qui l'incarne, discours réducteur lui déniant implicitement le statut de *personne*.

Or, comment ce discours se dit-il aujourd'hui ? Comment a-t-il évolué depuis l'émergence de la psychiatrie, à l'aube du XIXe siècle ?

Si la question de la liberté des soignants et notamment des thérapeutes est indissociable de la violence, elle ne l'est pas moins de celle du pouvoir.

Or, c'est bien cela que soulève, me semble-t-il, le discours psychiatrique.

Comment ce pouvoir s'est-il décliné depuis la constitution de la psychiatrie en tant que discipline médicale ?

Chapitre quatre
Les enjeux du pouvoir psychiatrique

De quel pouvoir s'agit-il ?

Avant de parler du pouvoir psychiatrique et de ses fondements, il convient de s'arrêter sur le concept lui-même et d'en examiner les diverses implications.

Qu'est-ce que le pouvoir ?

« L'aptitude de l'homme à agir, et à agir de façon concertée », répond H. Arendt. Jamais propriété individuelle, « il appartient à un groupe et continue à lui appartenir aussi longtemps que ce groupe n'est pas divisé », alors que l'autorité s'applique à la personne ou constitue un « attribut des institutions ». [156]

Dans *La crise de la culture* et notamment dans le chapitre qu'elle consacre à l'*autorité*, H. Arendt oppose celle-ci au pouvoir, en soulignant qu'elle est souvent prise pour une « forme de pouvoir ou de violence », parce qu'elle requiert l'obéissance, alors qu'elle exclut toute forme extérieure de coercition.

L'emploi de la force signe l'échec de l'autorité, de même que celui de la persuasion ou de l'argumentation.[157] La persuasion est d'ordre égalitaire ; l'autorité, d'ordre hiérarchique.

D'ores et déjà, on voit que le pouvoir n'est pas ou ne devrait pas être un pouvoir *sur* mais un pouvoir *avec*, en concertation avec un groupe. Or, la distinction établie par H. Arendt indique d'emblée une dérive possible de l'exercice du pouvoir, dans la mesure où il deviendrait synonyme de coercition ou de violence, alors que l'une des différences essentielles permettant de distinguer le pouvoir de la violence tient à ce que le pouvoir s'appuie sur la force du nombre,

---

[156] Hannah Arendt, *Du mensonge à la violence*, Paris, Calmann-Lévy, « Agora », 1994, p. 144-145.

[157] Hannah Arendt, *La crise de la culture*, Paris, Gallimard, « Folio essais », 1989, p. 123.

tandis que la violence peut en faire abstraction, dans la mesure où, « pour s'imposer, elle recourt à des instruments ».[158]

Or, que représente le pouvoir, dans le champ psychiatrique ? Lorsque l'on parle de « pouvoir psychiatrique », de quoi s'agit-il ? Du pouvoir de tous confié à une instance ou de l'autorité d'un seul ?

Le pouvoir de l'asile

L'un des fondements de la réflexion qui va suivre est le cours de Michel Foucault au Collège de France, de novembre 1973 à février 1974, sur le pouvoir psychiatrique et son évolution, notamment au cours du XIXe siècle.

Que nous dit-il ?

Que ce qui caractérisait la folie, jusqu'à la fin du XVIIIe siècle, était un système de croyance dont il ne s'agissait que de reconnaître l'existence et l'erreur.

Mais que représentait-elle lors des siècles précédents ?

Jusqu'à la Renaissance, la folie n'est pas exclue de la société ni de la raison. Elle représente, « aux confins du monde, de l'homme et de la mort une figure d'eschatologie », liée à la présence de « transcendances imaginaires ». Que celles-ci soient chargées de menaces, la « Nef des fous » s'enfonçant dans la nuit l'illustre parfaitement. Mais elle demeure néanmoins à l'intérieur de la raison.

C'est au XVIIe siècle que s'opère l'exclusion. Désormais, « la grande folie baroque est réduite au silence »,[159] écrit Jean Lacroix. La raison doit se protéger de l'erreur. Elle est « maîtrise de soi » ; la folie, « dépossession ». Raison et folie s'excluent donc radicalement. Et cette exclusion se concrétise par l'internement du fou. Si la folie représentait une figure eschatologique, elle ne représente désormais plus qu'une figure du mal, une « volonté perverse ». Dans les institutions où il est enfermé, le fou côtoie « débauchés, libertins, homosexuels ».

---

158 Hannah Arendt, *Du mensonge à la violence*, Paris, Calmann-Lévy, « Agora », 1994, p. 142.

159 Jean Lacroix, « La signification de la folie selon Michel Foucault », déc. 1999, disponible sur http://www.girafe-info.net/jean_lacroix/foucault.htm, p. 1.

La folie ne peut se dire que de l'extérieur. Si le XVIIe siècle « connaît un discours *sur* mais non un discours *de* la folie, discours délirant, […] puisqu'il n'y a de vérité que de la raison et que la raison exclut la folie »,[160] c'est au XVIIIe siècle que s'accomplit, pour Foucault, la scission définitive entre raison et déraison.

En revanche, à partir du XIXe siècle, ce par quoi l'on assigne la folie ce n'est plus l'erreur d'une croyance mais « l'insurrection d'une force » non maîtrisée, qu'elle se manifeste par le biais des instincts ou passions, des idées ou encore par « la force pure de l'individu », considéré comme « fou furieux ».

Or, la stratégie thérapeutique va consister à caractériser cette force, la localiser et la soumettre. Pour P. Pinel, rapporte Foucault, la thérapeutique de la folie est « l'art de subjuguer et de dompter […] l'aliéné, en le mettant dans l'étroite dépendance d'un homme qui, par ses qualités physiques et morales, soit propre à exercer sur lui un empire irrésistible et à changer la chaîne vicieuse de ses idées ».[161]

Cet homme est le psychiatre, qui se situe au sommet d'une pyramide formée par les strates de ceux qui l'assistent : infirmiers, surveillants, internes... et exerce, par leur intermédiaire, un pouvoir disciplinaire, où se conjuguent surveillance, sanctions, récompenses. Pouvoir disciplinaire que Foucault oppose au pouvoir de souveraineté.

Alors que ce dernier est incarné par quelqu'un, le souverain, qui se singularise en tant qu'individu, à l'inverse de ceux sur lesquels il s'exerce, le pouvoir disciplinaire ne s'incarne pas mais est représenté par un système de codifications, classements, hiérarchisation. Ce qui importe, ce n'est pas la personne mais la fonction par laquelle s'exerce ce pouvoir, cette fonction pouvant être assumée par n'importe qui, ce qui est exclu dans le cas de la souveraineté.

Pour Foucault, si la fonction individuelle disparaît au sommet du système, c'est-à-dire au niveau de ceux qui l'appliquent, en revanche, elle se déplace vers la base, ceux auxquels elle s'applique. Le pouvoir disciplinaire est individualisant, en ce sens que « la fonction-sujet vient se superposer et s'ajuster exactement à la singularité somatique : le corps, ses gestes, sa place, ses déplacements, sa force, le temps de sa vie, ses discours […] Il est individualisant, dit Foucault, [en cela

---

[160] *Ibid.*, p. 1.

[161] Philippe Pinel, *Traité médico-philosophique sur l'aliénation mentale*, Paris, Richard, Caille et Ravier, 1800, p. 58, cité par Michel Foucault, *Le pouvoir psychiatrique, Cours au Collège de France. 1973-1974*, Paris, Gallimard / Seuil, 2003, pp. 9-10.

seulement] que l'individu [n'est] pas autre chose que le corps assujetti ».[162] L'individu se réduit à n'être que ce qui permet au système disciplinaire de le contrôler et de le faire correspondre à une norme.

Et, puisqu'il y a une norme, il y a toujours un écart entre ceux qui s'y plient et ceux qui y sont irréductibles, quel que soit le domaine où s'exerce ce pouvoir disciplinaire, qu'il s'agisse de l'armée, de l'école, de la police ou de l'asile psychiatrique. D'où la nécessité de réduire cet écart, ce que Foucault appelle le « résidu » ou l'« inclassable », en créant de nouveaux systèmes récupérateurs, pour rétablir la règle. Il y a donc toujours une tension entre la norme et ce qui lui échappe, l'anomie, caractéristique des systèmes disciplinaires.

Par quoi cela se traduit-il dans l'institution psychiatrique ?

Le Panoptique de Bentham : un regard permanent

L'hôpital va fonctionner comme une « machine à guérir », s'inspirant, sur le plan architectural, du *Panopticon*, pénitencier conçu par Jeremy Bentham en 1787 et construit à Pentonville, entre 1816 et 1821, selon un schéma qui vaut non seulement pour une prison mais pour un hôpital, une école, un atelier…

Sur quoi repose-t-il ?

Sur un bâtiment en forme d'anneau, abritant des cellules individuelles, ouvertes à la fois sur l'extérieur par une fenêtre et sur l'intérieur par une porte vitrée donnant sur une galerie permettant d'aller d'une cellule à l'autre.

Vient ensuite un espace vide au centre duquel se trouve une tour, bâtiment cylindrique à plusieurs étages. Au sommet, une « lanterne », grande pièce vide, vitrée, permettant d'avoir un regard circulaire sur chacune des cellules.

L'idée force est de pouvoir surveiller à tout moment chaque individu sans qu'il puisse se savoir lui-même observé ni savoir si ou quand il l'est. D'où, à l'intérieur de la lanterne, un système de jalousies se levant et s'abaissant et de cloisons mobiles permettant de voir sans jamais être vu.

Deuxième objectif : briser tous les phénomènes de groupe et ne viser que des « séries d'individus séparés les uns des autres ».[163]

---

[162] Michel Foucault, *op. cit.*, p. 57.
[163] *Ibid.*, p. 77.

Autre objectif : constituer, grâce à cette surveillance permanente, un savoir sur l'individu, en codifiant et notant tout ce qu'il fait.

Le *Panopticon* individualise et connaît. C'est « un appareil de savoir et de pouvoir à la fois, qui individualise d'un côté et qui, en individualisant, connaît ».[164]

Le système, tel que l'a conçu Bentham, est un « intensificateur de pouvoir ». Il doit donner à ceux qui dirigent l'institution une « force herculéenne », dit Bentham, et représenter « une nouvelle manière de donner à l'esprit un pouvoir sur l'esprit ».[165] En effet, par le biais de cette observation incessante, c'est l'esprit de chaque individu en même temps que son corps qui est assujetti, sans qu'il soit nécessaire de recourir à la force. En outre, ce contrôle permanent a pour constante d'être anonyme et de pouvoir être exercé par n'importe qui. Pour celui qui est surveillé, la surveillance est sans visage, ce qui lui confère une certaine immatérialité. De fait, elle n'a besoin d'aucun instrument, son seul support étant le regard et la lumière.

L'hôpital « benthamisé »

L'hôpital va reprendre dans ses grandes lignes les conceptions de Bentham, en les adaptant. S'il guérit, souligne M. Foucault, c'est en tant qu'appareil panoptique reposant, en tout premier lieu, sur une visibilité permanente.

Le bâtiment annulaire de Bentham est remplacé par un ensemble de petits pavillons, disposés sur trois côtés, le quatrième étant ouvert sur la campagne, et ne comportant qu'un rez-de-chaussée, parce qu'il faut, recommande Esquirol, l'une des figures de proue de la psychiatrie du XIXe siècle, que le médecin puisse entrer à tout moment sans être entendu par personne (gardiens, surveillants ou malades) « et d'un coup d'œil saisir tout ce qui se passe ».[166]

S'il n'y a pas de tour centrale, comme dans le système de Bentham, en revanche, les pavillons sont disposés autour du bâtiment directorial qui peut ainsi en assurer la surveillance, notamment par le biais d'une hiérarchie composée de gardiens, infirmiers, surveillants, médecins, médecin-chef, qui, lui, est la clef de voûte de l'édifice, étant seul responsable de l'asile. En effet, « le pouvoir administratif et le pouvoir médical ne doivent pas être dissociés – tous les psychiatres de

---

[164] *Ibid.*, p. 79.

[165] Jeremy Bentham, *Le Panoptique*, trad. Maud Sissung, Paris, P. Belfond, « L'Echappée », 1977, p. 166, cité par M. Foucault, *ibid.*, p. 76.

[166] *Ibid.*, p. 104.

l'époque y insistent – ; et c'est vers ce [...] savoir-pouvoir unitaire et absolu constitué par le médecin-chef que tous ces relais de surveillance doivent finalement converger ».[167] (Cette non-dissociation des pouvoirs, au XIXe siècle, a été progressivement remplacée au XXe par un pouvoir administratif grandissant et risque d'aboutir, au XXIe, à une suprématie de celui-ci. J'aurai l'occasion de revenir sur ce point.)

Il y a donc à l'asile deux principes fondamentaux : une visibilité permanente et une surveillance hiérarchisée, dont la valeur thérapeutique repose sur la conviction que le « fou », s'il se sait observé et regardé comme tel, ne montrera pas sa folie. Ce qui ne veut pas dire qu'elle ne soit plus présente. Mais ainsi fonctionne la croyance médicale à l'époque, se préoccupant davantage de la reconnaissance de la folie en tant que telle que de son mode de fonctionnement et de la vérité dont elle est porteuse.

Autre principe thérapeutique : l'isolement en cellule, calquée sur celle de Bentham, avec une double ouverture permettant de regarder par une fenêtre le fou, tandis qu'il regarde par l'autre (isolement et individualisation visant à faire adopter par le fou la perception que le médecin a des autres malades et, indirectement, de lui). Tout se passe comme si son regard sur lui-même devait obligatoirement passer par le prisme du médecin et aboutir à la conscience de sa propre folie, conscience qui n'est en fait que celle du médecin.

Dernier principe : la punition, par le personnel ou par le biais d'instruments corporels, notamment « orthopédiques », qui apparaissent au XIXe siècle et qui ont pour fonction le redressement et le dressage du corps : collier à pointes de fer, chaise mobile, camisole de force...

Fonction thérapeutique de l'asile

Elle réside dans le respect inconditionnel d'une discipline et d'un règlement régissant la vie tout entière du malade : emploi du temps, gestes, attitudes, tâches à accomplir. S'il ne s'y plie pas, il encourt des sanctions. L'aliéné, comme le déclare Falret en 1854, « est obligé d'abdiquer entre les mains d'une volonté étrangère... ».[168] Cette

---

[167] *Ibid.*, p. 104.

[168] Jean-Pierre Falret, « Du traitement général des aliénés » (Leçon faite à la Salpêtrière en 1854), in *Des maladies mentales et des asiles d'aliénés*, Paris, J. –B. Baillière, 1864, p. 690.

volonté, c'est celle, toute-puissante, du médecin, qui doit se substituer à la sienne.

De même que le système pénitentiaire de Bentham et le système asilaire étaient des « intensificateurs de pouvoir », le pouvoir psychiatrique fonctionne à son tour comme « intensificateur de réalité auprès de la folie ».[169] Il s'exerce par le biais d'un ensemble de tactiques ou de stratégies qui ont pour but, non de considérer la vérité de ce que dit l'aliéné mais de permettre au réel de s'emparer de la folie et de la faire disparaître comme telle.

Toute la question, face à un malade délirant, ne sera donc pas de comprendre le sens de son délire mais d'aller à l'encontre de l'expression de celui-ci et de la force de conviction qu'il revêt en lui opposant une force plus grande encore : celle du médecin.

Ainsi, écrit Georget, plutôt que de « refuser à un malade la qualité de roi qu'il prétend avoir, prouvez-lui qu'il est sans puissance ; que vous (médecins), qui n'êtes rien moins que cela, pouvez tout sur lui ; il réfléchira peut-être que, en effet, il pourrait bien se faire qu'il fût dans l'erreur ».[170]

Le rapport avec le malade est donc un rapport de force qui passe par la persuasion, voire la contrainte, mais, avant tout, par la façon dont la personne du médecin doit d'emblée marquer son pouvoir, aussi bien par sa prestance physique que par la suprématie de sa fonction. Il s'agit de faire comprendre au malade qu'il ne sera jamais dans un rapport d'échange ou de réciprocité avec lui, mais que, à l'inverse, entre médecin et malade il y a une différence irrémédiable de hauteur, comme le dit Foucault, inhérente au statut du médecin.

A la toute-puissance du délire s'oppose donc immédiatement la toute-puissance du médecin. Ce qui revient à dire que la liberté médicale est sans limites et que celle du patient est inexistante. Or, les psychiatres de l'époque ont voulu croire que ce marquage de pouvoir comme les stratégies qu'il empruntait avaient une fonction opératoire de guérison. Stratégies qui passent par l'utilisation du langage comme énonciateur de vérité. Moins celle du vécu du malade que celle de l'institution qui lui impose, par le biais de l'interrogatoire qu'elle lui fait subir, la reconnaissance d'un « corpus biographique » auquel il doit adhérer, établi de l'extérieur par la famille, l'emploi, l'état civil, l'observation médicale.

---

[169] Michel Foucault, *op. cit.*, p. 143.

[170] Etienne Jean Georget, *De la folie. Considérations sur cette maladie...* , Paris, Crevot, 1820, p. 284.

L'aveu est considéré comme l'un des moments les plus féconds sur le plan thérapeutique. Il a une fonction opératoire de guérison, même s'il est obtenu sous la contrainte ou par le jeu de besoins créés artificiellement : nourriture, argent, travail, liberté.

A ce propos, M. Foucault cite la cure d'un certain Dupré, aliéné depuis quinze ans, ex-lieutenant se prenant pour Napoléon, convaincu de sa toute-puissance sexuelle, liée à son appartenance à la race des Alcyons, « la plus illustre de la famille des princes tartares ». Dupré est soigné à l'hôpital de Bicêtre, après avoir été interné neuf ans à Charenton, puis à Saint-Yon. Il est suivi par François Leuret, médecin qu'il prend pour une cuisinière anciennement à son service. De fait, autour de lui, croit-il, il n'y a que des femmes. Il est le seul homme.

Leuret va user d'un instrument majeur avec Dupré : la force, la sienne d'abord, pour lui faire reconnaître qu'il a affaire à un homme. En outre, son outil favori est la douche, sous laquelle il le met un nombre incalculable de fois, en y ajoutant un certain nombre de subtilités, dont le seul objectif est de faire avouer à Dupré qu'il est bien Dupré. Il faut que ce dernier adhère ou plutôt revête sans ambiguïtés son identité biographique.

Sous l'effet de la contrainte, de privations diverses, curieusement, il semble y parvenir. Dupré finit par faire l'aveu complet de son identité et adhère totalement au traitement de Leuret, dont le but est également de le faire renoncer aux bénéfices de sa maladie, en le faisant sortir de l'hôpital et en lui trouvant même un travail de correcteur d'imprimerie, de telle sorte, dit Foucault, que « l'emprise de la réalité soit totale sur lui ».[171]

En 1839, Dupré est considéré comme guéri. Néanmoins, un an plus tard, des signes « fâcheux » réapparaissent. Leuret parle alors de « nouvelle maladie » gagnant Dupré. En réalité, il s'agit des nouveaux effets de la même pathologie, dont le processus n'a bien sûr jamais été envisagé. Ce qui est surprenant mais simultanément caractéristique de toute cette période psychiatrique.

La pratique psychiatrique est-elle médicale ?

Elle est avant tout disciplinaire. Régime plutôt que cure ou cure dans la mesure où elle est d'abord régime.

Or, durant la plus grande partie du XIXe siècle, deux points sont à noter. D'une part, le clivage existant entre pratique psychiatrique et

---

[171] Michel Foucault, *op. cit.*, p. 161.

médicale. Et, d'autre part, la nécessité que l'institution psychiatrique soit entièrement gérée par un médecin.

Pourquoi ? Si le régime asilaire est d'abord disciplinaire, en quoi la présence du corps médical est-elle à ce point essentielle ?

- Le clivage psychiatrie/médecine ; théorie/pratique

On assiste, à l'époque, à un développement des différentes nosologies et à une théorisation sur celles-ci, d'une part. D'autre part, tout un ensemble de recherches s'effectuent sur l'étiologie des maladies mentales, par le biais de l'anatomo-pathologie, pour établir les corrélations organiques des pathologies mentales.

Tout se passe comme si la psychiatrie cherchait à se constituer comme discipline médicale. Et pourtant, remarque Foucault, apparaît une distorsion entre la théorie médicale et la pratique asilaire, qui ne tient absolument pas compte de ces recherches et ne les intègre pas. Dans l'institution, les patients ne sont pas distingués en fonction de leur pathologie mais en fonction de leur curabilité, de leur comportement, de leur soumission ou de leur capacité à travailler.

Dans la même perspective, la pratique utilise le résultat des recherches non pas dans un but thérapeutique mais disciplinaire. C'est le cas du bain, employé moins pour faciliter la circulation sanguine que pour « prolonger jusqu'à l'intérieur du corps du malade le système du régime asilaire »,[172] fondé sur l'ordre et la discipline. De même pour l'emploi du laudanum et de l'éther.

Pourquoi alors l'asile a-t-il besoin d'une « direction médicale », puisque ce qui était défini comme savoir psychiatrique dans les textes théoriques n'est pas « reconverti » dans la pratique ?

- L'omniprésence du « corps » médical

La réponse que donne Foucault est la suivante : parce que le médecin « sait » et qu'il est seul détenteur de la vérité sur le malade et du malade. Ce qui importe tient moins au contenu de son savoir qu'à la façon dont celui-ci se manifeste. Autrement dit, ce qui compte ce sont les « marques » de ce savoir plus que le savoir lui-même. Et c'est par ces marques que va fonctionner le pouvoir médical. Quelles sont-elles ?

En premier lieu, le corps du psychiatre qui, par son omniprésence et la façon dont il s'impose, mais aussi par la conception architecturale

---

[172] *Ibid.*, p. 178.

de l'asile et les rouages hiérarchiques mis en place, s'identifie totalement à l'asile, devient l'asile.

Autre marque de savoir : la technique de l'interrogatoire du malade. Il s'agit d'en savoir toujours plus à son sujet que ce qu'il imagine et de mener l'interrogatoire « de telle sorte que le malade ne dise pas ce qu'il veut, mais réponde aux questions »[173] et, ce faisant, qu'il ait l'impression que ses réponses se heurtent à un savoir sur lui déjà existant, alors même qu'elles ont malgré tout une valeur informative. Pinel, Esquirol, Falret, Leuret et tous les grands aliénistes de l'époque vont dans ce sens.

Interviennent également comme marques de savoir une surveillance constante, la médication et la sanction.

Toutefois, la marque de savoir la plus opérante est sans doute la présentation clinique du patient, en présence d'un auditoire important d'étudiants en médecine pour lesquels l'autorité médicale est incontestable. Celle-ci se met en place dès le début du siècle et se systématise dans les décennies suivantes à la Salpêtrière, à Bicêtre…

Le médecin, entouré de son aréopage d'étudiants et face au malade, est celui qui parle, qui sait, est écouté et dont la parole sur le malade est plus importante que celle du patient, laquelle n'a qu'une fonction « rétributive ». Elle vient en effet conforter celle du médecin, confirmer son savoir et le payer « du mal qu'il se donne ». Et s'il donne du temps au malade et connaît aussi bien sa pathologie, c'est bien le signe que ce dernier a un intérêt aux yeux de l'institution et de celui qui l'interroge.

C'est ce que souligne J. P. Falret, aliéniste nommé à la Salpêtrière en 1843 et responsable d'un enseignement clinique. « Souvent, écrit-il, le récit de leur maladie, fait dans tous ses développements, impressionne fortement les aliénés, qui témoignent eux-mêmes de la vérité avec une satisfaction visible et se plaisent à entrer dans les plus grands détails pour compléter le récit, étonnés et glorieux que l'on se soit occupé d'eux avec assez d'intérêt pour pouvoir connaître toute leur histoire. »[174]

---

173 *Ibid.*, p. 182.

174 Jean-Pierre Falret, *De l'enseignement clinique des maladies mentales,* repris par M. Wiriot dans sa thèse de médecine, *L'Enseignement clinique dans les hôpitaux de Paris entre 1794 et 1848*, Vincennes, impr. Chaumé, 1970 - n° 334, p. 125, cité par M. Foucault, *ibid.*, p. 196.

La présentation clinique devient ainsi le « grand amplificateur du pouvoir psychiatrique », en permettant au médecin de se constituer comme « maître de vérité ».[175]

Plus d'un siècle plus tard, dans les années 1970-1980 et suivantes, les présentations cliniques, telles que je les ai connues en tant qu'interne, revêtaient des signes analogues, résidant moins dans l'étalage d'un savoir ostensible sur le patient, pendant la présentation, que dans l'interprétation de ses propos dans un sens connu par avance, celui de la psychose par exemple. Interprétation ne tenant souvent pas compte du contexte socioculturel du patient et voulant le faire cadrer avec une grille nosologique.

Autre point commun : l'interrogatoire mené selon un ordre systématique, à telle enseigne que lorsque, en fin de matinée, la sirène annonçant midi retentissait, nous savions que la question de la relation du patient avec ses ascendants, sa mère notamment, allait inexorablement tomber. Là encore, celui qui savait et détenait le pouvoir du sens, c'était le médecin, rarement le patient, qui ne se manifestait que par ses réponses aux questions posées.

Il arrivait que l'un d'eux fît une entorse au protocole en qualifiant par erreur de « professeur » celui ou celle qui n'était qu'interne. J'en fus témoin un matin, alors qu'un de mes patients était sur le gril. Faisant mention d'un entretien qu'il avait eu auparavant avec moi, il remarqua : « Comme je le disais au professeur… » Suivait mon nom. D'où la réaction immédiate de l'auditoire : étonnement, murmure, rires, et sourire figé du maître de cérémonie, chef de service, auquel le malade contestait implicitement le rôle de « professeur » et donc de « détenteur de la vérité ». Mais cette dénégation même ne pouvait qu'attester la réalité de sa pathologie !

La folie médicalisée

Avec l'apparition de la neurologie et de la neuro-anatomie, dans la deuxième moitié du siècle, la psychiatrie parvient à un tournant.

Jusque-là, ce qui était en jeu, c'était la réalité de la folie, d'une part, et, d'autre part, le fait que le corps, en tant que tel, en était absent, puisque tel comportement ou type d'hallucinations n'était jamais relié à une cause lésionnelle. La folie existait ou non. Si oui, l'institution

---

[175] *Ibid.*, pp. 184-185.

avait pour fonction de la « réaliser », c'est-à-dire d'en faire apparaître la réalité pour pouvoir, par le biais de la discipline asilaire, en supprimer les symptômes. Et, pour commencer, il s'agissait de légitimer comme « maladie » les raisons pour lesquelles un internement ou une intervention psychiatrique avaient été possibles. Puis, par le biais de différentes techniques (interrogatoire du malade, utilisation de la drogue et de l'hypnose), « actualiser » les symptômes de façon à les neutraliser.

Avec l'émergence de la neurologie, grâce à Duchenne de Boulogne, Broca, se dessine un nouveau corps : le « corps neurologique » qui, au-delà des organes et tissus qui le constituent, se définit par un ensemble de fonctions (sensitives, motrices), de comportements..., dont la lecture passe désormais par le prisme d'une médecine fondée sur l'anatomo-pathologie et la physiologie. On entre dans l'ère de la localisation et de la mise en jeu, au cours de l'examen clinique, du schéma stimulus-effet ou stimulus-réponse. Ce qui est sollicité, ce sont les réponses corporelles du malade plus que ses réponses verbales.

Les pathologies dites mentales se répartissent en deux catégories. Il y a, d'une part, celles que l'on peut relier à une cause organique, neurologique : les démences, la paralysie générale, ultime phase de la syphilis... Celles-ci sont considérées comme de « vraies » maladies et récupérées par la discipline médicale. Mais il y a, d'autre part, celles que l'on ne peut relier à aucun dysfonctionnement organique et qui apparemment échappent à toute maîtrise médicale.

C'est le cas des névroses. Comment caractériser ceux qui en sont atteints, alors même que leur symptomatologie est confuse, imprécise et que se pose toujours la question de savoir s'ils ne sont pas simulateurs ? Ainsi des hystériques, dont Jules Falret déclare, en janvier 1866 : « La vie des hystériques n'est qu'un perpétuel mensonge ; elles affectent des airs de pitié et de dévotion et parviennent à se faire passer pour des saintes, [...] alors qu'elles font dans leur intérieur, à leur mari et à leurs enfants, les scènes les plus violentes... »[176] Comment les considérer ?

Sont-elles « folles » ? Sont-elles « malades » ?

[176] Jules Falret, « La folie raisonnante ou folie morale », article paru dans les *Annales médico-psychologiques*, en mai 1866, *cit.* par M. Foucault, *ibid.*, p. 309.

Entre alors en scène, à la Salpêtrière, dans les années 1870, Charcot, neurologue. Charcot et ses présentations cliniques attirant l'auditoire que l'on sait, tel Freud, venu effectuer un stage de quelques mois dans son service (en 1885-1886). Charcot traquant la simulation de ses « malades », comme nombre de ses contemporains, mais voulant infirmer celle des « hystériques », ces femmes dont les symptômes sont d'une plasticité stupéfiante et semblent, sous hypnose, apparaître à volonté. Laquelle ? Celle de Charcot, induisant par ses questions et les modalités de ses présentations les « crises » de ses patientes. A la mise en scène médicale répond en miroir la mise en scène de l'hystérique, produisant à la demande des symptômes, selon M. Foucault, pour être enfin prise au sérieux et considérée comme malade.

Mais comment ?

Pour que l'hystérie soit reconnue comme « maladie » et non plus comme « folie », qu'elle soit donc opposable à d'autres pathologies et relève d'un « diagnostic différentiel » et non plus « absolu », comme c'était le cas jusqu'alors, en psychiatrie, il faut qu'elle réponde à deux critères. D'abord, présenter des symptômes constants, stables (rétrécissement du champ visuel, hémianesthésie, anesthésie pharyngée...) ; en deuxième lieu, il faut que les crises au cours desquelles ceux-ci apparaissent soient « ordonnées et régulières » et qu'elles se déroulent selon un scénario « qui soit suffisamment proche d'une maladie neurologique existante, pour que l'on puisse faire passer la ligne du diagnostic différentiel ».[177]

Il en résulte une codification de l'hystérie sur le modèle de l'épilepsie et, simultanément, une distinction de ces deux types selon deux grands tableaux.

Il y a là un double enjeu, pour le médecin et pour le malade.

Pour le médecin, en obtenant des symptômes stables et des crises régulières, se positionner en tant que tel en faisant « un acte strictement médical, c'est-à-dire un diagnostic différentiel ». C'est donc sa légitimité en tant que neurologue et non pas psychiatre qui est en jeu. Signe précurseur de ce que sera notre actuelle tendance vers une « médecine basée sur les preuves » (EBM). Autrement dit : « donnez-moi des signes répertoriables et constants et, en faisant la

[177] *Ibid.*, p. 311.

preuve que vous êtes malade, je ferai aussi la preuve que je suis médecin ».

Pour le « malade », « échapper à la territorialité asilaire ». En donnant au neurologue des symptômes qui lui permettent d'établir un diagnostic différentiel, l'hystérique ne sera plus un fou au sein de l'asile ; il acquerra « un droit de cité à l'intérieur d'un hôpital [...] qui n'aura plus droit à n'être qu'un asile. Le droit de n'être pas *fou* mais *malade* est acquis par l'hystérique grâce à la constance et à la régularité de ses symptômes ».[178]

Mais, du même coup, s'installe entre médecin et malade une relation de dépendance réciproque. Le pouvoir médical n'est plus unilatéral et la liberté du thérapeute n'est plus aussi absolue. Pour exister en tant que médecin, il a besoin de l'hystérique. Et celle-ci (et non pas celui-ci, puisqu'il est bien connu que les hystériques sont des femmes...), en contrepartie de cette reconnaissance de « malade », lui donne autant de symptômes qu'il le souhaite.

Foucault voit dans la façon dont l'hystérique manifeste ses symptômes, notamment au cours du processus hypnotique auquel Charcot la soumet, l'affirmation d'un contre-pouvoir du malade à l'égard du pouvoir médical, voire même une des premières émergences du mouvement antipsychiatrique, tel qu'il apparaîtra au siècle suivant.

Pour fonder la légitimité de sa méthode et répondre aux critiques qui lui sont faites, en particulier par Bernheim, de dicter sous hypnose leurs symptômes aux malades particulièrement suggestibles que sont les hystériques, Charcot contre-attaque et tente de faire correspondre une étiologie à l'apparition des troubles fonctionnels qu'il a sous les yeux. Puisqu'il n'y a pas de lésion organique, il faut trouver autre chose, un facteur déclenchant. D'où l'entrée en scène de la notion de « traumatisme » (choc affectif, événement, accident...), susceptible d'avoir créé une lésion invisible, pathologique, d'où découle la symptomatologie hystérique.

D'où également l'importance de l'interrogatoire et de l'histoire de la patiente et la réponse en miroir de celle-ci. Puisque le médecin veut du traumatisme, il en aura. Et c'est alors la vie intime et sexuelle des malades qui se déploie au cours des présentations cliniques, que ce soit au niveau des propos ou des attitudes, notamment pendant la phase « plastique » ou encore « délirante » de la crise épileptoïde.

---

[178] *Ibid.*, p. 312.

Or, cette dimension sexuelle, relevée dans maintes observations des élèves de Charcot, est niée ou passée sous silence par ce dernier. La sexualité a mauvaise presse, si l'on veut accréditer la thèse de la « maladie hystérique », sexualité qualifiée d'ailleurs souvent de lubrique. « Pour mon compte, dit-il, je suis loin de croire que la lubricité soit toujours en jeu dans l'hystérie, je suis même convaincu du contraire. »[179] Ce qui ne l'empêche pas de tenir, en privé, des propos contraires : « L'hystérie, tout le monde sait bien que c'est de sexualité qu'il s'agit. » Propos dont Freud, invité chez lui, sera témoin et s'étonnera : « Mais s'il le sait, pourquoi ne le dit-il jamais ? »[180]

Freud, quant à lui, reviendra quelques années plus tard sur la question de la sexualité dans l'hystérie et étendra l'étiologie sexuelle des névroses (névrose d'angoisse et neurasthénie) aux psychonévroses.

La dépsychiatrisation : persistance ou déplacement d'un pouvoir

Jusque-là, la liberté du médecin, en l'occurrence du psychiatre, en ce qui concerne son rapport à l'institution et au malade, semblait totale. Il était seul détenteur d'un savoir et d'un pouvoir sur ce dernier. L'affirmation de sa liberté passait ou se confondait avec celle de son pouvoir. Nulle contestation de cet état de fait pendant toute une partie du XIXe siècle.

En revanche, l'émergence d'une étiologie par le biais de l'anatomo-pathologie et d'une théorisation sur les diverses pathologies mentales, au cours des dernières décennies du siècle, va changer la donne.

Désormais, il ne s'agira plus d'établir une ligne de partage entre folie ou non-folie mais de poser une équation entre folie et maladie ou plutôt de substituer au concept de folie celui de maladie. En outre, la question n'est plus tant celle de la réalité de la folie que de sa vérité. Le pouvoir du psychiatre doit en passer par les fourches caudines d'une médecine qui se fonde sur des signes indubitables.

A cet égard, Charcot récupère l'hystérie et tente, à partir de ses présentations cliniques, d'une part, et de la mise en œuvre de l'hypnose, en tant qu'instrument thérapeutique, d'autre part, de la faire cadrer avec les exigences de la médecine. Les hystériques sont des

---

[179] Cité par M. Foucault, *ibid.*, p. 323.

[180] Sigmund Freud, in *GW*, vol. X, 1946, p. 51, cité par Foucault, *ibid.*, p. 323.

malades : il le prouve, quoiqu'en passant sous silence une dimension non négligeable de leur pathologie et en abdiquant partiellement sa liberté. Car la question de la validité de son travail et de sa reconnaissance en tant que médecin sont sous la dépendance de ses malades, des symptômes qu'elles lui fournissent et de la persistance de ceux-ci.

Le pouvoir et la liberté du psychiatre sont donc en partie pris en tenaille entre la progression de la science médicale et l'affirmation de ce que Foucault considère comme la manifestation première d'un contre-pouvoir du malade à l'égard du médecin. Si le malade est toujours sous dépendance, détail non négligeable, il gagne en considération, d'autant plus et mieux que se constitue et s'organise dans le même temps autour de lui le courant psychanalytique.

La sexualité, négligemment laissée de côté par Charcot, va être avantageusement récupérée par Freud, qui fonde la psychanalyse à partir de sa théorie sur l'étiologie sexuelle des névroses.

Passons rapidement sur l'établissement des topiques : la première, en 1905, fondée sur l'inconscient, le préconscient et le conscient ; la seconde, en 1920, sur le *ça*, le *moi* et le *surmoi*. Apparaît alors un déplacement du pouvoir du thérapeute, qui s'attache moins à la symptomatologie du patient qu'au fonctionnement psychique qui le régit. Pouvoir révélé par les différents instruments de la cure analytique : posture du patient, retrait et silence de l'analyste ; mise en lumière du « transfert », arrière-plan du « contre-transfert »…

Alors que, dans l'institution hospitalière, le pouvoir médical considérait des symptômes manifestes, qu'il traitait, on l'a vu, de manière diverse, dans la cure analytique, la symptomatologie du patient n'est regardée que par rapport à ce à quoi elle renvoie : l'inconscient, matériau royal, dont il revient au patient d'entendre, par l'intermédiaire du thérapeute, ce qu'il a à lui dire. Théoriquement, du moins. Le savoir de l'analyste est censé être au service de la parole du patient. Mais il peut aussi s'exercer en dehors de ce dernier, devenir un pouvoir *sur* l'autre, une forme d'aliénation ou d'assujettissement et non plus une écoute véritable.

C'est ce que pense M. Foucault, en considérant que l'évolution de la psychiatrie, à la fin du XIXe siècle et dans les décennies suivantes, s'est faite selon deux processus qui se traduisent par une « dépsychiatrisation » de la maladie mentale. Ou bien en se coulant dans le moule médical qui, en règle générale, allait dans le sens d'une objectivation de la maladie, en fonction de signes répertoriables, pouvant être rapportés à des causes. D'où l'articulation l'un sur l'autre du diagnostic étiquetant la maladie et de la thérapeutique visant à en supprimer les manifestations. Ce qui importe n'est plus le déploiement de la maladie dans sa vérité mais sa réduction à son strict minimum. C'est ce que Foucault appelle la « pasteurisation » ou l'« aseptisation » de la psychiatrie et de l'hôpital psychiatrique.

Ou bien, deuxième forme de dépsychiatrisation, elle échappe à la science médicale et se place dans le sillage d'une nouvelle discipline, voire d'une nouvelle doctrine, celle de la psychanalyse qui, en se situant hors du champ asilaire, ne fait que déplacer le pouvoir médical, « producteur de vérité, dans un espace aménagé pour que cette production demeure toujours adéquate à ce pouvoir. La notion de transfert [...] est une manière de penser conceptuellement cette adéquation dans la forme de la connaissance ; le versement de l'argent [...], une manière de la garantir dans la réalité... ».[181]

Pour Foucault, ces deux formes de dépsychiatrisation de la maladie mentale ne changent en rien la question du pouvoir médical. Au contraire : elles le conservent et l'affermissent. Dans les deux cas, le patient reste sous la dépendance du thérapeute et la liberté-pouvoir de ce dernier, un instant menacée à l'époque de Charcot, lui est totalement restituée.

On en vient toujours au même constat : le médecin est celui qui sait. Savoir et pouvoir ont partie liée.

L'antipsychiatrie : mise à sac d'un pouvoir

Elle se constitue après la Deuxième Guerre mondiale et se déploie essentiellement entre les années 1955 et 1980, que ce soit dans les pays anglo-saxons (Grande-Bretagne, Etats-Unis), en France ou en Italie.

Elle apparaît comme une remise en question radicale de l'institution psychiatrique. Alors que la psychiatrie traditionnelle n'avait pour ambition que de réduire le patient à des symptômes qu'il s'agissait de supprimer et de justifier son internement par la nécessité de protéger la société de la folie en plaçant le « fou » hors de toute influence extérieure et en le soumettant à un ensemble de prescriptions à la fois médicales, intellectuelles et morales, dans le but de le « redresser » ou plutôt de le dresser, l'antipsychiatrie a une visée

[181] Michel Foucault, *op. cit.*, p. 349.

totalement opposée et dénonce les rapports de pouvoir, voire de domination, que dissimulait cette justification de la pratique psychiatrique.

Dans les années 1970, Franco Basaglia, psychiatre à l'hôpital de Gorizia, près de Trieste, et chef de file de l'antipsychiatrie en Italie, déclare : « Le pur pouvoir du médecin augmente aussi vertigineusement que diminue le pouvoir du malade ; celui-ci, du simple fait qu'il est interné, devient un citoyen sans droits, livré à l'arbitraire du médecin et des infirmiers, qui peuvent faire de lui ce qu'ils veulent, sans possibilité d'appel. »[182]

Jusque-là, l'objectif tacite était de faire taire le malade, en faisant taire ses symptômes. L'isolement, les différentes formes de coercition physique (camisole, pratique du bain, électrochocs en série), puis chimique, avec l'utilisation des drogues et celle des neuroleptiques, dans la deuxième moitié du siècle, en étaient l'illustration. La pratique de la psychochirurgie (lobotomie) aussi.

L'antipsychiatrie a, au contraire, l'ambition de libérer la parole du malade, en lui permettant d'aller jusqu'au bout de sa folie. Telles sont les expériences que mènent en Angleterre Ronald Laing, A. Esterson, David Cooper. J. Berke également, à Kingsley Hall, notamment avec une patiente schizophrène, Mary Barnes, dont le livre : *Voyage à travers la folie* témoignera. En France, Lucien Bonnafé, dans les années de l'après-guerre, puis Roger Gentis, à Fleury-les-Aubrais, Jean Oury et Félix Guattari à la clinique de La Borde vont dans le même sens et font des structures qu'ils créent ou dans lesquelles ils travaillent des lieux de questionnement et de thérapie institutionnelle.

Ce qui est frappant dans le mouvement antipsychiatrique, notamment en Angleterre, c'est qu'il se situe radicalement hors des sentiers battus de la psychanalyse. Laing, Cooper et Esterson ont, à cet égard, une approche de la folie beaucoup plus philosophique que psychologique. Laing, pour sa part, se situe nettement d'un point de vue ontologique, existentiel, et se réfère à Sartre plus qu'à Freud.

L'objectif n'est plus celui de l'abolition ou de l'interprétation (des symptômes), mais s'inscrit dans une perspective plutôt phénoménologique, celle de l'intelligibilité plutôt que du sens.

---

[182] Franco Basaglia, *L'Institution en négation. Rapport sur l'hôpital psychiatrique de Gorizia.* « Les institutions de la violence », Paris, Seuil, « Combats », 1970, p. 111.

Les origines de la psychiatrie institutionnelle [183]

La Seconde Guerre mondiale n'est pas pour rien dans la genèse de la thérapie institutionnelle.

En Lozère, à Saint-Alban, ce sont les restrictions alimentaires auxquelles sont soumis personnel, médecins et malades, qui provoquent leur mobilisation comme celle de la population. Après P. Balvet, psychiatre qui effectue des réformes pour humaniser l'asile, L. Bonnafé devient directeur de l'hôpital, en 1942.

A la même époque, résistants, intellectuels, tels G. Canguilhem et P. Eluard, thérapeutes, malades, y séjournent ou y sont de passage. Des réfugiés espagnols, fuyant le régime de Franco, y sont également accueillis. François Tosquelles, psychiatre catalan, y arrive en 1941. Il en deviendra directeur en 1952.

Saint-Alban devient le creuset où, progressivement, s'élaborent les principes d'une psychiatrie communautaire, dont l'objectif est de transformer les relations entre soignants et malades, dans la perspective d'une plus grande ouverture au monde de la folie. Pour Tosquelles, s'inspirant d'Hermann Simon, il faut *soigner l'établissement* et soigner chaque malade, en le rendant responsable et en stimulant initiative et créativité. Il fonde avec P. Balvet, A. Chaurand et L. Bonnafé la « Société du Gévaudan », qui met sur pied les bases d'une pratique nouvelle de la psychiatrie, intégrant dans une démarche collective « soins, recherche et formation ».

L'expérience de Saint-Alban a des répercussions importantes. Elle attire nombre d'internes mobilisés par cette recherche, dont Jean Oury, Roger Gentis, Jean Ayme, que l'on retrouvera plus tard dans la région parisienne (à Maison-Blanche), dans le Loiret (à Fleury-les-Aubrais) ou dans le Loir-et-Cher (à La Borde), tel Jean Oury.

Au début des années cinquante, il dirige une clinique psychiatrique dans le Loir-et-Cher. En 1953, l'administration refusant d'effectuer les travaux qui s'imposent, il part sur les routes avec trente-trois malades et quelques infirmiers. Après deux semaines d'errance et d'hébergement au gré des rencontres (hôtel, maternité…), il débarque à La Borde qui n'est alors qu'un château en ruine.

La précarité de moyens, notamment matériels, est le moteur qui fédère soignants et patients et les incite à se constituer en commissions chargées des divers aspects matériels de la vie collective, appliquant

---

[183] G. Courant, « Eléments d'une histoire (2ème partie) : De Saint-Alban au Groupe de Sèvres », http:// centreguenouvry.free.fr/psychinst2.htm, juin 2003 ; Clinique de La Borde disponible sur http://fr.wikipedia.org./wiki/Clinique_de_La_ Borde.

en cela les principes de la thérapie institutionnelle importés de Saint-Alban. Dans les mois et les années qui suivent, La Borde devient un établissement de soins agréé par la Sécurité sociale. Elle est subventionnée par plusieurs organismes (dont la SNCF), obtient un agrément pour une trentaine de lits et voit ses effectifs (notamment sur le plan logistique) augmenter. Mais le point important tient au fait que tous, anciens comme nouveaux, sont formés aux principes de la psychothérapie institutionnelle.

L'originalité de La Borde, après Saint-Alban, consiste dans cette prise en charge commune des problèmes institutionnels, d'une part ; mais, d'autre part, elle consiste aussi à considérer les effets thérapeutiques individuels que peut avoir cette prise en charge collective, en favorisant les échanges, l'apprentissage de la vie en groupe, la réinsertion sociale, l'acceptation de l'autre. Cette expérience servira plus tard d'exemple dans différents hôpitaux et cliniques psychiatriques, en particulier à Fleury-les-Aubrais et Maison-Blanche, où seront instituées des réunions de pavillon, dont l'objectif est de débattre des difficultés et conflits liés à la vie du pavillon. G. Daumezon en sera l'initiateur, avec P. Paumelle et P. Koechlin.

Dans cette volonté de responsabiliser le malade et de libérer sa parole, n'y a-t-il pas aussi le désir sous-jacent de libérer celle du psychiatre et du corps soignant en général ?

Lucien Bonnafé le suggère, lorsqu'il écrit qu'il faut « désenfermer le regard sur cet ensemble aliéné/aliénant constitué […] dans un ordre conforme aux principes et usages d'un ordre social exclueur de ce qui le dérange ».[184]

Il faut changer de regard, désaliéner le psychiatre autant que le patient, libérer sa créativité, lui permettre de penser différemment, de penser tout court. Et, en particulier, de repenser les structures de soins, qu'elles soient hospitalières ou extra-hospitalières.

Toute la psychiatrie de secteur est contemporaine de ce mouvement antipsychiatrique. Je ne dirais pas qu'elle en est issue mais qu'elle est née de cette nécessité de changement de fond que les psychiatres de l'après-guerre ont discernée.

Il y avait à la base la volonté de faire sortir de l'asile des malades mentaux dont certains étaient internés depuis plusieurs décennies (tel

---

[184] Lucien Bonnafé, « Sources du désaliénisme », in *Désaliéner ? Folie(s) et Société(s)*, Toulouse, Presses universitaires du Mirail/Privat, 1991, p. 221.

était le cas d'une femme rencontrée à la fin des années 1970, enfermée à Ville-Evrard depuis 1916) et de favoriser des lieux de soins qui puissent le relayer en les prenant en charge à l'extérieur, à proximité de leur habitation. Il y avait aussi le souhait, diversement partagé, de les traiter différemment, c'est-à-dire mieux, en prenant « soin » d'eux.

Le principe du « secteur » était le suivant : à un service hospitalier, généralement situé dans un hôpital psychiatrique de la région parisienne (si l'on prend le cas de l'Ile-de-France), correspondait un quartier, voire un arrondissement de Paris. Le même principe régissait toute la France, à ceci près que, en zone rurale, la superficie du secteur était en général beaucoup plus étendue qu'en zone urbaine. D'où la difficulté pour nombre de patients de se faire soigner à proximité de chez eux et d'effectuer une certaine distance pour rallier le Centre Médico-Psychologique dont ils dépendaient.

Cette politique du secteur était, est une ouverture, qui a connu des fortunes diverses, selon l'orientation de ceux qui en étaient responsables et les moyens mis en œuvre… Par « secteur », il faut entendre aussi toutes les structures annexes qui ont été créées, allant de l'hôpital de jour aux Centres d'Accueil Thérapeutiques à Temps Partiel (CATTP), proposant des activités et ateliers d'expression divers aux patients ; du foyer de post-cure aux appartements thérapeutiques…

Mais, quoi qu'il en soit, dans la façon dont elle s'est mise en place, dans la diversité des expériences qui ont été faites par le mouvement antipsychiatrique à la même époque (des années 60 aux années 80), il y a sans doute le désir de penser le rapport du patient à soi, à son entourage et au monde qui l'entoure d'un point de vue éthique, au sens étymologique du terme. L'*êthos*, dans ces années-là, est à l'honneur.

Hélas ! il n'y a pas que l'*êthos*, car l'antipsychiatrie a connu bien des dérives et commis des erreurs.

Liberté ou laxisme ?

Sous couleur de mettre à sac le pouvoir médical et de mettre sur le même plan médecins et malades, en déclarant : « Nous sommes tous potentiellement fous », donc, à bas les frontières, les limites entre soignants et patients, liberté pour tout le monde, on a confondu liberté et laxisme. Dans nombre de cas, les patients faisaient ce qu'ils voulaient, prenaient ou non leur traitement, entraient et sortaient des pavillons et n'étaient pas réellement soignés…

Côté psychiatres et soignants, c'était l'époque du « hasch », presque officiellement intégré. Je ne dirais pas qu'on (les soignants) fumait dans les services mais, dans les soirées entre soignants, le haschich circulait. Il était d'ailleurs considéré comme curieux de refuser un « joint » ! En revanche, dans le même temps, non seulement le haschich mais plus généralement la drogue et l'alcool circulaient à l'hôpital. En outre, dans certains établissements, les patients faisaient du troc, du commerce, en un mot, des affaires !

A l'heure où « la psychiatrie devait être faite et défaite par tous », comme le proclamaient Gentis et d'autres avec lui, elle n'était pas pensée, du moins pas suffisamment. Plus fréquemment « défaite » que « refaite », et encore moins par tous, on substituait trop souvent la confusion à une réflexion véritable. Confusion des statuts, des genres, des souffrances. La souffrance d'un patient en plein délire n'a rien à voir avec celle que pourrait potentiellement connaître un soignant, quelle que soit son histoire. Elle s'inscrit dans le présent et non pas dans un hypothétique avenir.

La souffrance de celui qui est agi par sa violence et dont le comportement est une demande tacite de limites se moque de cette tolérance souvent synonyme d'abdication que, dans bien des cas, il rencontrait. Un soignant, alors même qu'il se trouve sur le lieu où il est censé prodiguer des soins, N'EST PAS un malade et ce n'est qu'en endossant sa fonction et sa responsabilité en tant que tel qu'il peut rencontrer véritablement le malade, dans la singularité de sa pathologie. Mais, pour la reconnaître, encore faut-il accepter qu'elle existe. Décréter que la folie est le lot potentiel de tous équivaut en définitive à la nier et à nier fondamentalement toute différence, toute altérité.

Voilà, me semble-t-il, l'une des dérives de l'antipsychiatrie : la confusion, la non-reconnaissance de l'autre, alors même qu'elle prétendait s'en soucier ; l'incapacité à dire non ; la tendance à prendre pour l'affirmation d'une liberté ce qui n'est qu'anarchie, a-structuration. Si la tentative de libération n'est que le déni de toute contrainte, elle ne peut qu'aboutir à un aveuglement et un enfermement supplémentaires et aller, en définitive, à l'encontre de ce que l'on croyait pourtant respecter et défendre : l'éthique. Mais le croyait-on vraiment ?

La liberté nécessite la contrainte, si, dans son expression, elle ne respecte pas celle d'autrui. Kant ne dit pas autre chose dans sa *Doctrine du droit*. Dans cette perspective, la liberté du soignant n'a souvent été qu'une forme d'assujettissement à la « folie » du patient, considérée dans ses modalités comme normale, devant s'exprimer sans limites ni contrainte. Ce qui est un leurre, voire une imposture et une forme de violence et qui s'inscrit, en outre, dans le courant des slogans de mai 1968 : « Il est interdit d'interdire », générateur de tous les extrémismes qui ont suivi.

Des logiques antinomiques

Dans les années soixante et suivantes coexistent, en psychiatrie, plusieurs tendances.

- *Un pouvoir dé-fait*

Le courant antipsychiatrique témoigne d'une volonté de repenser simultanément les structures et les hommes et de mettre à plat les rapports de pouvoir qui les régissent. C'est ainsi qu'on assiste, en France notamment, à des expériences institutionnelles nouvelles où la parole est théoriquement le fait de tous : médecins, infirmiers, patients, mais où toutes les extravagances se font jour.

Un exemple : à V.-E., en fait de réunions institutionnelles et de prise de parole, un infirmier appelle à la révolution, à signer ses livres et, très accessoirement, à travailler…

C'est aussi le temps du copinage : médecins et patients sont sur le même plan, se tutoient éventuellement, entretiennent des rapports d'amitié alors même que l'un est le « patient » de l'autre.

A M. B., un médecin-chef embauche comme secrétaire une de ses patientes, laquelle a de temps à autre des accès de violence dirigés contre un médecin du service qu'elle ne supporte pas. Ce qui n'est pas sans conséquences sur la bonne marche de celui-ci, d'autant plus que ses relations avec certains patients sont marquées par une proximité qui n'a rien de thérapeutique…

A la clinique de B., les patients s'expriment, certes, mais, sous couleur de favoriser le verbe, on passe parfois à côté de certains gestes médicaux élémentaires et l'on néglige dangereusement des pathologies organiques.

La liberté passe par la rigueur. Or, dans bien des expériences contemporaines, la rigueur comme la réflexion furent absentes.

Que peut-on dire du mouvement antipsychiatrique, notamment en France ?

Qu'il représente une volonté de changement, d'innovation, d'approche différente des patients. Dans certains cas, l'ouverture eut lieu, des structures de soins furent créées, l'hôpital fut autre chose qu'un lieu d'enfermement et de répression. Mais, indépendamment des extravagances qui se produisirent et faute d'avoir été suffisamment pensé, il n'eut pas le développement ni les répercussions à long terme qu'il aurait pu avoir.

Pour mener à bien des expériences comme celles que réalisaient en Angleterre Laing, Cooper, Berke avec certains malades, Mary Barnes en particulier, accompagnée jour et nuit dans son « voyage à travers la folie » par ses thérapeutes dans un lieu de soins privilégié, il eût fallu des structures, des effectifs et davantage de moyens financiers. Il eût surtout fallu la volonté de développer des expériences semblables. Ce qui était loin d'être le cas.

Car, si cette volonté d'ouverture existait chez un certain nombre de psychiatres (Bonnafé, Oury, Gentis, Baillon, Postel, notamment), elle n'était pas présente dans toutes les têtes, loin s'en faut.

- Un pouvoir détenu

En effet, une disparité parfois écrasante se faisait sentir entre les services, les établissements ; entre les grands centres urbains et les petites villes de province.

Alors que la parole des patients pouvait s'exprimer dans certains lieux de soin, parce que les médecins responsables instauraient des réunions entre soignants et soignés et qu'ils favorisaient par ailleurs leur créativité par le biais du dessin, de la peinture, du théâtre, ailleurs elle n'existait pas. Ce qui existait, c'était la répression, l'enfermement, l'exploitation des uns par les autres.

Dans un hôpital de province où j'effectuai un an d'internat, je découvris, en explorant les bas-fonds de mon service, des patients enfermés dans une cellule, vivant à moitié nus sans jamais rencontrer personne, hormis les infirmiers qui leur apportaient nourriture et traitement. Les autres s'entassaient, dans la journée, par dizaines dans une salle commune noyée dans la fumée et dominée par les hurlements. Dans la majorité des cas, les traitements étaient chimiques (neuroleptiques à doses massives). Mais certains services utilisaient encore des moyens de contention physique (camisole) et pratiquaient électrochocs, voire lobotomie, les patients étant alors adressés à un hôpital parisien, dans lequel elle avait cours.

Régime hautement carcéral, conférant aux médecins-chefs un pouvoir absolu sur ceux dont ils étaient censés prendre soin et dont certains abusaient sans vergogne. C'est ainsi que le personnel de ceux qui bénéficiaient *intra muros* d'un logement de fonction était fourni intégralement par les patients, les *chroniques*, ceux dont l'internement était à vie, tour à tour cuisiniers, jardiniers, hommes de ménage…, pour un salaire dérisoire dénommé *pécule*.

Dans les dernières décennies du XXe siècle, le pouvoir psychiatrique dénoncé par Foucault à propos des deux siècles précédents restait donc dans certains lieux entier, alors même qu'ailleurs les expériences antipsychiatriques se multipliaient.

Quelle était notre liberté, à nous internes ? Nous couler dans le moule ou partir. Restait une autre éventualité : observer, si possible ne pas consentir, tenter de créer un dialogue avec les patients (ceux qui y étaient encore accessibles) et engranger les informations pour en témoigner ultérieurement.

Dans un tel contexte, le mot d'ordre de Bonnafé : « désenfermer le regard » avait plus que jamais sa raison d'être. Regarder ce qui apparaît ou faire apparaître ce qui est caché et porter ce regard hors de l'étau qui l'aliène, telle est la seule modalité que peut encore revêtir une liberté. Car la possibilité de regarder sous-tend celle de penser et de choisir. Je découvre aujourd'hui que mon autonomie, quoique restreinte, existait, alors même que je me croyais assujettie à ce carcan hospitalier.

- *Un pouvoir déplacé*

Toutefois, entre ces deux logiques de soin, s'opposant point par point, s'interposait une troisième, celle qui prônait le Verbe, celui des soignants et, théoriquement, celui des patients, sans négliger pour autant les moyens thérapeutiques en vogue, aussi bien chimiques que physiques.

C'était l'époque où la psychanalyse battait son plein, où bon nombre de médecins-chefs, psychiatres et psychologues avaient une formation analytique qu'ils introduisaient dans l'univers hospitalier. L'inconscient, matériau royal, faisait bon ménage avec le neuroleptique, la camisole parfois, voire l'électrochoc.

Il y a ici deux impératifs à décoder.

Pour parvenir à l'inconscient du patient, il faut souvent recourir à la force dissuasive des traitements chimiques : psychotropes utilisés avec plus ou moins de finesse. On reste, comme au cours du siècle précédent, dans une perspective de suppression des symptômes, alors que, dans le même temps, on prêche pour leur interprétation et leur sens. C'est-à-dire que, dans bien des cas, de moyen, les traitements deviennent une fin et le patient est réduit au silence. Il n'est plus question de « désenfermer le regard » mais de faire taire « ce qui dérange ». La parole entendue reste celle du psychiatre plus que celle du patient et l'on est, de nouveau, dans une logique de pouvoir (celui du médecin) et de savoir.

Deuxième impératif à repérer : celui des strates de pouvoir, représentées par les différentes catégories ou classes professionnelles. Sont essentiellement en jeu médecins (psychiatres) et soignants (infirmiers). Si, au XIXe siècle, le médecin est celui qui sait, au siècle suivant, il n'en va pas différemment. Le pouvoir passe par le savoir mais, en outre, par le maniement du Verbe. Or, sur ce point, il y a une différence de potentiel et, pour reprendre les termes de Foucault, de « hauteur », non seulement entre médecin et malade mais entre médecin et infirmier.

Celui qui connaît le maniement du Verbe et qui a la parole, c'est le psychiatre, de par sa fonction et sa double formation : médicale et analytique (fréquente à l'époque pour bon nombre de psychiatres), celle-ci donnant à celle-là son assise véritable et définitive, celle de la pensée.

A cet égard, écrit Roger Gentis, « la grande farce de la psychiatrie hospitalière, le tour de passe-passe fondamental, c'est que ceux qui pratiquent la psychiatrie, ceux qui la vivent, ce sont les infirmiers, pendant que les médecins, eux, (ils) la pensent. »[185] Ils la vivent, connaissent les malades, ont la capacité d'entrer en relation avec eux, mais ils ne le savent pas, parce que, dit Gentis, ils ne le disent pas. « Leur savoir, ils (ne) le mettent pas en mots [...], ils (ne) sont pas de la classe où on *écrit* ». Ce n'est pas à eux de « fabriquer le savoir »,[186] mais à ceux qui pensent et détiennent le pouvoir des mots : les psychiatres et psychologues.

L'introduction du savoir analytique à l'hôpital ou, plus souvent, d'un vernis de savoir, a établi une ligne de partage autrement plus radicale que le savoir médical. Et plus subtile. « La psychanalyse, écrit Gentis, est aussi une arme de classe. Ne peut la manier qui veut. »[187]

---

[185] Roger Gentis, *Guérir la vie*, Paris, Editions François Maspero, 1974, p. 62.
[186] *Ibid.*, p. 62.
[187] *Ibid.*, p. 60.

Or, la question de la violence révèle ou confirme parfaitement ce clivage entre deux groupes, deux classes, deux cultures.

Qu'observe-t-on, en effet, dans la pratique quotidienne ?

Discours sur la violence ou violence du discours ?

L'un des premiers constats effectués peu après mon arrivée dans le milieu psychiatrique fut le suivant : ceux qui discouraient sur la violence n'étaient pas ceux qui la vivaient.

En effet, dès le début m'apparut une ligne de démarcation infranchissable entre médecins et infirmiers, les premiers théorisant sur le sujet, mais se situant généralement à distance des *phénomènes* de violence, les seconds les abordant de plein fouet, puisqu'ils étaient souvent seuls sur le terrain lorsqu'ils se produisaient, à l'inverse des médecins, dont le temps de présence n'était pas le même. Cela faisait partie, disait-on, de la fonction infirmière.

L'infirmier était donc vécu, dans l'inconscient collectif, comme celui qui pouvait, voire devait « encaisser les coups ». Le *discours* médical ne disait pas s'il devait les rendre, mais préconisait qu'il fît appel aux *renforts* mentionnés précédemment. Et si les renforts étaient absents ou insuffisants, il lui incombait de se confronter, seul, à la situation.

Un membre du personnel, devant le comportement violent d'un patient nécessitant une intervention, apostropha le médecin-chef en lui demandant de « piquer » le malade. « Ce n'est pas mon rôle », rétorqua le patron du service, en se repliant dans le bureau infirmier.

Son rôle, notre rôle à nous, médecins, était de « mettre en mots » la violence, c'est-à-dire de donner sens par la parole à ce que le patient mettait en actes. Peu importait que cette parole fût possible. Elle *devait* être : impératif psychiatrique !

A partir de cet exemple apparaît une première distorsion. Le discours sur la violence oppose tacitement deux conduites ou logiques : celle du Verbe et celle du muscle, illustrée par la force et la contrainte. Mais il introduit aussi une ligne de partage entre deux classes : celle qui sait et parle au nom de ce savoir et celle qui exécute. En ce sens, le discours sur la violence devient violence du discours, d'autant plus efficiente qu'elle est masquée par l'impossibilité ou le refus, pour le corps médical, de reconnaître la peur qu'elle suscite en lui et, en conséquence, de s'y confronter.

Il y a en fait plusieurs discours : celui sur la violence, théorique, hors du réel, qui est, trop souvent, à entendre comme évitement et réduction de celle-ci. Il devient alors violence du discours, exercée contre autrui, qu'il s'agisse du personnel soignant ou du malade. Il y a enfin le discours non plus *sur* mais *de* la violence, qui nous impose de décoder ce qu'elle a à nous dire, ce que précisément nous ne pouvons pas faire, puisque nous l'excluons.

Il m'est souvent apparu que le champ psychiatrique et psychanalytique était en fait régi par un double discours : discours officiel venant voiler un discours inverse, silencieux, souterrain, règne du non-dit. Or, c'est ce dernier qui est à déchiffrer, car c'est lui qui sous-tend le premier. Dialectique du dit et du non-dit.

Le dit affirme une parole ; le non-dit révèle une attitude, une façon d'être et de penser, qui infirme ce qui est dit. Le dit est, théoriquement, rencontre ou relation avec autrui ; le non-dit signe sa négation ou son exclusion. Discours, en définitive paradoxal, dont la violence réside précisément dans la force même du paradoxe. « L'*autre* de la vérité, écrit E. Weil, n'est pas l'erreur, mais la violence, le refus de la vérité, du sens, de la cohérence, le choix de l'acte négateur, du langage incohérent, du discours “technique” qui sert sans se demander à quoi, le silence… »[188]

Je ne suis pas sûre que ceci soit conscient pour nombre de thérapeutes, qu'ils soient psychiatres ou psychologues.

Discours « sur » : discours « hors » du réel

Le discours sur la violence des patients ou, plus généralement, sur les pathologies pour lesquelles ils viennent nous consulter n'a souvent rien à voir avec ce qu'ils sont. Il est fractionnement, lecture partielle d'une souffrance qui n'est pas reliée à un contexte ou à la personne qui en est le support.

Tel patient est présenté comme pervers, tel autre comme dépressif chronique. Un troisième est réduit à l'obligation de soins à laquelle il est assigné par le juge d'application des peines (JAP) qui nous l'adresse. On entendra : « Monsieur D., c'est l'*injonction thérapeutique* que nous envoie le JAP ? »

Levinas, faisant référence au *Phèdre* de Platon écrit : « Ce n'est pas l'interlocuteur notre maître que nous abordons le plus souvent dans

[188] Eric Weil, *Logique de la philosophie*, Paris, Librairie philosophique J. Vrin, 1996, p. 65.

nos discours, mais un objet [...] ou un homme de la multitude... »[189] Un homme dissimulé par l'anonymat ou l'impersonnel du *on* heideggerien.

L' « injonction thérapeutique » n'a *a priori* aucun visage, hormis celui que lui donne la loi qui le contraint. C'est en cela que je parle de violence du discours, dans la mesure où il réduit l'Autre à une catégorie. En tant que tel, il n'existe plus, vidé de lui-même par la contrainte dont il fait l'objet. « Violence par excellence, c'est-à-dire injustice », souligne Levinas, d'une rhétorique qui « aborde l'Autre non pas de face, mais de biais... et corrompt sa liberté. »[190] Et, simultanément, la nôtre.

La liberté de l' « injonction thérapeutique » est, de fait, une figure de style ! Celui qui en est l'objet ne peut que se soumettre à cet impératif, s'il veut éviter des sanctions ou une peine de prison ferme. Quant au psychiatre auquel échoit cette « injonction », il n'a pas non plus la possibilité de s'y soustraire, puisqu'il est dans l'obligation de la recevoir et, en outre, de rendre des comptes au juge d'application des peines. En conséquence, la relation entre « soignant » et « soigné » est d'emblée compromise par cette double contrainte et de fait, bien souvent, elle tourne court. L' « injonction thérapeutique » se présente épisodiquement ou disparaît. Il y a eu violence aussi bien du côté soignant que patient. La violence de nos propos à son sujet en est l'illustration.

Discours réducteur qui ignore la réalité du patient en même temps qu'il fait apparaître ce vers quoi inévitablement nous tendons : la catégorisation de l'autre.

Un discours codifié

Cette catégorisation d'autrui, en l'occurrence du patient, nous menace tous, que nous le voulions ou non, par l'obligation de le faire entrer dans des cases diagnostiques établies par l'OMS, ceci à des fins qui ne sont pas que statistiques et s'inscrivent dans une logique de maîtrise et de toute-puissance. Logique équivalant à un déni du patient qui, en tant que tel, n'a plus aucune existence. Aucun psychiatre, du moins dans le secteur public, ne peut se soustraire à cet impératif. Tout patient reçu dans nos structures, qu'elles soient hospitalières ou extra-hospitalières, est étiqueté. Il n'est plus cet « absolument

---

[189] Emmanuel Levinas, *Totalité et infini*, Paris, Le Livre de Poche, « *Biblio essais* », 2003, p. 66.
[190] *Ibid.*, p. 67.

étranger » qui, « seul, peut nous instruire [...], réfractaire à toute typologie, à toute classification »...[191] . Ce dont il souffre est réduit à une lettre et un chiffre !

Or, la formulation même de ces rubriques diagnostiques est une aberration. En premier lieu, parce qu'elle se réfère à des typologies de symptômes sans les relier à un cadre nosographique précis, ce qui donne, à la lecture de ces listes, une impression de confusion et d'irréalité. Elles ont été établies en fonction du système de classification anglo-saxon, nord-américain notamment, lequel était, est encore, très différent du système français. La façon dont nous envisageons et dénommons certains types de psychoses, par exemple, n'est pas la même. Tout cela est gommé désormais par l'obligation de se référer à une pensée dominante, unique, LA pensée !

Autre raison pour laquelle cette classification est aberrante : elle ne correspond pas à l'évolution de la nosologie psychiatrique, voire à sa mutation, laquelle est en étroite relation avec celle de la société et du monde dans lesquels nous vivons. Il en résulte qu'elle se situe hors de la réalité. Je ne dirais pas qu'elle est théorique, mais qu'elle est psychotique, coupée du réel.

Il n'en reste pas moins que nous avons à faire entrer ceux qui nous consultent dans des codes de pensée qui n'ont rien à voir avec ce qu'ils disent ni ce qu'ils sont. Codes doublement dangereux : d'une part, en tant que codes, réducteurs par définition ; d'autre part, parce qu'ils sont faux.

A cet égard, écrivent M. Benasayag et G. Schmit, « le problème de l'utilisation de la classification en clinique réside en effet en ce que celle-ci agit comme un savoir préétabli, préexistant à toute rencontre avec le patient ».[192]

Autrefois, à l'époque où une certaine *altérité* avait droit de cité dans ces grilles de classification, nous avions encore la possibilité d'échapper à cette absurdité en cochant la case « autre »... Ce qui est impossible, aujourd'hui. Nous sommes pris dans les filets du « *Gestell* » stigmatisé par Heidegger : « arraisonnés », « requis » pour penser les patients en lettres et en chiffres ; tributaires de cet « encadrement » ou de cette « totalité » visant à faire d'eux des *objets*. Ils n'ont plus à parler. Le système parle d'eux, parle pour eux, leur

---

[191] *Ibid.*, p. 71.

[192] Miguel Benasayag et Gérard Schmit, *Les passions tristes. Souffrance psychique et crise sociale*, Paris, Editions La Découverte, 2003, p. 93.

dénie en définitive tout droit à la parole. Il en va de même pour nous, soignants, si nous n'y prenons garde.

Toute systématisation est violence, arraisonnement, négation de la liberté et de l'altérité.

Il n'est pas nécessaire de nous référer à une classification diagnostique que, par ailleurs, nous fustigeons, pour être tributaire d'un mode de pensée globalisant et donc violent. Lorsque, parlant de la mère d'un patient psychotique, nous disons : « c'est typiquement une *mère de psychotique* », nous reproduisons très exactement le mode de fonctionnement que nous lui imputons vis-à-vis de son fils. Il est possible que, pour cette mère, celui-ci ne soit, de façon inconsciente, qu'un prolongement aberrant d'elle-même, sorte de pseudopode n'ayant aucun droit à l'existence, totalement pensé par elle et prisonnier de cet « encadrement ». Mais, en la faisant dépendre de la typologie « mère-de-psychotique », nous avons à notre tour une pensée totalitaire excluant tout dialogue. C'est un discours *sur* interdisant toute possibilité de discours *de*. L'autre, qu'il soit patient, parent ou soignant, devient alors *objet de* discours et non plus *sujet du* discours. Encadré !

Autrui ne se réduit pas à un *thème*. L'idée que nous avons de lui, la façon dont nous le pensons, peut être une forme de violence engendrant à son tour la violence du verbe et celle de l'acte. Il y a une violence de l'intention, comme il y a une violence du regard, de l'attitude, voire du silence, dont nous ne sommes pas nécessairement conscients.

Un discours aliénant

Il y a quelques années, je recevais régulièrement un patient psychotique bien connu du service, eu égard à plusieurs hospitalisations pour des épisodes dissociatifs et délirants ayant entraîné une mise en invalidité à trente ans. Son état s'améliora, sans doute du fait du traitement médicamenteux, mais, plus encore, parce qu'il put effectuer, au fil des années, un travail d'élaboration qui peu à peu lui permit de donner sens à sa maladie. Progressivement, je le vis prendre la parole, alors qu'il était mutique, et exister en tant que sujet, même si cette parole demeurait encore parasitée.

Pendant tout un temps, il lisait Kant, Hegel et Heidegger, notamment *Etre et temps*, à une époque où les têtes pensantes du service lisaient avant tout les Pères de l'église analytique, à commencer par Freud et quelques autres ! Au cours d'une réunion de synthèse, il fut question des lectures de ce patient et je fis état de ses réflexions, lors de nos entretiens, lesquelles me frappaient par leur profondeur. Une psychothérapeute eut alors cette phrase lapidaire : « F. se réfugie toujours dans des abstractions… Il ne comprend pas ce qu'il lit. » Qu'en comprenait-elle elle-même ? Avait-elle lu les auteurs en question ? Sans doute pas davantage que la plupart d'entre nous. Mais puisque F. était psychotique, il ne pouvait, comme tout bon psychotique, que se retrancher derrière une pensée abstraite, elliptique, voire discordante, et présenter des troubles du jugement. Il demeura donc arraisonné par l'étiquette à travers laquelle nous le pensions, incapable *a priori* de penser par lui-même.

Quelle est la conséquence logique de cette attitude mentale, souvent inconsciente de la part des soignants et donc d'autant plus dangereuse ? Puisque F. est psychotique, les traitements auxquels nous le soumettons sont légitimes (neuroleptiques, en particulier…). Et les effets que peuvent entraîner les neuroleptiques, surtout s'ils sont administrés à des posologies importantes ? Ils ne remettent pas en cause le traitement. A l'inverse, ils renforcent l'idée que l'on a de sa pathologie, dont les effets ne peuvent être que cause et non conséquence du traitement.

Le premier niveau de violence du discours sur F. réside dans le fait qu'il n'existe que comme psychotique. Partant de là, deuxième niveau de violence, nous le figeons dans une pathologie et lui interdisons tacitement toute évolution. Il est alors instrumentalisé, pétrifié, définitivement prisonnier d'un système de pensée. Même s'il parvient à devenir pour une part autonome, il ne peut s'envisager lui-même autrement que vivant dans l'orbite de la structure de soins qui l'encadre depuis tant d'années. Si elle fut ce qui l'a tenu, maintenu tout un temps, elle fut aussi ce qui le détenait, ce dont il ne pouvait se passer pour vivre. De moyen, elle devint fin. Que je le veuille ou non, je participe, comme tous les soignants, à cette réquisition du système de soins qui m'impose d'aller dans un sens, une direction que je n'ai pas choisis, de m'inscrire dans une logique de prescription, alors même que j'en vois les effets toxiques, la dépendance qu'inévitablement elle induit.

F. est un exemple éloquent de cette dépendance. Près de quarante ans de neuroleptiques laissent des traces, provoquent des modifications corporelles, comportementales, une accoutumance contre lesquelles il est difficile de lutter. Si je pus tenter de réduire son traitement, chaque fois qu'il m'était possible de le faire, il était illusoire d'espérer le supprimer, F., comme tant d'autres patients, ne pouvant s'envisager sans l'encadrement de ce traitement chimique qui se substitue à lui depuis quarante ans, en même temps qu'il lui permet de vivre.

« L'homme se conforme d'une façon si décidée à la pro-vocation de l'Arraisonnement, écrit Heidegger, qu'il ne perçoit pas celui-ci comme un appel exigeant, qu'il ne se voit pas [...] comme celui auquel cet appel s'adresse et qu'ainsi lui échappent toutes les manières (dont il pourrait comprendre) comment, en raison de son être, il ek-siste dans le domaine d'un appel et pourquoi il *ne peut* donc *jamais* ne rencontrer que lui-même. »[193]

Appel qui s'adresse d'abord au soignant et qui concerne son rapport à lui-même et à ce qui l'entoure, à commencer par le patient.

Commis pour le catégoriser, peut-il dès lors imaginer le rencontrer et lui permettre d'accéder à ce qu'il est ?

Etre ! Ce concept a-t-il encore une quelconque résonance pour nous ? Qui nous parle d'être ? Qui même nous le demande ?

On nous demande de produire : des actes, des soins, de plus en plus quantifiables. On nous demande d'agir, de préférence dans l'urgence, d'être efficaces, rentables. Mais nous demande-t-on d'être, de prendre la mesure de ce que nous sommes ?

En aucun cas ! Car *être*, en tant que soignant, comporte un risque : celui de la pensée et de la réflexion !

Un pouvoir aliéné

Le *discours sur* devient immanquablement un *discours contre* ou au détriment de l'être, puisqu'il réduit la personne malade à sa maladie ou à son symptôme. La violence du discours commence, me semble-t-il, par cette parole réductrice qui, dans bien des cas, se veut exhaustive. En outre, elle a pour corollaire la violence des conduites et des pratiques qui, progressivement, échappent à notre contrôle.

Les dossiers de patients conçus par l'hôpital, il y a quelques années, étaient sur ce point éloquents, nous imposant, lors du premier entretien, non pas d'écouter en priorité le patient mais de faire correspondre ce qu'il nous disait aux têtes de chapitres mentionnées dans le dossier, conçu comme un dossier type de médecine générale et

---

[193] Martin Heidegger, *Essais et conférences*, Paris, Gallimard, « *Tel* », 2003, p. 36.

comportant antécédents du malade, histoire de la maladie, poids, taille…, diagnostic et autres rubriques classiques.

Tant et si bien qu'il y avait un choix à faire : ou bien écouter le patient et ne pas remplir le dossier ; ou bien l'interrompre à tout moment dans un but informatif. Ultime possibilité : tenter de remplir le dossier sans interrompre le patient mais en en tournant compulsivement les pages pour trouver dans quelle rubrique intégrer les données recueillies.

Cette expérience se solda par un échec et le boycottage des dossiers. Car celui qui se donnait pour tâche de remplir le dossier n'écoutait pas réellement ce qui lui était dit et avait le sentiment en outre de répondre à côté. Pour celui qui n'écrivait pas, la difficulté commençait après l'entretien, lorsqu'il lui fallait restituer ce qu'il avait entendu. Dans quelle catégorie le faire entrer ?

L'histoire du patient, comme la façon dont il en parle, échappe totalement à cette sectorisation. Même s'il balbutie, trébuche en s'exprimant, se replie dans un silence inhibé ou hostile, ce n'est pas d'abord pour un acte médical qu'il vient mais pour une rencontre. Or, nous opposons à celle-ci une conduite et un langage standardisés : celui de données, d'informations objectivables et chiffrables, intégrables si possible ultérieurement dans les grilles de classification du DSM-IV (auquel fait suite désormais le DSM-5) ou celles de l'OMS ! L'*information sur* le patient s'oppose à l'*écoute du* patient.

Dès lors, la rédaction d'un dossier, aujourd'hui systématiquement soumis aux exigences de l'informatique, l'étiquetage et le chiffrage du patient à des fins statistiques et la prescription d'une molécule dans un but théoriquement thérapeutique procèdent de la même logique, de la même conduite, sous-tendue par la violence de l'ignorance d'autrui. Peu importe ce qu'il pense ou qu'il pense. Il n'a d'ailleurs pas le loisir de penser. Il est pensé, codé, fiché.

Un patient, lors d'un premier entretien avec une jeune psychiatre de l'établissement, s'étonna qu'aucune question ne lui ait été posée sur son passé. Il suggéra que celui-ci pouvait avoir une certaine importance. « C'est du passé ! », lui fut-il répondu. L'infirmière présente lors de l'entretien en sortit, ébahie, et rapporta la scène à l'une des psychologues du service, psychanalyste de surcroît, qui demanda, indignée, de quels lieux de formation aberrants étaient issus les psychiatres aujourd'hui. « Je rêve ! dit-elle. Le passé : du passé ? »

Précisément : dé-passé ! Il n'est plus d'actualité. Comme s'il n'était plus porteur d'aucun sens dans la vie du patient. Ce qui provoque la révolte de certains psychiatres, thérapeutes et analystes, formés en leur temps à une autre approche : celle des mécanismes ou phénomènes inconscients faisant retour dans la vie du patient, à travers la relation psychothérapique, phénomènes auxquels il s'agit de donner sens.

Autrefois, il n'y a pas si longtemps, la pensée psychanalytique dominait notre pensée. Présente dans bon nombre de services psychiatriques, elle nous imposait ses grilles de lecture, ses schémas, son vocabulaire : y figuraient les termes de relation, transfert, interprétation, affect, désir, inconscient, résistance... Pensée qui entraînait une façon d'être, de se taire, de manier le silence.

Mais le concept de *personne* y était-il présent ? Je n'en suis pas certaine. Sous-entendu, certes, on l'entendait peu ! Celui de patient ou d'analysant lui était préféré.

Dans bien des cas, le savoir psychanalytique et psychiatrique, théoriquement mis au service d'une relation, de *la* relation avec le patient, comme avec le personnel soignant, devenait une fin en soi, un savoir sur, un présupposé.

Si les *mères-de-psychotiques* étaient fichées, les *enfants-de-parent-psychotique* l'étaient aussi, ne pouvant qu'être, dans un avenir proche, malades, à l'exemple du parent atteint. D'où la nécessité de les intégrer dans une structure de soins, en leur contestant la possibilité d'emprunter une voie autre que pathologique...

Savoir s'opposait alors à *voir*, laisser advenir l'autre. Savoir était à l'inverse un moyen de dominer l'autre, excluant toute ouverture, tout questionnement, au nom pourtant d'un questionnement... Mais il y a une façon de questionner qui revient à affirmer, une façon de douter qui sonne comme une certitude. Une façon de se taire qui est non pas accueil mais obstacle à la parole de l'autre, sorte de bastion défensif contre lui, comme pour s'en protéger. Le silence ne s'inscrit plus alors comme une *tekhnê*, un art, l'art de dévoiler ou de révéler ce qui était enfoui, mais comme une *pro-vocation*, au sens où l'entend Heidegger, un arraisonnement, une mise à la raison. Laquelle ? Celle qu'effectue thérapeute ou analyste devenant alors instrument non de libération mais d'aliénation.

Nombreux sont les patients qui se plaignent de n'avoir jamais rencontré que le silence de leur analyste, ressenti par eux comme une agression ou une absence. Certains, lorsqu'ils arrivent dans un cabinet de consultation, se hasardent à demander à leur thérapeute s'il parle, étonnés même qu'il leur réponde sans leur renvoyer la question…

Aujourd'hui, si ces pratiques perdurent, le discours change progressivement de registre.

Au cours des décennies qui ont suivi la Deuxième Guerre mondiale, le pouvoir psychiatrique n'avait jamais été remis vraiment en question, si ce n'est par ses pairs. Le courant antipsychiatrique en est l'illustration.

Qu'il se traduise par l'emploi des nouvelles techniques thérapeutiques, physiques, médicamenteuses, ou par le recours à la psychanalyse, il ne changeait pas de camp. Celui qui pouvait était celui qui savait, c'est-à-dire le médecin.

Alors qu'au XIXe siècle, il détenait tous les pouvoirs, y compris administratif, au XXe, on le vit peu à peu se dissocier du pouvoir administratif et, au mieux, coexister avec lui. Aujourd'hui, en revanche, et cela depuis les dix ou quinze dernières années, on assiste à un changement progressif mais irrémédiable. Celui qui sait n'est plus celui qui peut ni détient le pouvoir.

Le discours médical se retourne insensiblement contre celui qui le tient, notamment du fait d'une Administration qui a désormais un droit de regard sur ses actes et la façon dont il conçoit sa pratique.

En outre, à côté du discours d'hier, abordant le psychisme d'un point de vue structurel, à travers le mode de pensée analytique, essentiellement freudien, en apparaît un autre, qui se veut *scientifique*, comportementaliste, dont le maître à penser sont les toutes-puissantes neurosciences.

Que nous disent-elles ?

Chapitre cinq
De l'assujettissement des pratiques

Vers une logique de l'arraisonnement : du corps à l'âme-machine

Jusqu'à un passé proche, le monde psychiatrique ne s'intéressait pas au corps, en tant que tel. Il l'ignorait. Toute manifestation de souffrance corporelle renvoyait invariablement à la psyché et n'était considérée que comme un relais de celle-ci, sorte de voie annexe, nettement moins noble que la première, car elle substituait ses maux aux mots. Comme si le langage du corps n'existait pas en soi ou n'était que subordonné à celui de l'esprit.

Là où Descartes fait de la « non-pensée une réalité substantielle (l'étendue) »,[194] donnant à la science la place que l'on sait, il semble que nombre de psychiatres et psychanalystes aient vu dans la pensée ou l'esprit la seule réalité à considérer. Comme si (vision dualiste issue de Descartes) ce dernier pouvait exister indépendamment du corps. Mais, en définitive, un corps nié n'est-il pas de fait réduit à un ensemble de fonctions, c'est-à-dire à n'être que « machine », comme le dit Descartes, opérant si loin de nous qu'elle ne serait qu'une sorte d'artefact ?

Constat qui m'a longtemps frappée, en observant le milieu psychiatrique et la façon dont, nous psychiatres, nous comportions à l'égard de notre propre corps comme à l'égard de celui des patients. Comme si nous n'en avions pas et qu'ils n'en avaient pas non plus ! J'ai appris, en faisant mes classes, à ne pas toucher le corps des malades, alors qu'en médecine j'avais appris l'inverse. Une poignée de main était à peu près le seul geste autorisé. Il s'agissait en effet, sous prétexte d'observer une distance opportune à l'égard du patient, de le mettre implicitement à distance ! A moins qu'il ne se fût agi de *nous* mettre à distance !

---

[194] Dominique Folscheid, *DESS d'éthique médicale et hospitalière*, Cours de deuxième année, Université de Marne-la-Vallée, année 2033-2004, p. 19.

Actuellement, on parle avec outrance de maladie psychosomatique, en voulant bien reconnaître la part du corps, mais une part toutefois seconde, assujettie aux impératifs de l'esprit. On ne parle que rarement, pour ne pas dire jamais, de pathologie somatopsychique, comme s'il fallait qu'il y eût toujours un clivage entre esprit et corps et primat de l'un sur l'autre, du moins dans le monde psychiatrique. Phénomène inverse dans le monde médical. Le corps est premier, mais un corps toutefois jamais conçu dans sa globalité et qui, lorsqu'il échappe au savoir médical, se voit brutalement propulsé dans l'aire du psychosomatique. « Vous n'avez rien, déclarera un praticien à son patient, devant une douleur qu'il ne s'explique pas. C'est psychosomatique. » Entrent alors en scène anxiolytiques et antidépresseurs et/ou la proposition d'aller consulter un psychiatre !

De la *psukhê* au psychisme : une perte de sens

Alors que la psychanalyse avait déjà réduit le concept de *psukhê* à n'être que *psychisme*, en excluant ou niant superbement, à l'exception de Jung, le concept d'*âme*, elle reconnaissait pourtant – et reconnaît toujours – quelqu'un dans celui qui recourt à elle et non quelque chose.

Toutefois, cette réduction n'est pas nouvelle et bien des polémiques se sont livrées quant à la signification de la *psukhê.* Mais à quoi ce concept renvoyait-il dans l'Antiquité ? [195]

Pour Pythagore, elle représentait le siège de l'intelligence et de la folie. Platon, quant à lui, distingue l'âme supérieure (courage, ambition), située au niveau du cœur, de l'âme inférieure, nutritive, au niveau du foie. Il sépare l'âme immatérielle (la pensée) du corps matériel et considère, dans le *Phédon*, que « l'âme pilote le corps ». Ce que conteste Aristote.

« Comment les Idées, qui sont la substance des choses, seraient-elles séparées des choses ? » demande-t-il dans la *Métaphysique*. Dans son traité *De l'âme*, il établit une tripartition de l'âme : végétative, sensitive et cognitive, qui reproduit la partition des êtres vivants en végétaux, animaux et hommes. Mais quels sont les rapports du corps et de la pensée, de la perception et du corps ? Doit-on distinguer l'esprit (*noûs*) de l'âme (*psukhê*), séparer l' « intellect actif » de

[195] Références : article de F. Trémolières, in Encyclopædia Universalis, version 2004 ; article de Wikipedia, Encyclopédie, « Psychologie », 2008.

l'« intellect pratique », matériel ? Pour Aristote, le vivant est un tout. Si l'âme meut le corps, par la médiation de l'intellect et du désir, elle n'en est pas moins « quelque chose du corps ». Le vivant est une unité. Ame et corps ne peuvent être séparés.

Quelques siècles plus tard, Lucrèce ira dans le même sens en affirmant que l'âme, en tant que souffle vital, anime le corps.

Mais le débat sera repris à l'époque médiévale, par Averroès et Thomas d'Aquin, ce dernier soutenant contre Averroès, dans le *Traité sur l'unité de l'intellect* (1270) que « l'âme humaine est l'acte d'un corps » et que « l'intellect possible est une de ses parties ou puissances ». La question de l'union de l'âme et du corps continuera de se poser au cours des siècles.

Sur le plan médical, si, dans l'Antiquité, des médecins, tels Empédocle, puis Hippocrate, ne séparaient pas les maladies de l'âme et du corps, en reliant les troubles mentaux à des « humeurs » ou à différents types de « tempéraments », âme et corps seront progressivement dissociés au cours des siècles. L'âme, en tant qu'« intellect agent », principe « immortel et éternel », se réduira à l'esprit et l'esprit, à la raison, notamment en ce qui concerne l'abord des troubles mentaux.

A partir du XVIIe siècle, on ne verra plus dans la folie, jusque-là témoin ou support d'une transcendance, quoique inquiétante, que le signe d'un dérèglement de la raison, d'une erreur et, dans cette erreur, la manifestation d'une faute, qu'il faudra évacuer en enfermant celui qui en est porteur.

Lorsque, au XIXe siècle, on reconnaîtra dans la folie les signes de divers processus pathologiques, ceux-ci seront répertoriés comme maladies psychiques, par opposition aux maladies somatiques. Maladies psychiques, dont la *psukhê* a été depuis longtemps évacuée. La folie ne sera plus alors folie « nouménale », c'est-à-dire interrogation sur l'homme et de l'homme, mais réduite à son aspect « phénoménal », indéfiniment réductible. Nous avons vu précédemment par quels moyens.

Or, la dimension « psychique », en tant que support de la pensée et de la conscience du sujet, connaît à son tour aujourd'hui une nouvelle réduction.

Les neurosciences ou la primauté de l'objectivable

Avec les neurosciences, nous effectuons une mutation et passons du règne du sujet (potentiel) à celui de l'objet, objet de la science, connaissable à plus ou moins court terme. Comme le faisait remarquer D. Folscheid, à propos du discours scientiste, « il n'y a plus d'inconnaissable. Il n'y a que de l'inconnu, qui *peut* être connu, qui *sera* connu ».

L'ère du *psychique* fait place désormais à celle du *cérébral*.

Qu'est-ce que le cerveau ? Un organe parmi les autres, dont la neuro-anatomie est pourtant complexe et la physiologie plus complexe encore. Nous avons tous appris, au cours de nos études, que la physiologie ne pouvait rendre compte à elle seule des processus de la maladie mentale, celle-ci dépendant à la fois de facteurs endogènes et exogènes. Il y a, certes, des éléments constitutifs, structurels, propres à tout malade, mais ces éléments entrent en interaction avec le milieu familial, social, environnemental et ne sont pas réductibles à une approche exclusivement physiologique ou mécaniciste.

Lorsque, externes, nous rédigions une observation de malade, nous devions faire apparaître ses antécédents et l'histoire de sa maladie. L'histoire du malade, en tant que tel, était secondaire. Il y avait déjà là une séparation entre le malade et sa maladie. Mais l'on admettait implicitement que son histoire singulière fît surface à travers l'évocation de son mode de vie. Conception fractionnée de l'histoire du patient, qui admettait pourtant qu'il y eût un temps, une temporalité, sinon du malade, du moins de sa maladie.

Dans le cadre de la maladie mentale, l'histoire du patient est le matériau sans lequel aucune élaboration psychique n'est possible. Il y a non seulement un temps de la maladie mais un temps du malade qui n'est pas le temps du soignant, mais que ce dernier a à respecter s'il veut rencontrer celui qui le consulte, là où il est, là où il en est. Or, ce temps et cette histoire, chaque fois singuliers, échappent à toute tentative de maîtrise du soignant. Ils la transcendent, se situant toujours radicalement au-delà de ce qu'il peut saisir.

Face à cela, quel discours les neurosciences nous tiennent-elles ? Elles réduisent le psychisme à un appareil, la vie psychique à une activité mentale en relation avec une activité cérébrale, investigable par des outils de plus en plus performants. Les techniques de neuroimagerie en sont un exemple, qui « permettent, nous dit un article de la revue *PSN*, d'obtenir une carte de l'activité cérébrale globale » et de traduire la réalisation de tâches complexes comme la formation d'une intention ou l'identification d'un objet en termes d'ensembles neuronaux. L'activité mentale est, dans cette optique, envisagée d'un point de vue essentiellement cognitif. Grâce aux techniques de neuroimagerie, poursuit Marc Jeannerod, auteur de l'article et membre de l'Académie des Sciences, nous pouvons « voir le cerveau normal fonctionner pratiquement en temps réel, enregistrer l'activité cognitive à l'état pur, sans la nécessité pour le sujet de donner des indices sur cette activité », ce qui représente, selon lui, « autant de progrès décisifs ».[196] Mais le temps réel de l'imagerie cérébrale se confond-il avec le temps vécu du patient soumis à l'examen ? En outre, les techniques de neuroimagerie peuvent-elles enregistrer ce que pense celui-ci de l'utilisation qui est faite de son activité cérébrale, voire le sentiment d'intrusion ou d'aliénation qu'il en ressent ?

Quoi qu'il en soit, dans cette perspective, en appliquant au système psychique certaines des méthodes utilisées pour l'étude du système cognitif par les neurosciences, il s'agit de comprendre la maladie non plus en tant qu'entité nosologique, mais d'en isoler des symptômes, intégrés dans un cadre théorique différent, celui de la neuropsychologie, pour être traités non plus en fonction de leur appartenance nosologique mais « comme le résultat de l'altération pathologique d'une fonction cognitive limitée et donc susceptible d'être étudiée par les techniques expérimentales des neurosciences cognitives ».[197]

Si l'auteur reconnaît qu'un certain réductionnisme peut être imputé à cette démarche, il n'en ajoute pas moins qu' « elle semble avoir été utilisée avec succès dans le cadre de la schizophrénie pour interpréter les difficultés rencontrées chez ces patients dans la distinction entre soi et l'autre ».[198] La conscience de soi et d'autrui est désormais aux mains des spécialistes de la neuroimagerie et des sciences cognitives. Nul doute qu'ils parviendront dans un avenir proche à identifier le mécanisme qui la régit !

Dans la même perspective, pourquoi ne pas penser que la conscience morale, cette conscience morale qui habitait Kant, puisse être elle aussi mise en image et réduite à une fonction cognitive ? Le

---

[196] Marc Jeannerod, « Neurosciences et psychiatrie. Attirance ou répulsion ? », *PSN*, vol. 1, n° 4, septembre-octobre 2003, p. 5.
[197] Marc Jeannerod, *art. cit.* , p. 6.
[198] *Ibid.*, p. 6.

discours pseudo-scientifique ira-t-il jusque-là ou évacuera-t-il définitivement de son champ de vision une réalité qui le gêne ?

Tout aussi arraisonnantes sont les neurosciences moléculaires et cellulaires, si l'on considère qu'elles visent à la « connaissance approfondie du cerveau en tant qu'organe, avec la conviction avouée que, dès lors que seront identifiés les éléments du système et connus ses mécanismes intimes, les principaux problèmes posés par le cerveau et ses fonctions seront résolus ». Là encore, il s'agit d'obtenir une « explication globale des processus psychiques et cognitifs et de leurs altérations pathologiques ».[199] Explication globale qui renvoie au « tout connaissable ».

C'est bien à cela que nous sommes confrontés à travers l'irruption de la pharmacobiologie au sein de nos pratiques et de nos modes de pensée. La maladie mentale n'est plus considérée que comme la résultante de variations moléculaires dans le milieu synaptique, le premier rôle étant tenu par les neurotransmetteurs dont le déficit ou l'excès permettent de rendre compte, par exemple, d'un état dépressif. A cet égard, l'article déjà cité ne dit-il pas que « la dynamique intra-psychique n'est que l'aboutissement final d'un processus qui comporte une étape biologique cachée » ? [200]

Il n'est que de voir ou d'entendre ce que nous disent les représentants des laboratoires pharmaceutiques, lorsqu'ils nous présentent leurs produits : une nouvelle molécule, antidépressive, antistress, antipanique, anti-TOC, LA molécule, capable d'enrayer non pas la maladie mais tel ou tel symptôme, généralement l'angoisse, l'insomnie, les fluctuations d'humeur…

Tout se passe comme si les états dépressifs, quels qu'ils soient, se réduisaient à quelques paramètres, évaluables à grand renfort de courbes et d'échelles, uniformisés, traités par des molécules, elles aussi standardisées, ayant à peu près les mêmes propriétés, les mêmes effets secondaires, molécules semblant répondre davantage à des objectifs commerciaux que réellement scientifiques, au seul service d'une recherche thérapeutique véritable.

On pourrait en dire autant de la façon dont la psychose est traitée. Alors que la clinique nous enseigne la diversité des types de psychoses, la pharmacobiologie met sur le marché de nouvelles générations de psychotropes, antipsychotiques, réduisant la psychose à

---

[199] *Ibid.*, p. 6.
[200] *Ibid.*, p. 7.

une fonction, tantôt déficitaire, tantôt productive, comme si elle était là encore standardisée, uniformisée ou représentait à elle seule LA maladie mentale. Toute cette approche s'inscrit dans une visée réductionniste et simpliste. Alors que nous avons affaire, en tant que psychiatres, à des patients que nous considérons dans la complexité et la singularité de leur être, nous sommes assujettis, que nous le voulions ou non, aux diktats de sciences que le concept d'*être* ne concerne pas.

En tant que praticiens, nous rencontrons des personnes ; la science analyse des fonctions, outrepassant son rôle, lorsqu'elle a cette perspective globalisante et toute-puissante de l' « appareil psychique », faisant écho au dogmatisme du neuro-psychologue Karl Lashley, un demi-siècle plus tôt, écrivant : « Tous les phénomènes du comportement et de l'esprit peuvent et doivent être traités en termes de mathématique et de physique. »[201] Elle n'est pas non plus démentie par un médecin éminent, déclarant, il y a quelques années : « Le jour viendra où l'on découvrira LA molécule capable de traiter LA maladie mentale. »

Nous en sommes là, confrontés à la réalité suivante : la biologie moléculaire a supplanté et le malade et sa maladie, nous enjoignant de penser selon des codes qui sont ceux des neurosciences. A cet égard, les congrès, notamment internationaux, auxquels nous participons, sont marqués par l'hégémonie de ce courant de pensée, nord-américain au départ mais fortement relayé par tout un courant de psychiatres français, notamment par le biais des laboratoires pharmaceutiques qui les emploient. En ce qui concerne la schizophrénie, je suis frappée par la neuroanatomisation qui en est faite, rapportant la maladie schizophrénique à des symptômes directement liés à l'inhibition ou à la désinhibition de telle aire cérébrale. Le schizophrène se réduisant à un dysfonctionnement cérébral localisable, on conçoit, dès lors, par quel glissement il devient envisageable que celui-ci puisse être maîtrisé par la neuroimagerie et la biologie.

Par ailleurs, il y a lieu de s'inquiéter des positions prises par certains philosophes évoqués par M. Jeannerod,[202] qui posent comme postulat que « les phénomènes mentaux sont biologiquement fondés

---

[201] Cité par J.-P. Dupuy, in Marc Jeannerod, *art. cit.*, p.8.

[202] John Rogers Searle, *L'Intentionnalité. Essai de philosophie des états mentaux*, Paris, Editions de Minuit, 1985, in Marc Jeannerod, *ibid.*, p. 7.

[…] et que leur expression est, en définitive, *contrainte* par les mécanismes cérébraux ». Ils proposent donc le terme de *naturalisation* « pour définir le programme qui devrait consister […] à traiter les états mentaux comme des objets naturels, c'est-à-dire réductibles à des relations de causalité biologique ».[203] Je constate, en outre, que les *phénomènes* (mentaux) se réduisent à des *mécanismes*, glissement linguistique qui en dit long sur la place de la pensée et de l'entendement.

On ne peut que s'étonner d'une telle prise de position, alors que l'on s'attendrait de leur part à une remise en question de ce processus et non à une subordination qui se fait la servante-maîtresse du « tout connaissable », « tout maîtrisable » et semble faire écho à Descartes, lorsqu'il écrivait : « On se pourrait exempter d'une infinité de maladies tant du corps que de l'esprit, et même aussi peut-être de l'affaiblissement de la vieillesse, si on avait assez de connaissance de leurs causes et de tous les remèdes dont la nature nous a pourvus »…[204] Connaissance toute-puissante maniée par des hommes tributaires de ce fantasme d'omnipotence et d'omniscience et destinée, comme le dit Descartes dans la dernière partie du *Discours de la méthode*, « à nous rendre comme maîtres et possesseurs de la nature » ! [205]

Toutefois, l'ironie et le danger de la situation nous font apparaître que dans le terme de *nature* il y a aussi à entendre la nôtre, ce qui nous fait humains. Or, cette nature de l'humain risque (si ce n'est déjà fait !) d'être elle-même prise, comme telle, dans l'étau d'une technique qu'elle a mise sur pied et croyait pouvoir maîtriser. C'est bien ce contre quoi Heidegger nous met en garde dans son *Essai* sur « La question de la technique », en tant qu'elle ne serait que « provocation », mise à la raison de la nature (à commencer par la nôtre).

Que veut dire « penser » ? demande Heidegger. Quelle est la « Chose à considérer », le « Point Critique » à faire apparaître ? « Le Point le Plus Critique, écrit-il, se montre en ceci que nous ne pensons pas encore. »[206]

Nous ne pensons pas encore ou nous ne pensons plus, dans la mesure où nous acceptons que le *Gestell* prétendument scientifique, loin d'utiliser notre faculté de penser et de juger, nous pense, nous

[203] Marc Jeannerod, *ibid.*, p. 7.
[204] René Descartes, *Discours de la méthode* VI, Paris, GF-Flammarion, 2000, p. 99.
[205] *Ibid.*, p. 99.
[206] Martin Heidegger, *Essais et conférences*, Paris, Gallimard, « *Tel* », 2003, p. 153.

conduise à penser et agir dans la direction à laquelle il nous assigne, nous incitant, si nous n'y prenons garde, à devenir, non plus médecins mais machines à prescrire, réduire et proscrire tout ce qui s'éloigne de cette ligne directrice.

Ce n'est plus seulement le corps qui, comme le conçoit Descartes dans son *Traité de l'homme*, est *machine,* c'est l'esprit, encadré par une technique dont l'essence n'est plus de dévoiler mais d'arraisonner, réduit à un organe désormais intégré dans le Grand Tout virtuel du corps-machine.

Quant à l'*âme*, depuis longtemps exclue de notre champ de vision, jamais je ne l'ai entendue mentionnée ni même sous-entendue, dans les services hospitaliers où j'ai exercé ! Le concept est suspect *a priori*, car il est confondu avec le terme « religieux ». Or, le « religieux » aliène. Marx et Freud ont été clairs sur ce point ! En ce qui concerne le « spirituel », nous nous interrogeons rarement sur la réalité et le sens auxquels il pourrait renvoyer. *Spirituel* évoque d'ailleurs, pour beaucoup, *mystique*. Dangereux ! Ce qui est qualifié de mystique en psychiatrie étant souvent considéré comme délirant, hors du réel, parce qu'échappant à notre volonté de rationalisation et de maîtrise. Dans mystique, il y a mystère. Le mystère, c'est l'inconnaissable, ce qui transcende nos catégories. Ce que nous ne voulons pas, pour cette raison même.

La systématisation à outrance à laquelle se sont livrées, pendant des décennies, plusieurs générations de thérapeutes (psychiatres et psychologues formés à l'école psychanalytique) théorisant à l'envi sur l'Inconscient au lieu de le laisser parler, faisant du discours analytique un *discours sur* l'autre et non *de* l'autre, totalisant pour ne pas dire totalitaire, a sans doute préparé le terrain de cette autre idéologie que sont aujourd'hui les neurosciences, se situant apparemment aux antipodes des thérapeutiques centrées sur le Verbe. Il ne s'agit pas de jeter l'anathème sur la psychanalyse, en tant que moyen au service de la parole et de l'autonomie d'autrui. Mais, en tant que fin en soi, elle devient *Gestell*, violence exercée contre l'autre, l'aliénant au lieu de lui permettre de se rendre libre.

Une jeune femme, éducatrice dans un CMPP (Centre Médico-Psycho-Pédagogique), me disait être environnée de « psys » ne parlant qu'un discours « psy ». A ma question : « qu'est-ce qu'un discours psy ? », elle répondit : « un discours qui interprète tout », faisant de toute parole un instrument au service d'un savoir.

A cette forme de violence, qui, selon Hannah Arendt, « s'apparente à la puissance »[207] et à un désir sous-jacent de domination, fait écho cette autre forme de violence exercée par les neurosciences qui, aujourd'hui, de façon insidieuse, nous objectivent, faisant de nous des pions maniables à souhait.

Or, tout ce qui « encadre », « systématise » ou « *gestellise* » le monde et l'homme ne peut qu'engendrer l'*in-justesse* et, tôt ou tard, *l'injustice*, se situant en cela à l'opposé du *mesotes* aristotélicien, en tant que *juste mesure* et *excellence.* Le « mieux » semble définitivement supplanté par le « toujours plus ».

Du tout connaissable au tout comportemental

Violence du système scientifique qui soumet progressivement à ses impératifs tout le champ de la psychiatrie.

Violence du système économique qui, par le biais de l'amendement Accoyer et du plan d'action Cléry-Melin de « réorganisation du champ de la santé mentale », prétend réglementer certaines de nos pratiques, en particulier celle des psychothérapies.

« Les psychothérapies doivent désormais être traitées comme des "soins", écrit G. Azam, économiste et membre du Conseil scientifique d'ATTAC France, c'est-à-dire des outils répertoriés dans une nomenclature standard, selon une typologie d'actes techniques repérables, standardisés, permettant la quantification et l'évaluation comptable. La santé mentale se trouve réduite à la production et à la consommation de soins, de biens et services de santé, produits et prescrits en fonction de nomenclatures précises. En accord avec le raisonnement techno-économique qui donne à voir le monde comme un rapport entre des choses au lieu d'un rapport entre des humains, ce n'est plus la personne qui se trouve soignée, c'est la maladie ((j'ajoute : ce n'est même plus la maladie mais, dans le meilleur des cas, des symptômes…). Dans un tel registre de pensée, l'écoute devient auscultation et diagnostic codé et les pratiques de la parole devraient laisser la place aux thérapies cognitivo-comportementales, comme le préconise d'ailleurs un rapport de l'INSERM. Ces changements vont de pair avec le développement récent des neurosciences et de la psychiatrie biologique. Ils témoignent de

[207] Hannah Arendt, *Du mensonge à la violence*, Paris, Calmann-Lévy, « Agora », 1994, p. 146.

sociétés [...] où les individus se trouvent atomisés, où les corps sont eux-mêmes isolés, dépouillés de leur dimension sociale ou politique, biologisés. »[208]

Cette « atomisation » de l'individu est par ailleurs dénoncée par Charles Taylor, qui y voit, après l' « individualisme » et la primauté de la « raison instrumentale », l'une des trois causes essentielles du *Malaise de la modernité*, lequel entraîne à la fois une « perte de sens », de « liberté » et une « éclipse des fins, face à une raison instrumentale effrénée »[209] qui devient fin en soi.

Les « fins » semblent effectivement s'être éclipsées, si l'on considère cette conception exclusivement utilitariste de la santé mentale où, selon l'équation de F. Bacon, savoir et pouvoir ont partie liée, où l'expérimentation et l'efficacité ont force de loi et selon laquelle le soin même disparaît au profit de l'acte. Ce constat, je le fais régulièrement dans ma pratique, consciente d'être prise dans l'étau d'impératifs économiques auxquels je ne peux me soustraire et qui, inévitablement, retentissent sur la façon dont j'exerce ma profession.

Dans le secteur public, outre le fait que nous sommes assaillis par les demandes de patients auxquels nous ne pouvons pas toujours répondre, faute de personnel et de moyens, nous sommes pourtant tenus d'avoir une « file active », c'est-à-dire d'effectuer un certain quota d'actes, dont dépendent les budgets alloués. Certains services de psychiatrie (dans les hôpitaux de l'Assistance Publique) ou Centres Médico-Psychologiques ne reçoivent les patients qu'une fois et les orientent systématiquement dans le privé. Certes, ils sont saturés, mais ils obéissent aussi à une logique budgétaire qui leur fait préférer une file active conséquente, même si celle-ci, en définitive, ne bénéficie d'aucun soin véritable. Ce qui est logique : soigne-t-on une « file active » ? On s'en débarrasse, surtout si elle est trop active ou envahissante.

Dans le secteur privé, j'observe que deux termes sont constamment en tension : personne et acte. Si, le plus clair de mon temps, j'ai affaire à des personnes que je tente de soigner en tant que telles, à la fin du mois, je comptabilise des actes. Or, si ceux-ci ne sont pas

---

[208] Geneviève Azam, « Le despotisme de l'évaluation marchande. Le cas de la santé », *Courriel d'information Attac*, n° 466, Paris, 28 avril 2004 (article paru dans Politis).

[209] Charles Taylor, *Malaise de la modernité*, Paris, Editions du Cerf, 2005, p. 18.

suffisants et ne font pas face aux charges financières, je n'aurai plus la liberté de m'occuper des personnes, car je serai mise dans l'obligation de fermer mon cabinet. D'où la concurrence de l'*acte* et de la *personne*, la nécessité d'être rentable et de devenir gestionnaire autant que clinicien. D'où le risque que l'« écoute », comme le dit G. Azam, ne soit plus qu'« auscultation » ; d'où celui de multiplier les actes et de ne plus voir qu'eux, comme celui de « produire du soin » et de ne plus être « soignant », alors même que l'on est opposé, et sur le fond et sur la forme, à cette logique réductionniste du *Gestell* économique et scientifique.

L'enfant encadré, éduqué, programmé

Dans cette perspective se situe l'enquête effectuée en 2005 sur la prévention du « trouble des conduites chez l'enfant et l'adolescent » par un groupe d'experts à la demande de l'INSERM, sollicité par la CANAM (Caisse Nationale d'Assurance Maladie des Professions Indépendantes).

- Diktat d'une enquête [210]

Il s'agit, en clair, à partir de ce qui est considéré, dès l'âge de trois ans, comme un trouble des conduites souvent associé, nous dit l'INSERM, à un trouble déficitaire de l'attention avec hyperactivité (TDAH) ou/et à un trouble oppositionnel avec provocation (TOP), d'établir une relation entre les signes observés et le risque d'évolution vers la délinquance, à l'adolescence.

Qu'est-ce qu'un « trouble des conduites » ?

Le DSM-IV en classe les symptômes en quatre catégories : conduites agressives envers des personnes ou des animaux ; destruction de biens matériels sans agression physique ; fraudes ou vols ; violations graves de règles établies.

Peut-on stigmatiser le comportement d'un enfant de trois ans comme révélant un trouble des conduites, sous prétexte qu'il est agressif ou opposant, agressivité et opposition qui font, par ailleurs, partie intégrante du développement normal de l'enfant ? L'INSERM en convient mais affirme que ces comportements « tendent à se normaliser au-delà de quatre ans chez la très grande majorité des

[210] INSERM, *Trouble des conduites chez l'enfant et l'adolescent. Une expertise collective de l'Inserm,* dossier de presse, Paris, septembre 2005.

enfants ». Mais il ne nous dit pas ce que signifie « normaliser », à quatre ans et au-delà.

Il remarque également que « les sujets qui ont un trouble des conduites à début précoce (avant dix ans) manifestent un niveau élevé d'agressivité physique durant toute leur enfance. Ce sont le plus souvent des garçons qui risquent de développer un trouble de la personnalité à l'âge adulte ».

D'où la nécessité « d'étudier en France une cohorte d'enfants, de la période anténatale à l'adolescence, pour appréhender les effets des événements précoces, la transformation des symptômes au cours du développement, l'apparition des troubles associés et l'impact de ces troubles sur l'adaptation sociale ».

Pour ce faire, on identifie des facteurs de risque : antécédents familiaux, criminalité au sein de la famille, monoparentalité, âge de la mère, consommation de substances psychoactives pendant la grossesse, existence de complications postnatales... et, par voie de conséquence, on repère des « familles à risque », notamment au cours de la surveillance médicale de la grossesse.

Autres facteurs de risque : les facteurs génétiques (les études de jumeaux et les études d'adoption étant le plus concluantes en ce qui concerne « l'héritabilité des conduites »), individuels (traits de caractère et de personnalité), environnementaux (personnalité dite « antisociale » des parents, conduites addictives, troubles mentaux...) ; enfin, les déficits neurocognitifs (déficit des habiletés verbales et des fonctions exécutives).

Une fois identifiés les « symptômes » et les « risques », comment « prévenir, dépister et traiter » ?

En recensant, préconise le groupe d'experts, « les expériences de prévention développées en France et en les complétant par des méthodes de prévention ayant été validées au niveau international (en particulier dans les pays anglo-saxons) » ; en généralisant, « à la suite d'expériences pilotes concluantes, les interventions au sein des structures éducatives existantes (PMI, crèches, écoles...) » et, pour ce faire, en « formant le personnel éducatif à ces méthodes de prévention ».

Les préconisations de l'INSERM en ce qui concerne le « ciblage » de la petite enfance (de 0 à 3 ans) font état de visites à domicile, notamment dans les familles à risque, et de la nécessité « d'utiliser le dispositif actuel des bilans de santé et des examens systématiques de la petite enfance pour dépister les signes précurseurs de trouble des conduites », notamment par le biais d'items proposés dans le carnet de santé. D'où la nécessité également de sensibiliser tous les acteurs concernés (parents, puéricultrices, éducateurs, enseignants, médecins scolaires), en particulier pour que le diagnostic de « trouble des conduites » chez l'enfant puisse être évalué à partir de diverses sources d'information fournies par ces derniers.

A ce titre, le groupe d'experts de l'INSERM recommande « d'effectuer, chez les enfants (et adolescents) présentant des symptômes de trouble des conduites, un diagnostic clinique rigoureux, à l'aide de plusieurs outils de diagnostic et d'évaluation validés, en faisant appel comme informateurs à la fois aux parents, à l'enfant lui-même et aux différents éducateurs ».

Ayant « ciblé » et « dépisté », l'étape suivante consiste bien sûr à « traiter ». Comment ? Il s'agit de « mettre en œuvre et d'adapter au contexte français les approches psychosociales en comparant les effets de différents types de thérapie ». Lesquelles ont avant tout une visée comportementale et apprennent à l'enfant des « stratégies de résolution de problèmes, grâce à des jeux de rôles et des mises en situation ». A ces thérapies peut s'adjoindre un traitement pharmacologique, en utilisant trois grandes classes thérapeutiques : antipsychotiques « qui ont l'avantage d'agir rapidement » ; psychostimulants assurant « un meilleur contrôle comportemental en diminuant l'impulsivité » ; enfin, thymorégulateurs « particulièrement indiqués lors d'une association à un trouble bipolaire ». Les experts ne nous disent pas, toutefois, comment évaluer un trouble bipolaire chez un enfant de trois ans ! Mais ils recommandent, en revanche, de « développer de nouveaux essais cliniques avec des associations de médicaments et de nouvelles molécules ». Les recherches en neurobiologie sont bien sûr au premier plan, l'objectif étant d'identifier la ou les molécules susceptibles de « réduire les comportements agressifs et impulsifs grâce à leur action sur les neuromédiateurs », l'enfant étant réduit à un comportement lui-même assujetti aux fluctuations d'une molécule.

- *L'arraisonnement du « Gestell »*

L'enquête de l'INSERM provoqua, l'année qui suivit, une levée de boucliers, en particulier de la part de nombreux médecins, psychiatres, pédopsychiatres, pédiatres, mais aussi psychologues, psychanalystes, sociologues, épidémiologistes, regroupés dans le Collectif « Pas de 0 de conduite pour les enfants de 3 ans ».[211]

Il y allait en effet de leur, de notre autonomie et de notre responsabilité de refuser une corrélation implacable entre les difficultés psychiques de l'enfant (si tant est qu'elles existent vraiment) et son évolution vers la délinquance, d'autant plus que, dans le même temps, un plan gouvernemental de prévention de la délinquance se préparait, prônant une détection très précoce des « troubles comportementaux » chez l'enfant.

En janvier 2006, l'appel du Collectif était lancé « contre les risques de dérives des pratiques de soins, notamment psychiques, vers des fins normatives et de contrôle social. Il refusait la médicalisation ou la psychiatrisation de toute manifestation de mal-être social et engageait à préserver une pluralité des approches médicale, psychologique, sociale, éducative des difficultés de l'enfant, tenant compte de la singularité de celui-ci au sein de son environnement ».[212]

Il substituait au déterminisme et au réductionnisme préventif de l'INSERM une visée soucieuse du respect de la personne de l'enfant en devenir, non réductible à quelque prédiction que ce soit et refusait dans le même temps le projet de loi sur la prévention de la délinquance.

En juin 2006, le Collectif organisa un débat national et publia son premier ouvrage dénonçant le rapport de l'INSERM.

L'impact de ce mouvement de contestation et de réflexion mobilisant 200000 signataires fut capital, puisqu'il entraîna le retrait par le gouvernement de l'article sur le dépistage précoce du projet de loi concernant la prévention de la délinquance et l'abandon d'un « carnet de comportement » dès la maternelle. Simultanément, la validité scientifique de l'expertise de l'INSERM fut de plus en plus contestée par les professionnels concernés, de nombreux chercheurs, appuyés par l'opinion publique et les familles.

Le 14 novembre 2006, l'INSERM, lors d'un colloque organisé à la demande du ministre de la Santé et intitulé : « Trouble des conduites : de la clinique à la recherche », revint sur les conclusions de son expertise, en annonçant notamment que « les méthodes de travail des expertises INSERM dans le domaine psychique seraient revues ».

---

[211] Collectif *Pas de 0 de conduite pour les enfants de 3 ans*, Editions Erès, juin 2006.

[212] Collectif « Pas de 0 de conduite pour les enfants de 3 ans », communiqué de presse du 11 décembre 2006.

En effet, les professionnels présents à ce colloque se livrèrent à une contre-expertise collective et rejetèrent à la quasi-unanimité « les préconisations de dépistage précoce de la délinquance, centré en outre sur les seuls symptômes visibles, de contrôle des familles et d'une approche *sécuritaire* des difficultés de santé ». En revanche, ils recommandèrent une « prévention globale des troubles, dans le respect de l'humanité et de la singularité de l'enfant comme de sa famille », en mettant en valeur la notion d' « accompagnement ».

Le ministre de la Santé estima, quant à lui, infondée « toute association systématique entre troubles du comportement et délinquance », tandis que Jean-Marie Danion, porte-parole de l'INSERM et professeur de psychiatrie à Strasbourg, déclarait : « Désormais, lorsqu'une expertise aura de fortes implications sociétales [...], nous demanderons aux professionnels de terrain de nous faire des propositions sur les noms d'experts à consulter. Puis, [...] avant la publication de ce travail, nos interlocuteurs y auront à nouveau accès, afin de ne pas donner l'impression d'un texte détenteur d'une réalité intangible. » Il déclara également rejeter « toute approche sécuritaire » et appela à une vigilance « sans faille » quant aux « risques de récupération politique ».

Ainsi, en moins d'un an, la contestation de ce mouvement collectif aura permis une remise en question radicale du rapport de l'INSERM et de ses méthodes d'expertise. On pouvait donc s'attendre à ce que ce projet de dépistage précoce des troubles de la petite enfance, tel qu'il était conçu, soit définitivement abandonné.

- L'enfant fiché

Et pourtant, un article de *La Lettre de la Psychiatrie française* de décembre 2006 (n° 160, pp. 19-20) nous révéla qu'une circulaire avait été adressée par le Conseil Général de l'Hérault aux directeurs d'école maternelle, leur demandant de faire remplir par les enseignants des enfants de petite et moyenne section une fiche « d'évaluation du comportement ». Celle-ci devait permettre de préparer l'entretien que le « médecin de l'Agence départementale de la solidarité » (référent médical pour les enfants de petite et moyenne section) aurait avec chaque enseignant « pour l'aider à trouver les réponses adaptées aux besoins spécifiques de chacun et proposer, si nécessaire, un bilan de santé complet à l'école, en présence des parents ». Cette lettre, signée par le Président du Conseil Général et le Médecin Adjoint-Santé de l'Agence départementale de la solidarité, s'accompagnait d'un imprimé destiné aux enseignants, intitulé « Echelle d'évaluation du comportement », portant sur 20 items cotés de 0 à 3.

« La reconnaissance de ces items et de leur intensité, écrivait A. Sirota, auteur d'un courriel adressé à la revue, - déclarés implicitement mesurés et mesurables "scientifiquement"- devrait permettre, comme le collectif " Pas de 0 de conduite pour les enfants de 3 ans " l'a dénoncé, de prédire qui sera délinquant et, en toute logique, qui ne le sera pas. »

La lecture de ces items est alarmante. J'en cite trois, à titre d'exemple.

Item 5 : « Impulsif, démarre avant d'avoir compris ce qu'il faut faire, ne prend pas le temps de réfléchir. »

Item 9 : « N'achève pas ce qu'il fait, abandonne facilement, manque de persévérance. »

Item 13 : « Accuse les autres, ne reconnaît pas ses erreurs. »

Que signifie « reconnaître ses erreurs », « manquer de persévérance » et « prendre le temps de réfléchir », à trois ans ? Peut-on attendre d'enfants en maternelle qu'ils se livrent à leur autocritique ou s'inscrivent dans une démarche anticipatrice qui est celle d'un adulte ?

Eu égard à cette stigmatisation et ce déni de la personne de l'enfant, comme de celle de l'enseignant et du soignant, arraisonnés à leur tour au nom de cette logique prédictive dictatoriale, que penser des conclusions officielles auxquelles le Colloque de l'INSERM en novembre 2006 avait abouti ? Que signifiait la déclaration de son porte-parole comme celle du ministre de la Santé si, par ailleurs, étaient mises en place dans les départements français des fiches d'évaluation ne tenant, apparemment, aucun compte des directives annoncées ? Fallait-il, faut-il y voir un défaut d'information et de coordination ou un clivage quasi schizophrénique entre ce qui est dit et pensé au niveau des instances les plus hautes de l'Etat et ce qui est appliqué sur le terrain ?

En 2011, les préconisations de classement des enfants de cinq ans en trois catégories, en particulier « à risque » et à « haut risque » (en relation avec un score jugé insuffisant sur le plan du comportement) déclenchèrent une polémique qui n'était pas sans rappeler celle de 2006 mentionnée précédemment et faisait dire à un inspecteur de l'Education nationale : « L'évaluation gangrène tout le système ». Evaluation toujours à l'œuvre actuellement, dont on aimerait croire qu'elle est un moyen au service de l'enfant et non une fin stigmatisant déjà son avenir.

Face à cette violence qui, progressivement, nous domine et fait obstacle à la rencontre d'autrui, que pouvons-nous répondre ? Où se situent notre liberté et notre responsabilité ?

Nous sommes arraisonnés par la façon dont nous devons penser l'évolution de la santé et, plus particulièrement, de la psychiatrie ou, plus exactement, par la façon dont la psychiatrie nous pense ; arraisonnés aussi par la contrainte que représentent la formation continue et l'évaluation de nos pratiques à laquelle nous devons nous soumettre.

Les nouveaux impératifs médicaux

En juillet 2006, une circulaire du ministre de la Santé enjoignit à tous les médecins, quelles que soient leurs modalités d'exercice, de se soumettre dans les cinq années à venir à une ou des procédures d'évaluation de leur pratique, dont l'échéance était fixée à fin 2010. Circulaire mise en application par le décret d'août 2006.

La perspective de cette évaluation systématique n'était pas nouvelle. Nous en entendions parler depuis dix ans déjà, que ce soit par les instances administratives ou ordinales. Plusieurs textes législatifs allant dans ce sens étaient en effet parus entre 1996 et 2006, en particulier la loi du 13 août 2004, puis celle du 1er juillet 2005, déclarant obligatoire pour tous les médecins l'Evaluation des Pratiques Professionnelles (EPP), considérée comme faisant partie de la Formation Médicale Continue (FMC). L'ensemble du corps médical devait donc prouver qu'il se formait de façon continue et que sa pratique révélait l'actualisation de ses connaissances.

Pourquoi ce décret ? Comme s'il fallait la menace à peine voilée de sanctions pour que l'ensemble du corps médical envisage de s'informer de ce qui se passe dans son champ d'exercice, alors même qu'il est constamment confronté aux modifications qui touchent sa profession. Comme si, en outre, les séminaires, sessions diverses et congrès n'avaient jamais eu droit de cité en médecine. Ou encore, comme si nous n'avions jamais eu l'idée, béotiens que nous sommes, de nous pencher sur la littérature abondante que nous recevons ou achetons.

Il y a par ailleurs un parallèle à établir entre la loi du 4 mars 2002 concernant le devoir d'information des patients, la question du dossier médical, de sa transparence et de son accessibilité par le patient, et la mise en œuvre du devoir de formation des médecins. En effet, si les titres I et II de la loi ont trait à la « Solidarité envers les personnes handicapées » et à la « Démocratie sanitaire », le titre III est consacré à la « Qualité du système de santé ». Sont abordées la question de la suspension des professionnels de santé (médecin, chirurgien-dentiste, sage-femme) pour manque de compétence ; celle de la formation médicale continue de tous les praticiens (aussi bien libéraux ou salariés qu'hospitaliers). Il y est fait mention également de la création d'une chambre disciplinaire auprès du Conseil national de l'Ordre des médecins.

Si les droits des uns s'accroissent, ceux des autres s'inversent. En revanche, la liste des devoirs qui leur incombent s'allonge.

Comment s'articule ce double impératif ?

De l'information des patients…

Alors que pendant des décennies, pour ne pas dire des siècles, le patient se réduisait en effet aux symptômes qu'il présentait et devenait un objet à traiter ne bénéficiant, par voie de conséquence, que d'une information à peu près nulle, aujourd'hui le rapport s'est inversé. Il devient tout-puissant, a théoriquement droit à tout. Le médecin, quant à lui, doit de plus en plus se soumettre aux desiderata des patients. Nous sommes toujours dans la dialectique hégélienne du maître et de l'esclave, mais l'esclave désormais est devenu maître et peut nous assujettir s'il le veut, avec la bénédiction des instances administratives. Car, en effet, on sait ou l'on ne sait pas que les patients ont ou auront un droit de regard sur la façon dont leur médecin se forme et pourront en être informés par la Sécurité sociale elle-même. Il suffira qu'ils le demandent. Nous ignorons toutefois s'ils sont informés par les instances concernées de ce « droit de s'informer » quant à la formation de leur médecin ! Mais ce que nous savons, en revanche, depuis le premier trimestre 2007, c'est que tout praticien libéral est désormais fiché par la Sécurité sociale et que les données concernant ses modalités d'exercice sont mises en ligne et consultables par les patients.

Certes, l'arrêt « Perruche », en novembre 2000, de la Cour de cassation marque un tournant décisif en matière de droits du patient, puisqu'il stigmatise comme faute médicale le fait que la famille de l'enfant à naître n'ait pas été informée pendant la grossesse de la mère de l'anomalie dont le fœtus était atteint. En outre, il intervient après différents arrêts du Conseil d'Etat ou de la Cour de cassation, entre 1993 et 2000, révélant l'évolution de la jurisprudence sur des contentieux que l'application des textes en vigueur ne permettait pas de résoudre, qu'il s'agisse de la reconnaissance d'une responsabilité sans faute, de la charge pour le praticien de prouver que l'information a été donnée au patient ou du principe de sécurité lié à la question du « sang contaminé ». Mais quelles que soient les suites que la Justice ait données à l'affaire « Perruche », celle-ci révèle l'évolution suivie par la notion d'information et le glissement, voire la perversion de sens à laquelle ladite information est soumise.

En effet, il ne s'agit pas d'abord d'information mais de maîtrise. Maîtrise des connaissances, maîtrise du savoir. C'est ce que, à tous les niveaux, l'on nous demande.

La conception et l'évolution de l'ensemble de la médecine, y compris en psychiatrie, n'y sont pas étrangères. Depuis plusieurs décennies, en Occident du moins, nous nous dirigeons, dans le domaine des sciences en général et de la médecine en particulier, vers ce « tout connaissable » annoncé déjà par Descartes au XVIIe siècle. Le monde dans lequel nous vivons comme ceux qui l'habitent deviennent objets de connaissance. Le « tout connaissable » devient un « tout maîtrisable ». Or, ce devoir d'information dont on nous rebat les oreilles à longueur de semaines et de mois signifie, même si cela n'est pas dit explicitement, et dans la mesure même où cela n'est pas dit : « Vous devez prouver que, en toutes circonstances ou presque, vous maîtrisez un diagnostic, un pronostic, une thérapeutique. »

A cet égard, une sage-femme remarquait que, lors des échographies prénatales, les patientes lui enjoignaient de leur dire de façon exhaustive si l'enfant qu'elles portaient était ou serait « normal » ou pas. La question du doute ne pouvait être envisagée ni celle du risque possible d'erreur. Tant et si bien que cette soignante se trouvait prise dans l'étau d'une double contrainte : d'une part, la crainte, en parlant, de prendre le risque, dans certains cas, de se tromper et, d'autre part, en se taisant, de passer à côté d'un aléa dont il lui serait reproché de ne pas l'avoir prévu et annoncé, s'il se produisait. « J'ai l'impression de vivre dans le mensonge », disait-elle, situation intenable qui l'avait amenée à s'engager dans une réflexion éthique sur sa pratique.

Le devoir d'information des patients révèle bien, dans nombre de cas, et l'exemple précédent le révèle, que celle-ci n'est pas compatible avec le doute ni quelque imprévisibilité que ce soit. Même lorsque la question du risque, quel qu'il soit, est admise, nous devons chiffrer celui-ci et parler en termes de pourcentages. Ce qui signifie que nous devons maîtriser la part possible d'échec et prévoir la réaction des patients face à tel ou tel traitement. Car ce qu'ils nous demandent, en définitive, c'est de savoir à leur place, de nous substituer à eux, quitte à ce qu'ils se dressent ensuite contre le corps médical s'il a fait erreur.

Un patient, anxieux du fait de l'intervention chirurgicale que sa mère devait subir, me demandait quels étaient les risques d'échec que celle-ci encourait, alors même qu'il en avait été informé au préalable par les différents médecins concernés et que, en outre, le domaine de l'orthopédie n'est pas le mien. A travers l'assaut répété de questions auquel il me soumit, se manifestait, outre une anxiété compréhensible, l'attente que le praticien que je suis lui renvoie l'image d'un savoir médical tout-puissant. Tout ceci montre dans quel leurre magistral nous sommes enfermés, eu égard à l'information du patient.

Ce qui ne veut pas dire que celle-ci ne soit pas fondée. Elle l'est plus que jamais. A condition d'ajouter que le devoir d'informer n'est pas sous-tendu par l'obligation de savoir ni de prévoir… tout. A condition de démythifier l'impératif de l'infaillibilité médicale.

Cela étant, face à ce devoir d'information, qu'en est-il du dossier médical ?

Un patient a le droit désormais de récupérer son dossier et d'en connaître le contenu. Droit apparemment légitime. Mais n'est-on pas, une fois de plus, en train de passer d'un extrême à l'autre, d'un « rien » à un « tout » communicable qui est tout aussi illusoire, voire dangereux ?

Comment faire en sorte que les données recueillies au sujet d'un patient, que ce soit sur papier ou sur ordinateur, restent au service de la personne qu'il est supposé être et ne se réduisent pas à des données objectives, quantifiables et quantifiées ?

Or, c'est bien ce vers quoi nous tendons. Lorsque je lis les comptes rendus d'hospitalisation concernant les patients suivis en ambulatoire à leur sortie de l'hôpital, je suis frappée par les modifications qui insensiblement s'opèrent dans le recueil des informations. Elles sont de plus en plus codifiées, classées, chiffrées, de telle sorte que la singularité du patient en est exclue. Que peut-il, en outre, appréhender de ces grilles, de ce vocabulaire codé dont il n'a pas les clefs, si ce n'est que ce qu'il est en tant que malade se réduit à un ensemble de données ?

Est-il opportun, par ailleurs, que le dossier auquel il a accès lui livre une réalité brute à laquelle il est ou n'est pas préparé, d'autant plus lorsque ce qu'il révèle est de pronostic grave, voire mortel ? Je pense ici à quelqu'un de mon entourage à qui son médecin remit une lettre non cachetée destinée au médecin traitant, lettre que bien sûr il lut et dans laquelle l'issue mortelle de sa pathologie était annoncée sans ambages, alors que lui-même n'en était pas averti. Dans ce cas précis, peut-on parler d'information donnée au malade, dans la mesure où le praticien, loin d'affronter la réalité de l'issue de la maladie avec celui-ci, s'en est au contraire déchargé par le biais d'une lettre dont le contenu, de par sa brutalité, a été traumatique pour le patient ? Notons que l'article 35 du Code de déontologie médicale précise : « Un pronostic fatal ne doit être révélé qu'avec circonspection » au malade…

Au nom de ce devoir d'information du patient, quels glissements sommes-nous en train d'opérer ? Car il ne s'agit ni de lui communiquer un dossier dont il n'est pas en mesure de comprendre la teneur ni, à l'inverse, de lui assener sans nuances une vérité qu'il est peut-être incapable d'assumer et qui, quoi qu'il en soit, est susceptible de se modifier en fonction d'un certain nombre de paramètres que nous ne maîtrisons pas. Mais, simultanément, il n'est pas question non plus de biaiser avec les questions qu'il nous pose ni de ne pas lui donner accès à des informations qui le concernent au premier chef.

Toutefois, l'article 35 du Code de déontologie médicale recommande au médecin de tenir compte de « la personnalité du patient », lorsqu'il lui donne une information. Recommandation combien légitime en psychiatrie, eu égard aux conséquences que celle-ci peut avoir sur l'état du patient (lorsqu'il est atteint de troubles délirants ou thymiques), sur sa relation avec le thérapeute comme sur son consentement aux soins.

Comment, dans ces conditions, résoudre avec justesse et justice la question du dossier médical ?

En psychiatrie, nous nous posons la question depuis plusieurs années, sans savoir précisément ce que ce dossier doit contenir, d'une part, et ce que nous nous autorisons à ne pas communiquer, d'autre part. Car il n'est pas envisageable d'objectiver sur une fiche la totalité ou l'essence d'une consultation psychiatrique qui, par nature, est complexe. Si celle-ci fait apparaître des facteurs objectifs (identité du patient, antécédents médicaux, familiaux, place dans la fratrie, éléments biographiques...), elle révèle aussi des facteurs subjectifs, du côté du patient comme du praticien. En effet, ce qui est en jeu, comme dans tous les domaines cliniques de la médecine, c'est d'abord, n'en déplaise à certains confrères, la relation avec le patient. Mais c'est en outre sa parole, non seulement comme moyen d'information sur lui-même mais comme fin en soi, puisqu'elle est le support ou le matériau primordial grâce auquel s'exprime sa pathologie même, celle-ci pouvant s'exprimer aussi par d'autres vecteurs : son attitude, sa gestuelle, son comportement.

Lorsque je reçois un patient pour la première fois, ce qui est déterminant au cours de l'entretien et qui contribuera d'ailleurs à ce que je lui propose un deuxième rendez-vous, c'est, outre les informations objectives qu'il me donne, ce qu'il laisse transparaître de lui à travers la relation qui s'ébauche. Ses propos comme sa façon d'être suscitent en moi des impressions, des sensations (bonnes ou mauvaises), des réflexions. Sa pensée interroge la mienne. Et si je remplis une fiche signalétique en quelque sorte en début d'entretien, les notes que je prends pendant ou après celui-ci font état à la fois de ce qui m'a été rapporté et des réflexions qui en ont découlé. Au fil des entretiens suivants, il arrive que je note un élément qui me semble important ; il arrive aussi que je ne note rien. Par ailleurs, ma mémoire sélectionne, parmi la multitude d'informations qu'elle reçoit, ce qu'elle va dans un premier temps conserver et ce qu'elle laissera de côté. Or cet oubli a une fonction. Il est, conjointement à la parole du patient, le matériau avec lequel je travaille quotidiennement et qui m'informe aussi bien sur lui que sur moi.

Compte tenu de ces différents registres d'information, que doit être le dossier médical dans le domaine psychiatrique ? Que doit-il comporter ?

Des informations « formalisées » recueillies lors de consultations externes, lors de l'admission, au cours du séjour hospitalier ou lors de la sortie. Le décret du 29 avril 2002, s'il inventorie lesdites « informations formalisées », ne définit pas toutefois ce qu'elles sont. Il stipule également que les éléments d'identification du patient doivent être codifiés et que les actes ou prescriptions du soignant doivent permettre l'identification précise de celui-ci.

En règle générale, il ressort des recommandations qui nous sont faites, notamment par la HAS (Haute Autorité de Santé), que nous ne pouvons pas établir un dossier sans avoir désormais à l'esprit l'intervention possible d'une procédure pour suspicion de faute. Ce qui induit une stratégie de protection de la part du praticien qui doit s'entourer de précautions multiples dans tout ce qu'il rédige. Comment pourrait-il, en conséquence, avoir la même liberté d'esprit dans l'exercice de sa profession ?

Face à ces contraintes, les associations et syndicats de psychiatres ont mentionné ou conseillé la rédaction de deux dossiers : celui qui est communicable, sur fiche, ne recelant que des données objectives, voire quantifiables et l'autre, personnel, contenant les notes du praticien, l'évolution de sa réflexion tout au long de la prise en charge du patient. A cet égard, la loi stipule effectivement que les notes personnelles ne sont pas à communiquer et ne doivent dons pas figurer dans le dossier. D'où un manque de maniabilité et une perte de temps, lorsqu'il s'agit de passer de l'un à l'autre.

S'il est relativement facile de faire ressortir sur une fiche des informations qui permettront une meilleure approche du patient et une meilleure coordination aux différents praticiens sollicités par celui-ci (généraliste, autre spécialiste, service hospitalier, si besoin), il y a des éléments sur lesquels nous achoppons régulièrement : la question du diagnostic à poser et celle du pronostic.

Or, c'est cela qui intéresse le patient. Il nous demande en effet fréquemment de lui dire de quelle pathologie il est atteint, si pathologie il y a, relayé en cela par la famille, lorsque nous avons affaire à elle.

« Docteur, suis-je schizophrène ? Suis-je psychotique ? Si oui, cela signifie-t-il que je suis fou ou risque de le devenir ? » Ou encore, lisant la notice d'un psychotrope administré, désigné comme antipsychotique : « Que signifie "antipsychotique" ? J'ai lu sur Internet que… »

Il faut en effet considérer que le corps médical, en matière d'information, est aujourd'hui largement concurrencé par tous les médias dont dispose l'opinion publique, qu'il s'agisse de la presse écrite, audiovisuelle ou des différents sites médicaux en ligne sur Internet, ces derniers n'étant pas les moins nocifs, dans la mesure où ils diffusent une information générale, qui ne peut être exhaustive, à des individus qui, généralement anxieux, se les approprient sans aucun discernement, sans aucun critère d'interprétation de ce qu'ils lisent et, surtout, sans tenir compte de leur singularité ni de la spécificité de leur histoire.

Si nous ne voulons pas que les médias établissent une véritable dictature en ce qui concerne une information qui, à force d'être tronquée, se mue en désinformation et devient source d'angoisse pour ceux qui y recourent, il est impératif que nous luttions pied à pied pour ne pas être assiégés par cette surenchère médiatique dont les patients se font le relais, en acceptant d'expliciter, de partager, d'impliquer dans nos décisions ceux pour lesquels et avec lesquels nous les prenons.

Mais que pouvons-nous leur dire ? Que devons-nous leur taire ? Ce sont notre liberté et notre responsabilité qui se trouvent engagées dans ce débat.

Face à un patient présentant tous les signes d'une paranoïa, que puis-je lui transmettre ? Que dois-je écrire ? Un tel patient, découvrant ce diagnostic dans le dossier que je lui communique, risque de m'inclure immédiatement dans sa paranoïa et de faire de moi un de ses persécuteurs. La connaissance de ce diagnostic ne serait, me semble-t-il, en aucun cas au service de sa pathologie ni de sa prise en charge.

Par ailleurs, la désignation d'une « personne de confiance », en tant qu'interlocutrice entre médecin et patient, prévue par l'article L 111-6 du Code de la santé publique, n'intervient que si le patient est dans l'incapacité d'exprimer sa volonté. Or, nous avons souvent affaire à des patients qui peuvent être atteints d'une pathologie mentale leur laissant néanmoins un pouvoir de réflexion et de décision.

Il me semble difficile, voire impossible, dans certains cas, de communiquer à un patient un diagnostic psychiatrique. En premier lieu, parce que celui-ci peut être extrêmement complexe à établir et ressort rarement des classifications qui nous sont proposées ou plutôt assenées. En second lieu, parce qu'il n'engage pas ici qu'un organe malade mais la personne même du malade, son identité, son « être-au-monde ». Dès lors, les mots que nous employons peuvent être inadéquats, voire dangereux et le menacer dans son identité même. En outre, les éléments d'un diagnostic ne reposent pas seulement sur des données objectives mais également subjectives susceptibles de varier, notre interprétation de celles-ci pouvant varier elle aussi au cours de l'évolution d'un état pathologique. En conséquence, comment donner un caractère définitif ou exhaustif à ce que nous transmettons ?

On pourrait faire la même observation en ce qui concerne le pronostic, entaché, le plus souvent, d'incertitude. Suis-je en mesure de prévoir comment un patient va évoluer ? A l'inverse, si je crains une évolution négative (dans le cas d'une psychose débutant chez un sujet jeune), vais-je faire apparaître, sans nuances, cette appréciation dans un dossier que lui ou ses proches liront ?

La question du dossier médical et de sa transmission soulève des difficultés sans nombre. Tout n'est pas transmissible. En outre, il faut distinguer les informations que nous donnons des réflexions que nous effectuons à propos de celles-ci.

J'en veux pour preuve la remarque d'un patient qui, me voyant écrire pendant la consultation, m'interrogea au sujet de mes notes. Sa pensée étant chaotique et souvent dispersée, celles-ci m'aidaient à suivre le fil de son discours. Il me demanda de les lui communiquer car, me dit-il, « ce que vous écrivez m'appartient, puisque c'est moi ». Ma pensée à son sujet devenait sa substance même, ce qui, outre l'orientation diagnostique apportée par cette réflexion, ne pouvait que m'inciter à la prudence en établissant des limites précises entre ce que je lui répondais et ce que je taisais.

A bien y réfléchir, c'est notre pensée même qui, si nous n'y prenons garde, risque d'être mise en danger par cette loi de 2002 qui, si elle met en valeur le « principe d'autonomie de l'individu », selon les termes d'une brochure publiée en 2003 par quatre psychiatres français,[213] empiète sur celui des praticiens, à qui l'on enjoint de faire cadrer leur information avec la procédure qui leur est assignée. Il n'est pas sûr que le patient ressorte de cette expérience respecté davantage dans sa personne, s'il l'est théoriquement dans ses droits.

… A la formation et l'évaluation des médecins

La qualité du système de santé est donc mise sur la sellette.

A partir de 2003, la FMC, obligatoire pour tout médecin, est placée sous la responsabilité de trois Conseils Nationaux (en fonction du mode d'exercice médical : libéral, hospitalier, salarié) qui définissent les obligations à remplir pour qu'un organisme soit agréé à dispenser une formation, déterminent les « crédits » à obtenir pour valider le plan de formation de chaque médecin et fixent les barèmes, c'est-à-dire le nombre de crédits alloués à toute action de formation. Enfin, ils

---

[213] Drs Cordier, Lachaux, Senon et Tyrode, « Information du patient en psychiatrie : Enjeux de la nouvelle loi », Paris, Wyeth, 2003.

attribuent aux Conseils Régionaux de Formation Médicale Continue (CRFMC) la tâche de contrôler le nombre de crédits, leur répartition au sein des différentes actions de formation et la satisfaction à l'EPP (Evaluation des Pratiques Professionnelles).

L'EPP est, quant à elle, placée sous la Haute Autorité de Santé (HAS). L'objectif étant théoriquement d'améliorer le service rendu aux patients, elle « cherche à promouvoir la sécurité, l'efficacité et l'efficience des soins et de la prévention, dans le respect des règles déontologiques »[214] (décret du 14 avril 2005).

La procédure n'est pas simple. La lecture des textes entraîne, quant à elle, une compréhension diverse de la part des « évalués » potentiels. Tous s'accordent néanmoins sur le nombre de « crédits », disons de « points », à obtenir pour être accrédité ! Retour en force à un système qui n'est même plus du niveau de l'école primaire ! Et qui est quadrillé, quantifié. Les termes utilisés sont éloquents. Il est question de « catégories » de formation et d'évaluation, classées de 1 à 4, de barèmes de crédits. Le tableau publié par le Conseil départemental s'intitule « barème de FMC universel ». L'« universel » attire l'attention, car ce à quoi il renvoie a peu à voir avec les impératifs kantiens.

Tenter d'esquiver cette procédure serait s'exposer à des mesures « sanctionnantes » de la part du Conseil de l'Ordre des Médecins, par le biais de ses Conseils régionaux.

Nous sommes donc assujettis, que nous le voulions ou non, à ces différents dispositifs d'évaluation faisant partie de la dernière catégorie des formations alors définies par le ministère de la Santé.

Evaluation toutefois différente selon le mode d'exercice des praticiens : libéral ou salarié.

En tant que « libéraux », les praticiens dépendent de l'Union Régionale des Médecins Libéraux, qui désigne un « médecin habilité » à évaluer leur pratique et délivre un certificat de validation sous le contrôle des CRFMC et des Conseils de l'Ordre du même nom. Sur un plan pratique, nous ignorons alors comment se fera cette évaluation et selon quels critères.

En revanche, dans les établissements de santé, l'évaluation des praticiens est validée à titre individuel par le président de la

---

214 Dr I. Kahn-Bensaude et Pr C.-F. Degos, « Bulletin du Conseil de l'Ordre des Médecins de la Ville de Paris », Paris, sept. 2006, p. 2.

Commission Médicale d'Etablissement (CME), après qu'un organisme agréé par la Haute Autorité de Santé ait donné son aval. En outre, elle est incluse « dans la certification de l'établissement par l'Agence Régionale d'Hospitalisation »,[215] Un ensemble de 53 références a été défini par l'ANAES (Agence Nationale d'Accréditation des Etablissements de Santé), en 2005, dont 3 sont consacrées à l'EPP, en particulier celle qui concerne « la prise en charge des pathologies et des problèmes de santé principaux ».

Un exemple d'EPP : l'« isolement thérapeutique »

En 2006, 12 groupes de travail furent mis sur pied dans l'établissement psychiatrique dont je dépendais, afin de répondre à un double objectif : d'une part, l'accréditation des pratiques de l'établissement par la HAS, en avril 2007 ; d'autre part, dans le cadre même de ces groupes de travail, l'évaluation spécifique des praticiens, à titre individuel.

L'un de ces groupes, en conformité avec l'une des références de l'ANAES, se consacra à « l'isolement thérapeutique psychiatrique » autour de deux chefs de projet : l'un, directeur des soins, l'autre, médecin-chef de l'un des secteurs de l'établissement. Il comportait, outre des médecins, des cadres de santé, des infirmières et une assistante sociale.

Notons que l'administration hospitalière intervint dans ce projet au même titre que les soignants. Notons aussi que les instances auxquelles renvoie la mise en place de ces groupes, qu'il s'agisse de l'HAS (Haute Autorité de Santé), de l'ANAES (Agence Nationale d'Accréditation des Etablissements de Santé), de l'ARH (Agence Régionale d'Hospitalisation), révèlent, de par leur appellation même et les sigles dont on les désigne, à quel point l'on est dans l'ère de l'objectivable, du quantifiable, de l'impersonnel. Il n'est que de considérer les termes qui encadrent en permanence notre pratique. Il n'y est question que d' « accréditation », d' « évaluation », de « certification », de « crédits alloués », de « critères », de « référentiels »… De même, derrière le respect théorique de règles déontologiques, on brandit la promotion de l'« efficacité » et de l'« efficience » des soins. Il n'est question que d'objectifs à atteindre, d'homogénéisation des pratiques. L'hôpital est conçu comme une

[215] Dr Michel Berretta, « La recherche de formation et d'évaluation : un plaisir longtemps différé (1996-2006) », in *La Lettre de la Psychiatrie française*, Paris, novembre 2006, p. 13.

entreprise dont la rentabilité se traduit en termes de productivité. Mais que s'agit-il en définitive de produire ? Non pas, certes, une table ou un vêtement mais un acte de soin concernant un patient, lequel devient un acte, accessoirement patient !

Lorsque j'examine les thèmes étudiés par les différents groupes de travail, je remarque qu'ils ont trait à des modalités d'hospitalisation ou de prise en charge, qu'il s'agisse du « suivi biologique du patient sous lithium », de l'« utilisation de la contention en psychiatrie », de la « pratique de la mise en isolement thérapeutique » du patient ou encore de sa « prise en charge somatique »... Mais, en définitive, ce qui est analysé, ce sont des « procédures » établies autour ou à partir de l'objet-patient, celui-ci étant l'argument ou le moyen utilisé au service d'une fin : la procédure elle-même.

Le groupe de travail auquel je participais alors avait pour but, à partir d'une procédure de mise en chambre d'isolement (c'est-à-dire fermée, eu égard à l'état du patient), expérimentée depuis plusieurs mois dans quatre secteurs pilotes de l'hôpital, d'évaluer « la qualité du suivi du protocole et sa validité », en proposant, à plus long terme, « une homogénéisation des pratiques sur l'ensemble de l'établissement » et « des axes d'amélioration tenant compte des référentiels (mis en place), après analyse de celles-ci ».[216]

Le premier temps consista, pour les membres du groupe, à mettre sur pied une « grille » d'évaluation de la procédure mais, pour ce faire, nous dûmes d'abord examiner ce qu'était la procédure, laquelle comportait un ensemble de préconisations établies sur trois fiches à remplir par le personnel médical ou infirmier, concernant la prescription d'isolement, les vérifications à effectuer au moment de la mise en isolement et les gestes ou actes de surveillance journalière.

Or, cette procédure, établie en principe « à partir de ce qui existait dans les services et en tenant compte des référentiels »,[217] est, à la lecture, compliquée, eu égard au nombre de rubriques à remplir et au manque de clarté de leur énoncé, dont on se demande, de surcroît, si elles sont véritablement adaptées au terrain. Les infirmiers qui appliquent cette procédure, s'ils ont été informés de son existence, n'ont pas en revanche été consultés sur la façon dont elle a été établie.

---

[216] EPS Maison Blanche, « Rapport d'évaluation des pratiques professionnelles », Paris, novembre 2006, p. 2.
[217] *Doc. cit.*, p. 5.

En outre, les secteurs hospitaliers auxquels elle s'applique sont très différents quant aux modalités de leur pratique. Si l'un des secteurs est encore à l'intérieur de l'hôpital, les trois autres ont été expatriés depuis plusieurs années dans des structures parisiennes qui, sur le plan de l'architecture et de l'agencement des chambres, n'ont rien à voir avec le modèle asilaire. Mais ces paramètres n'entraient pas alors dans la procédure dont la finalité était néanmoins d'être étendue à tous les secteurs de l'hôpital, quoiqu'ils ils soient pratiquement tous disséminés dans Paris, sans aucune unité de lieu…

La procédure n'étant pas simple, la grille d'évaluation ne pouvait pas l'être non plus. Il fallut aux participants un temps infini pour parvenir à un accord sur son contenu. En définitive, trois axes furent adoptés concernant les modalités de la mise en isolement, son déroulement et l'observance de la procédure.

Le grand absent de toute cette stratégie me semble être, en première analyse, le patient. Il n'apparaît en effet que sous forme d'« items » ayant trait à l'information qui lui a été donnée, aux examens ou aux traitements qui lui sont prescrits, à son comportement (« hétéro » ou « auto-agressif »), mais en aucun cas il ne figure en tant que sujet au centre de cette expérimentation.

Pourtant, les différents textes ayant servi de base à notre évaluation sont relatifs aux droits et à la protection des personnes hospitalisées (loi du 27 juin 1990 ; résolution 46/119 de l'Assemblée générale de l'ONU du 17 décembre 1991 ; circulaire 48 de S. VEIL du 19 juillet 1993). S'il est vrai que celle de mars 2006 fait état de la *Charte de la personne hospitalisée*, en revanche, les décrets et documents parus depuis 1998 semblent insister davantage sur les pratiques professionnelles, qu'il s'agisse des décrets de 2002, 2004, relatifs aux « actes professionnels », infirmiers en particulier, ou du *Respect des bonnes pratiques – Utilisation des chambres d'isolement*, mentionné dans le Cahier des Charges de l'INSERM, en juin 2006. Comme si s'amorçait insensiblement un glissement, depuis quinze ans, de la fin (le patient) vers les moyens (les pratiques professionnelles).

Lors d'une réunion de travail, lorsque je posai la question de sa présence ou plutôt de son absence de notre évaluation, on me répondit : « Ce n'est pas le sujet ». Le sujet, c'est la procédure et sa pertinence. Il eût toutefois été d'un intérêt certain de savoir comment un patient mis en chambre d'isolement réagissait à cette mesure et quelles conséquences avait celle-ci sur l'évolution de son état.

Mais ce serait oublier que cette procédure d'isolement était faite pour « améliorer la *prise en charge* des patients » plus que pour le patient lui-même et conçue moins en fonction de ce dernier que des soignants. Ceci sur un plan théorique. Car, en effet, que révéla l'évaluation effectuée quatre mois après sa mise en place dans les services et portant sur un échantillonnage de trente patients répartis sur les quatre secteurs ?

Que la procédure, dans son intégralité, était très inégalement suivie, en particulier par les infirmiers. Pourquoi ?

Parce que les supports sur lesquels elle s'appuyait (fiches à remplir) n'étaient pas adaptés à leur pratique ou se substituaient aux outils utilisés habituellement (dossier de soins infirmier, fiches de surveillance existant antérieurement).

Parce que, remarquaient certains, hors audit, ils manquaient d'effectifs et donc de temps et ne voulaient pas être tenus pour responsables, notamment en signant l'un des documents inclus dans la procédure, des erreurs qui pourraient être commises.

Or, l'un des points importants, me semble-t-il, d'un point de vue éthique, est précisément cette question de la responsabilité. Ici, des infirmiers, mais aussi des médecins. Responsabilité que personne ne veut assumer et qui fait ressortir, une fois de plus, ce dont les hôpitaux manquent actuellement le plus, notamment en psychiatrie, à savoir de personnel soignant et de médecins. D'où les risques que ceux qui sont présents encourent : pour eux-mêmes et pour les patients. Mais les instances hospitalières, quoique le sachant et témoins de la multiplicité des « incidents » survenant de façon répétée (agressions, faits de violence divers), en grande partie dus à ce manque de « moyens » humains, emboîtent le pas des plus hautes instances administratives régissant la santé, acceptent leurs recommandations, voire leurs préconisations, et continuent imperturbablement à mettre sur pied des protocoles, procédures ou équivalents, en affectant de croire que ceux-ci amélioreront les pratiques hospitalières. Or, celles-ci « crèvent » littéralement du clivage schizophrénique que l'on opère entre ce qu'est la réalité et ce qu'elle devrait être, selon des normes édictées ailleurs, dans des sphères qui ne connaissent du terrain, celui de la santé notamment, que les chiffres et pourcentages de rentabilité hypothétiques qu'elles ont en tête.

En participant à ces différentes réunions de travail, ma liberté de sujet pensant consistait à faire apparaître ce qui était absent de notre grille d'évaluation, à savoir les « personnes » qu'elle concernait, et les écarts existant entre un réel voulu et un réel vécu. Mais, en dernier ressort, quelles sont les conclusions définitives qui ont été retenues dans le rapport remis à la Haute Autorité de Santé ?

Nous pouvons proposer des « axes d'amélioration », modifier la forme et le contenu de nos fiches, mais le fond restera inchangé, car le fond, à savoir le respect du patient comme celui du soignant, est noyé dans un ensemble de contraintes qui, pour l'essentiel, ne dépendent pas de nous mais des instances économiques et politiques de ce pays.

Quant à l'évaluation de l'évaluation, c'est-à-dire notre « auto-évaluation », qui constituait le deuxième temps de notre réflexion, elle se dissimulait derrière un langage codé mettant à sac toute analyse et pensée véritables. En effet, elle reposait sur un ensemble de « critères » en fonction desquels nous devions nous noter (de A à D) ! Il en ressortait que si nous avions « identifié » et « analysé » correctement les « enjeux, processus et pratiques liés à la prise en charge », nos « objectifs d'amélioration » et les « actions mises en œuvre » dans ce but, ainsi que les « données et indicateurs » permettant le « suivi des actions d'amélioration », étaient nettement insuffisants.

Cette auto-évaluation n'était pas toutefois le fruit de notre réflexion propre, mais ressortait directement du « guide d'aide à la cotation » nous fournissant les éléments d'appréciation selon lesquels nous noter, grâce à des « documents-supports » se substituant à toute velléité de pensée de notre part.

« *Que signifie penser ?* » demandait en son temps Heidegger. Dans l'état actuel des choses, la question peut-elle encore se poser, tant ce concept semble rayé de notre *habitus* linguistique pour un temps indéterminé ?

Tout ce qui précède est un exemple des EPP mises en place depuis plusieurs années. En guise de conclusion, je précise que le temps passé à cette évaluation fut nécessairement pris sur des temps de consultation, alors que le nombre de demandes augmente et que nous ne pouvons par ailleurs y répondre.

Je précise aussi que ma participation à ce groupe ne fut qu'un choix par élimination, le seul groupe de travail qui concernait directement ma pratique n'étant plus ouvert au moment où j'en fis la demande. En conséquence, je dus me rabattre sur un thème totalement en dehors de mon activité quotidienne, dans la mesure où celle-ci se faisait pour partie dans le secteur extra-hospitalier et n'avait pas affaire à la réalité de l'« isolement thérapeutique ». Mais la validation de l'ensemble des actions de formation auxquelles, comme tout praticien, j'étais assujettie reposait paradoxalement sur une pratique qui n'était pas la mienne.

En fait, ces procédures d'évaluation, compliquées et difficilement applicables dans leur ensemble, connurent une fortune diverse avant 2010. En 2009, la formation médicale continue et l'évaluation des pratiques furent intégrées dans un dispositif unique : le DPC (Développement Personnel Continu), créé dans le cadre de la loi HPST de juillet 2009 (Hôpital, Patients, Santé, Territoire) et sous la dépendance de diverses instances : gestionnaire, scientifiques, institutionnelles, dont les ARS (Agences régionales de santé), la HAS (Haute Autorité de santé), les instances ordinales.... Il entra en vigueur en janvier 2013.

« Généralement, dans les Etats, écrit Hobbes, toutes les actions accomplies par *peur* de la loi sont des actions que ceux qui les font avaient la *liberté* de ne pas faire. »[218] Je ne pense pas, pour ma part, avoir quelque peur que ce soit de la loi ordinale de ma profession ni des sanctions que je suis susceptible d'encourir, si ma pratique n'entrait pas dans les fourches caudines de la Haute Autorité de Santé. En outre, je ne vois pas comment la peur et la liberté peuvent coexister. Pour moi, elles sont antinomiques. Mais peut-on ici parler de liberté, dans la mesure où nous n'avons pas le choix de nous soustraire aux injonctions qui nous sont faites ? Nous n'avons pas la possibilité de nous y opposer ni, en conséquence, celle d'y consentir.

Qu'en est-il alors de notre autonomie ?

Qu'en est-il du sens de cette évaluation systématique, qu'elle touche les praticiens dans leurs pratiques ou les patients, dans la façon dont on les codifie ? Quel en est l'enjeu ?

L'imposture

Dans un ouvrage paru en 2004, Jacques-Alain Miller et Jean-Claude Milner, psychanalystes bien connus, posent la question suivante : *Voulez-vous être évalué ? Entretiens avec une machine d'imposture.* A travers cette évaluation, il s'agit de savoir comment vont être organisées les professions concernées par ce que J.-C. Milner

[218] Thomas Hobbes, *Léviathan*, Paris, Gallimard, « Folio essais », 2003, p. 338.

nomme la « *malvivre* », puisque la santé mentale, selon Maude Bendaoud-Gallerne, devenue affaire de santé publique, est donc également, à ce titre, « affaire d'Etat ».

Or, selon J.-C. Milner, l'Etat français est en passe de changer de référence. De la référence à la loi, qui implique la présence d'un tiers, l'Autre, il passe à la référence au contrat, qui suppose l'égalité des partenaires.

« La loi, remarque M. Bendaoud-Gallerne dans sa *Note de lecture* consacrée à ce livre, opère autant par son silence que par ce qu'elle déclare ; elle permet tout ce qu'elle n'interdit pas précisément. Alors qu'avec le contrat, seul compte ce qui est expressément stipulé. »[219] A l'inverse de la loi, le contrat doit tout prévoir, détailler et contrôler si les partenaires qui l'ont « passé » l'ont bien « honoré ». D'où l'intervention de l'évaluation. Mais l'Etat occupe toutefois une position ambiguë ou double : tantôt « partenaire », tantôt « Autre », dès qu'il y va « de son intérêt d'Etat-stratège », souligne M. Bendaoud-Gallerne. Entrer dans l'ère d'une évaluation systématique de tout et de tous, c'est entrer dans l'ère du contrôle, du maîtrisable et c'est, pour l'Etat, la possibilité d'étendre sans limites un pouvoir en même temps qu'une pérennité.

J.-C. Milner écrit : « La démocratie était le lieu géométrique de la loi, mais la loi relève du limité ; or, la démocratie est entrée dans l'ère de l'illimité. Du coup, elle est devenue le lieu géométrique du contrat. »[220] Et d'une justification incessante.

Pour nous, praticiens : justification de nos *actes,* de leur nature comme de leur nombre, transparence ou lisibilité de nos pratiques, obligation de les inscrire dans une *normalisation* toujours croissante, définie par des instances administratives ou pseudo-scientifiques qui n'ont aucune légitimité pour le faire, et dont le seul impératif est économique. Nous avons à nous soumettre, certes, à un ensemble de lois : civiles, pénales, déontologiques et ne sommes ou n'étions régis jusqu'alors par aucun contrat. Or, l'imposture réside précisément en ceci que nous sommes de plus en plus assujettis, que nous le voulions ou non, à un régime de partenariat qui, sous couleur de nous associer à un ensemble de mesures, de décisions (administratives, économiques, scientifiques), nous contraint insensiblement à aller dans son sens.

---

[219] Maude Bendaoud-Gallerne, *Soigner, enseigner, évaluer ?* « Note de lecture », in « Cliniques méditerranéennes » N° 71, Editions Erès, 2005, p. 309.

[220] J.-A. Miller, J.-C. Milner, *Voulez-vous être évalué ? Entretiens avec une machine d'imposture*, Paris, Grasset, « Figures », 2004, p. 20.

Telle est la logique à laquelle doit désormais se soumettre la « nouvelle gouvernance hospitalière ».

Mais cette évaluation systématique, dans sa passion de la transparence et du contrôle, est un leurre magistral ou un déplacement.

Celle de nos pratiques, par exemple, ne résoudra en rien la question de la démographie médicale, psychiatrique en particulier, et des conditions de travail à certains moments ubuesques qui en résultent. Ce n'est pas parce que j'aurai participé à des séminaires sur les troubles alimentaires de l'adolescent ou les états dépressifs de l'adulte et que je me serai pliée aux exigences de la validation de mes connaissances que ma participation sera un gage d'amélioration ou de fiabilité de ma pratique. En tout cas, elle ne garantira certainement pas la qualité de la relation que j'établirai avec un patient. Car celle-ci, chaque fois singulière, échappe à toute évaluation. Ou faudrait-il imaginer que, dans un avenir plus ou moins proche, les patients, dans le secteur privé comme dans le secteur public, soient soumis à un questionnaire de satisfaction quant à la qualité des soins et de l'écoute que nous leur dispensons ?

C'est déjà le cas dans les services hospitaliers, où les patients remplissent une fiche d'évaluation concernant les modalités de leur temps d'hospitalisation (accueil, soins...). Ce qui ne signifie pas que leurs remarques soient prises en considération ni n'amènent quelque changement que ce soit.

Les soignants auront des comptes à rendre et les choses en resteront là, en vertu du fait que, comme le souligne J.-C. Milner, « un problème évalué n'est déjà plus un problème ». Tout se passe comme si l'évaluation était en soi la solution du problème, s'y substituait, en quelque sorte. Or, remarque J.-C. Milner, il reste toujours un *insubstituable.* La solution d'un problème peut résider, dans un premier temps, dans la reconnaissance de celui-ci et non dans son colmatage.

Si les patients ne sont pas satisfaits de la façon dont on les accueille, cela pourrait attirer l'attention sur le fait que les soignants sont régulièrement en nombre insuffisant, manquent de temps, sont astreints à des procédures répétées (remplissage de fiches, par exemple...), que leurs conditions de travail sont de plus en plus difficiles. Au lieu de quoi, ayant « évalué », on supprime des postes. Après quoi, on proposera sans doute aux patients une nouvelle évaluation. Et la boucle sera bouclée.

J.-A. Miller, analysant le processus d'évaluation, voit dans celui-ci un processus de domestication en quelque sorte, l'être non-évalué, à l'inverse de l'évalué, étant analogue à une sorte de « bête sauvage ». Il s'agit donc « d'une forme supérieure de passage de la nature à la culture ».[221] « Processus initiatique, note M. Bendaoud-Gallerne, car l'évaluation s'avère également constituer une forme de transmission » demandant « le consentement de l'évalué » et requérant « non seulement sa soumission mais sa coopération active, qui le fait advenir au monde des initiés. » L'évaluation fait de lui, unique, singulier jusqu'alors, un être « comparable », « stigmatisable », « voué à une possible élimination ».[222]

J.-C. Milner, dans un entretien retranscrit dans le N° 71 de la revue « Cliniques méditerranéennes », souligne, à la suite de J.-A. Miller, ce qu'une évaluation généralisée a de sectaire. « La secte, dit-il, hante toutes les formes d'évaluation, y compris l'évaluation légitimée par le savoir [...]. Elle hante *a fortiori* l'évaluation légitimée par le non-savoir, telle qu'elle se met en place. La seule possibilité de s'en préserver, c'est que la question du savoir soit posée dans toute son ampleur, dans tout son sérieux [...]. Si le savoir n'est plus que l'ombre portée du profit, alors, effectivement, nous avons une évolution sectaire à portée de main. Elle est tout à fait évidente dans le domaine biomédical et dans le domaine psy. »[223]

Mais, précisément, cette question du savoir n'est, ne sera pas posée. Et nous aurons à être évalués sur un prétendu savoir qui n'a de savoir que le nom, qui est un « savoir plus », mais en aucun cas un « savoir mieux », jugé et jaugé par la masse de ceux qui, actuellement, prolifèrent sur le marché de l'évaluation, les nouveaux évaluateurs, praticiens pour beaucoup, colonisés, phagocytés par le *Gestell*, y voyant aussi un profit, le leur, financier, en particulier. Ce qui les mobilise, semble-t-il, c'est de nous faire passer par les fourches caudines des différents pouvoirs en place, qu'ils soient médicaux, étatiques ou administratifs.

Le marché de l'évaluation est un marché à saisir, comme, il y a deux décennies, celui de la formation l'a été, dans les entreprises, par des kyrielles d'organismes de formation.

---

[221] J.-A. Miller, J.-C. Milner, *op. cit., p. 52.*

[222] Maude Bendaoud-Gallerne, *art. cit.,* p. 311.

[223] J. C. Milner, « Entretien avec Antoine Verstraet », in « Cliniques méditerranéennes » N° 71, *op. cit.*, p. 116.

L'évaluation, devenue fin en soi, est un véritable fléau, une forme de dictature, la ruine de la pensée. « Une nouvelle maladie iatrogène ? » interroge Jean-Jacques Lottin, dans un article paru dans le numéro déjà cité de *Cliniques méditerranéennes.*

On confond aujourd'hui évaluation et qualité. Actuellement, les « cellules-qualité », surabondent. Dès lors qu'il est question d'évaluation, leurs membres surgissent. Au cours des réunions de travail mentionnées précédemment à propos de la procédure d'évaluation de l'« isolement thérapeutique », une représentante de la cellule-qualité de l'hôpital était présente et tenait lieu de référence quant à la façon dont nous devions conduire notre évaluation et nous conformer à une procédure visant à évaluer notre procédure !

Comment ne pas constater que la « cellule-qualité » s'inscrit avant tout dans une logique quantificatrice, qu'elle est au service d'une rentabilité et d'une efficacité ? Dans le cas qui nous occupait, elle était là pour cautionner ou garantir l'application d'une méthodologie au service de l'objectivable, du maîtrisable, dont le facteur humain était totalement absent, qu'il s'agisse des patients ou des soignants.

En octobre 2004, lors des journées consacrées au thème : « Les mots de la psychiatrie, glissements sémantiques, repères cliniques », l'Association française des psychiatres d'exercice privé (AFPEP) intitula un de ses ateliers : « "Evaluer" : éviter le gaspillage et être "efficace" ! Un impératif de " rendement économique" contraint à une maîtrise chiffrée de l'humain. Nos pratiques et leurs sens sont-ils évaluables ? Pouvons-nous être exécutants de protocoles ? »[224]

Et pourtant, la même année, les universités Paris XI et V créaient un diplôme interuniversitaire « Psychiatrie et *qualité des soins* », sous-titré : « Organisations, évolutions, évaluations » et « Epidémiologie, évaluation qualité et médico-économique » ! Tandis que la FMC de la faculté de médecine de Lille proposait, pour l'année 2004-2005, une centaine de fiches de formation, portant le volet évaluation (obligatoire). Evaluation qui porte, là comme ailleurs, davantage sur l'assiduité pour obtenir une attestation de présence que sur une acquisition réelle de connaissances. Lesquelles seraient de toute façon

---

[224] Jean-Jacques Lottin, « L'évaluation, une nouvelle maladie iatrogène ? », in « Cliniques méditerranéennes » N° 71, p. 92.

à interroger, dans la mesure où elles ne sont pas nécessairement en adéquation avec nos pratiques…

Le quotidien du médecin du 12 mars 2004 rapportait cette réflexion du directeur général de la santé de l'époque, W. Dab : « Tout ce qui n'est pas évaluable n'est ni scientifique, ni éthique. » Le même déclarait, en juillet 2004, lors de la clôture du congrès de Lyon de la Société française de santé publique : « L'argent que j'ai n'ira qu'aux associations dont l'évaluation sera conforme […] aux besoins de la population ou aux normes du ministère. »[225]

Mais sur quoi se base-t-on pour dire ce que sont les besoins de la population ? Sur la population elle-même ? Qui est-elle ? Elle n'est pas quelqu'un ni même quelques-uns, mais une masse anonyme à qui l'on fait dire n'importe quoi. Moyennant quoi elle devient conforme aux normes d'un ministère.

« Les nécessités de l'évaluation sont en contradiction avec le respect des personnes », remarque le professeur Didier Sicard, président du Comité consultatif national d'éthique (CCNE), lors d'un entretien avec Alain Abelhauser. « Dans le champ de la médecine, le malade disparaît, il est davantage prétexte à la discussion que l'objet même de la discussion. Il y a une dissolution du malade […] et les procédures d'évaluation ne considèrent que l'exigence rationnelle de preuves, selon un raisonnement séquentiel. » Raison pour laquelle les thérapies cognitivo-comportementales (TCC), étant évaluables, sont considérées comme plus *efficaces* par l'INSERM (rapport de février 2004), à l'inverse de la psychanalyse ou des psychothérapies d'inspiration analytique.

Plus loin, D. Sicard stigmatise le paradoxe d'une médecine partagée entre un discours déterministe (la médecine des preuves ou *EBM*) et une pratique qui se situe aux antipodes, « sans cesse en situation d'exploration et de compromission devant différentes vérités ». La science, dit-il, « ne peut prendre en compte le sujet ; elle anéantit, elle censure son discours », dans la mesure où il risque de mettre en danger son « raisonnement déterministe ».[226]

Mais dans la mesure où nous savons cela, où nous sommes conscients que les dérives de la médecine nous entraînent et entraînent ceux dont nous avons la charge sur une pente destructrice, pourquoi

---

[225] Cité par J.J. Lottin, *art. cit.*, p. 93.

[226] Alain Abelhauser, « Entretien avec Didier Sicard », in « Cliniques Méditerranéennes » N° 71, pp. 301-303.

l'acceptons-nous ? Quelle force aveugle nous contraint-elle à marcher sur une voie que nous réprouvons et qui s'exerce contre l'humanité ?

Pourquoi nous laissons-nous embrigader, phagocyter, réduire à néant ?

Constater, expliquer, comprendre les mécanismes en jeu, ne sont pas en soi des justifications suffisantes. Il y manque, me semble-t-il, une résistance active, qui consisterait à « dire non », quelles qu'en soient les implications et les conséquences, au nom de ces mots du poète cubain José Marti : « Tout ce qui divise les hommes, les classifie, les isole ou les parque est un péché contre l'humanité. »

Notre humanité serait-elle en passe de disparaître ?

Face à l'urgence à laquelle nous sommes constamment confrontés (afflux des demandes, urgence de situations qui, autant socioéconomiques ou juridiques que médicales, révèlent les déficiences d'une politique générale que nous ne pouvons colmater) et qui nous impose régulièrement d'agir dans l'immédiateté, sans recul ni véritable réflexion, comment nous positionner pour que notre pratique redevienne un soin et non une contrainte exercée tant à l'égard de nous-mêmes que d'autrui ? Autrement dit, est-elle compatible avec la déontologie et, au-delà, l'éthique de notre profession ?

Il m'apparaît, en considérant ce qui précède, que cette phénoménologie de la violence, partant d'abord de situations vécues par des patients en état de grande souffrance, fait resurgir, côté soignants, sinon une souffrance, du moins un mal-être aussi aigu, à prendre en considération. L'éthique, en tant qu'attitude, rapport à soi et au monde et non prescription, commence peut-être par la mise au jour de ce qui, en tant que soignants, nous empêche précisément d'établir un rapport juste avec nous-même et de sortir de la caverne dans laquelle nous sommes aveuglés.

Lorsque la violence n'est que contrainte, tentative de maîtrise, elle est réduction, voire négation d'autrui, se situant du côté du *même*, que ce soit à l'échelon individuel ou collectif. Il s'agit alors de voir quels sont les mécanismes qui la régissent. La volonté de puissance et la peur, à laquelle j'ai fait plusieurs fois allusion dans les pages qui précèdent, en sont, me semble-t-il, les éléments essentiels.

Mais la violence ne se réduit-elle qu'à une contrainte ou à un instrument de domination, pour reprendre la terminologie de Hannah Arendt, au service d'un pouvoir ? N'est-elle pas moyen d'expression, pulsion de vie et non de mort, le plus souvent emprisonnée, qu'il s'agit alors de libérer, non en la contraignant mais en lui permettant de trouver sa voie propre ?

La violence prend alors un tout autre sens. Elle devient *autre*, porteuse elle-même d'altérité.

QUATRIEME PARTIE
L'humanité du soignant

« *Tout ce qui augmente la liberté augmente la responsabilité.* »
V. Hugo
(*Paris et Rome*)

« *La pensée et la liberté nous viennent de la séparation et de la considération d'Autrui.*»
E. Levinas
(*Totalité et infini*)

Chapitre premier
Un *êthos* en souffrance

A travers l'assujettissement grandissant auquel sont soumises nos pratiques, pouvons-nous encore parler d'autonomie, que nous soyons médecins ou infirmiers ?

Sommes-nous aujourd'hui capables de sortir des grilles de lecture que l'on nous impose et de poser un regard différent sur la réalité que nous avons sous les yeux ?

Il n'est pas nécessaire d'être grand clerc pour réaliser que nombre de soignants connaissent actuellement un état de malaise, voire de souffrance, dû à leurs conditions de travail et à l'écart parfois gigantesque entre la conception initiale de leur pratique et la façon dont celle-ci a dû évoluer.

Ecart également entre les générations de soignants, aussi bien infirmiers que psychiatres, les uns comme les autres recevant aujourd'hui une formation avant tout médicale : diplôme d'Etat (DE) pour les premiers et non plus formation spécifique en psychiatrie ; internat de médecine pour les seconds.

En outre, les psychiatres nouvellement diplômés ont été soumis aux impératifs de la génétique, de la neurobiologie et de la neuroimagerie, de même qu'aux thérapies cognitivo-comportementales ; soumis aux impératifs de la technique plus qu'aux exigences de la relation. Telles sont les références sur lesquelles ils se sont édifiés.

Il en va différemment pour la génération qui les a précédés, davantage axée sur la psychanalyse et les données du passé. Vision plus archéologique ou structurelle dans un cas, plus atomiste dans l'autre. Ce qui ne signifie pas que les premiers soient hermétiques à l'histoire singulière du patient ni que les seconds ne tiennent aucun compte des avancées scientifiques. Mais cela signifie malgré tout qu'il peut exister une ligne de partage, sinon de fracture, entre les deux, au moins sur deux points : l'approche du patient et la question du temps.

Un temps atomisé ; un patient stigmatisé

En effet, le patient existe-t-il encore en tant que tel, c'est-à-dire en tant que personne ? Théoriquement, oui. Tous les comités d'éthique sont unanimes sur ce point. Le Conseil de l'Ordre va régulièrement dans le même sens. Mais, pratiquement, la réalité est tout autre. Nous traitons des comportements, des symptômes, sans avoir la possibilité de nous soucier des personnes.

En outre, tous, que nous le voulions ou non, nous vivons à l'heure du présent, du quantifiable et du maîtrisable, dans l'*ici* et *maintenant*. Notre rapport à la durée, celle du patient notamment, mais aussi la nôtre, a changé. Et cela est bien sûr beaucoup plus évident pour ceux qui ont été formés au cours des années 70-80 que pour ceux qui arrivent, se moulant plus facilement dans les exigences d'une médecine de l'efficacité et de l'immédiateté, une médecine de résultats.

La réflexion d'une consœur psychiatre fut sur ce point éloquente : « Je ne me reconnais plus dans l'évolution de la psychiatrie. Je ne reconnais plus la façon dont je concevais mon métier, ni les réactions qui sont les miennes. » Réactions, disait-elle, d'usure, voire de dégoût pour une pratique dont elle n'assumait plus les contraintes ni les absurdités.

Car nous ne sommes pas plus considérés en tant que personnes que ceux dont nous avons la charge. Nous sommes là pour « produire » du soin plus que pour soigner. Or, ce qui fait fondamentalement obstacle à un soin véritable, outre le fait que nous soyons pris dans les rets d'un système qui nous pense et décide de notre pratique sans nous, c'est le temps. Ce sont aussi les contraintes de tous ordres qui pèsent continuellement sur nous, dont la conséquence est que nous travaillons mal et que nous ne pouvons pas, du moins à certains moments, ne pas en prendre conscience.

Exemple d'un jour de consultation banal dans une structure psychiatrique extra-hospitalière. Quelles en sont les constantes ?

- Le nombre de patients à recevoir, plus élevé qu'il ne l'a jamais été, parce que leur pourcentage objectivement augmente alors que celui des praticiens diminue.
- Le temps passé avec certains, ridiculement court, consacré davantage à la vérification d'un traitement qu'à un temps de parole véritable.

- Les situations d'urgence à régler (patients dont l'état nécessite qu'ils soient reçus immédiatement ou/et hospitalisés, en sachant qu'une hospitalisation peut parfois demander plusieurs heures, eu égard à la difficulté de trouver un lit disponible dans un service psychiatrique).

- Les situations sociales parfois inextricables auxquelles sont confrontés certains patients (sans papiers, sans domicile, sans argent) et dont ils nous font témoin, en nous demandant une aide (le plus souvent matérielle), une intervention auprès d'un service de tutelle, un certificat médical susceptible d'appuyer leurs démarches ; situations vis-à-vis desquelles nous sommes impuissants.

- Les communications téléphoniques à prendre pendant une consultation (patient qui demande un rendez-vous, confrère ayant une information à demander ou à transmettre, service administratif...) ou celles à donner.

- Les dossiers à rédiger (par voie informatique exclusivement, source de fautes : de frappe, d'orthographe, de syntaxe..., rarement relus), les lettres à dicter ou écrire, les convocations à prévoir.

- La coordination avec certains membres de l'équipe soignante à propos d'un patient.

- Le temps de réunion hebdomadaire du service qui, chaque fois, empiète sur le temps de consultation.

- Le retard qui, inévitablement, s'accumule au fil des heures et qui entraîne la vindicte de certains patients... Les difficultés sont multiples et la liste en est longue, le premier écueil tenant au fait d'avoir à les aborder simultanément et non successivement.

Tout cela limite, voire interdit parfois un temps de pause. Il en résulte, outre une tension qui ne cesse de croître, une sensation d'épuisement, voire d'hébétement à la fin de la journée.

Ces difficultés qui ont trait aux modalités quotidiennes de notre pratique nous concernent tous.

Entre vouloir et pouvoir

Il en est d'autres, en revanche, qui me sont plus personnelles, inhérentes au traitement médicamenteux des patients que je reçois. Pour certains, c'est moi qui ai initié le traitement prescrit. Il me revient de voir régulièrement avec le patient s'il est adapté et, si nécessaire, de le modifier.

Mais, pour un nombre non négligeable d'entre eux, j'ai pris la relève de confrères ayant quitté le service et me trouve confrontée à des traitements qu'ils ont mis en place et qui, souvent, me semblent trop lourds, eu égard à leurs effets secondaires, d'une part, et à leur retentissement sur le degré de vigilance ou d'autonomie du patient, d'autre part. Dans la mesure du possible, en accord avec celui-ci, je diminue progressivement le traitement.

En revanche, il y a des cas où cet aménagement n'est pas possible, parce qu'il s'agit de prescriptions instituées parfois depuis des années, voire des décennies, et qu'il y a une accoutumance physiologique et psychique du patient à cette « camisole ». C'est un point de repère, sinon d'ancrage, dans *sa* réalité et non pas, certes, dans la mienne. C'est cela qu'il reconnaît comme étant son monde, son *êthos*. Changer son traitement, c'est me heurter à son incompréhension, voire à son refus, et risquer d'entraîner une déstabilisation de son état. Ne pas le faire, c'est laisser se perpétuer une fixité de celui-ci et des effets secondaires gênants, certes, mais, en définitive, moins que ne le seraient ceux occasionnés par un changement.

Dans bien des cas, je vais contre ma volonté et contre ma conception de ce que devrait être un traitement, en m'adaptant à l'assuétude du patient. Mais, en outre, je me vois obligée de prescrire, alors que, fondamentalement, je voudrais pouvoir l'éviter dans la majorité des cas, étant persuadée que la pharmacopée dont nous disposons et dont les laboratoires ne cessent de nous vanter les mérites est, à plus ou moins longue échéance, nuisible.

S'il peut ne pas être nocif de l'utiliser ponctuellement, en sollicitant au maximum l'observation du patient sur ce qu'il ressent et en prenant en compte ce qu'il en dit, en revanche, comment ne pas considérer qu'un traitement neuroleptique, à long terme, pour ne citer que lui, a des effets toxiques, qu'il fasse partie ou non de cette *nouvelle génération*, remède, apparemment, de tous les symptômes, ceux de la psychose en particulier ?

Ce n'est pas vrai. Il faudrait le dire, le clamer à tous vents et résister à cette équation mensongère et parfois meurtrière, hormis le fait qu'elle est absurde : une molécule=une pathologie. Comme il faudrait pouvoir dire aux patients, fréquemment opposés aux traitements, qu'ils ont raison, du moins sur le fond.

En effet, lorsqu'ils nous objectent, et ils sont nombreux à le faire, qu'ils ne veulent pas de ces molécules chimiques dont ils craignent les effets et l'accoutumance, que leur répondre, sinon que leurs arguments sont le plus souvent justes ?

Les nôtres ne le sont que s'ils ne considèrent un traitement que comme un *moyen* s'inscrivant dans une durée limitée, ceci pour une majorité de patients.

En effet, il est justifié de prescrire, lorsqu'un patient est aliéné par une souffrance qui l'anéantit ou, à tout le moins, l'empêche de vivre, en sachant qu'un traitement peut momentanément l'aider à reprendre pied dans sa propre existence. Mais restent les autres, ceux dont il a été précédemment question et dont l'horizon est borné par cet impératif médicamenteux qui, simultanément, les aide à vivre tout en les amputant d'eux-mêmes.

Observant cette contradiction, est-ce un bien d'en être et de s'en voir l'artisan ?

Mais qu'est-ce que le bien en soi ? Il y a constamment à passer de l'idéal platonicien au pragmatisme aristotélicien et à effectuer un ajustement entre notre Idée du bien et un certain bien, relatif, dont, finalement, nous savons peu de chose.

Tout cela fait partie d'une somme de points épineux dont je sais que je ne les réglerai pas, car il n'est pas en mon pouvoir de le faire. D'où un décalage constant entre ce que je *veux* et ce que je *peux*. Il y a un moment où, comme le dit Levinas à propos de la mort (in *Le temps et l'autre*), « nous ne pouvons plus pouvoir ». Mais ceci est vérifiable dans combien de situations de vie, qui sont autant de morts, même si elles ne sont que ponctuelles !

Il en résulte un sentiment d'impuissance qui semble juguler ma liberté. Apparemment, je ne peux que subir la situation, telle qu'elle est, dans sa réalité brute. En quoi puis-je m'y opposer ou la modifier ?

Lors de chaque consultation, il y a à considérer le fait que je ne pourrai pas travailler « bien », c'est-à-dire « juste », et à accepter un écart qui ne dépend pas exclusivement de ma volonté. Accepter la réalité d'un travail superficiel, fragmenté, à la limite du respect de l'autre, et savoir que, dans bien des cas, je n'aurai pas le temps de le voir comme « autre », précisément.

Puis-je me borner à effectuer ce constat ? Où se situe alors la dimension éthique ?

Un *êthos* en souffrance pour qui ?

Mais ces questions sont-elles exclusivement les miennes ou sont-elles partagées par d'autres ?

Les cadres ?

J'observe que, autour de moi, mes confrères ont des réactions diverses. Beaucoup s'en vont, quittent le milieu hospitalier dont ils n'acceptent plus les contraintes et se cantonnent dans le secteur libéral, où les en attendent d'autres, non moins prégnantes. J'en fais l'expérience quotidiennement.

Parmi ceux qui restent, si la plupart sont critiques à l'égard des diktats de la « nouvelle gouvernance hospitalière » et de ses impératifs économiques, ils sont loin d'être unanimes en ce qui concerne l'évolution pseudo-scientifique de la psychiatrie et de ses implications sur les limites de leur pratique.

J'entends peu de critiques sur le plan des traitements que nous utilisons. Il n'est que de voir à quel point nous emboîtons, ils emboîtent le pas des représentants de laboratoire, lorsque ceux-ci organisent des rencontres. Il en va de même des techniques de neuro-imagerie et de neurobiologie, alors qu'ils sont plus opposés aux thérapies cognitivo-comportementales, sans réaliser qu'il y a un lien entre ces différentes approches et que ce lien va dans le sens d'une vision éminemment réductionniste, et du patient et du praticien.

Lorsque je parle de souffrance des soignants, et notamment des thérapeutes, je réalise que nous traversons tous effectivement une période de crise, mais pour des raisons qui sont loin d'être convergentes.

Nous souffrons tous des conditions de travail et de cet activisme auquel nous sommes contraints.

Nous souffrons tous des remaniements que nous impose l'administration hospitalière. Ce fut le le cas dans mon service, où deux équipes soignantes, issues de deux structures différentes, durent fusionner, alors que leurs conceptions divergeaient sur des points essentiels, comme l'accueil des patients, la fonction infirmière, les indications d'une psychothérapie… Cela entraîna des temps de réunion incessants, des tensions répétées entre les membres des équipes, des luttes intestines où affleurait inévitablement la question du pouvoir : pouvoir décisionnaire de quelques-uns, suprématie de la parole des uns au détriment de celle des autres.

Ce qui est souvent source de malaise et de souffrance dans une équipe quelle qu'elle soit, et qui s'ajoute à des conditions de travail difficiles, ce sont ces dissensions régulières et le fait que, à travers des logiques qui s'affrontent, percent les vieux problèmes de fond : pouvoir et savoir, véritables fléaux qui, jamais, ne sont abordés de front.

La souffrance ou le malaise, c'est, pour les uns, la crainte sous-jacente ou le risque de perdre leurs prérogatives. Je pense à celles des psychologues, souvent considérés tacitement comme les têtes pensantes d'un service, parce qu'ils détiennent, croit-on, le savoir et le pouvoir des mots, et que cette conviction est durablement ancrée dans les esprits, ceux des infirmiers, en particulier.

Lorsque l'on entend certains défendre la nécessité du maintien d'une réflexion clinique à propos des patients que nous recevons et celle de *penser* notre pratique, que peut-on répondre à cela, tant l'argument paraît justifié ? Si ce n'est que par *pensée*, il faut entendre celle d'une minorité qui impose la sienne sans se mettre au service de *la* pensée, notamment celle des autres. Car il va de soi que penser n'est l'apanage que de quelques-uns. On n'est pas loin de ce que Foucault disait du pouvoir médical, au XIXe siècle : le médecin est celui qui *sait*.

Aujourd'hui, rien n'a changé : le savoir et le pouvoir sont du côté des cadres : psychiatres (du moins des responsables) et psychologues. Il existe toutefois une ligne de partage entre les deux. Car les psychiatres sont confrontés à des données de réalité (traitements, hospitalisations, contraintes administratives, budgétaires...) auxquelles ils ne peuvent se soustraire, ce qui n'est pas le cas des psychologues pouvant se cantonner dans une pratique qui n'est pas soumise aux mêmes impératifs.

En tant que médecins, nous ne pouvons pas décider de ne pas recevoir les patients qui nous sollicitent, ce qui n'évite pas une liste d'attente conséquente. D'où une charge de travail qui augmente et que nous ne choisissons pas.

En revanche, les psychologues peuvent s'offrir le luxe de refuser des patients en psychothérapie, parce qu'ils n'ont pas de place. Pour eux, la notion d'urgence, si elle existe, n'a pas la même immédiateté que pour nous, les patients qui leur sont adressés n'étant jamais dans un état immédiat de dangerosité psychique. Car, s'ils le sont, ils sont systématiquement reçus par un médecin.

D'où cette réflexion d'une psychologue, il y a quelques mois : « Je ne suis pas inquiète en ce qui concerne l'avenir. » Son *a-venir* peut, en effet, ne pas varier significativement, eu égard à sa pratique quotidienne, et rester fixé dans un schéma qu'elle connaît. Ou plutôt pouvait, car les remaniements inévitables du service retentiront nécessairement sur sa pratique, qu'elle le veuille ou non.

Le personnel soignant ?

Face à cela, le malaise infirmier ne se situe pas dans les mêmes sphères. Outre que leur parole continue à n'être pas ou insuffisamment entendue, les infirmiers sont en permanence malmenés par la diminution d'effectifs qui leur impose une pratique éclatée.

Dans le service où j'ai longtemps exercé (structure extra-hospitalière de jour), les infirmiers n'étaient pas toujours là de façon continue. Certains travaillaient dans des lieux différents, en fonction du jour de la semaine. Ce pouvait être dans une autre structure extra-hospitalière du service ou dans une unité de soins hospitalière. Cette répartition était souvent due à des variations de personnel qui leur imposaient de composer et de s'adapter à ce que leurs cadres leur demandaient. D'où une continuité de soins avec les patients plus aléatoire.

Dans ce service comme dans d'autres du même établissement, le démantèlement de l'hôpital et le rapatriement des unités d'hospitalisation dans des structures de soins parisiennes rattachées à une direction commune (quoique sans unité de lieu avec elles) et dispersées dans cinq arrondissements du Nord et de l'Est entraînent d'autres difficultés.

Beaucoup d'infirmiers, domiciliés pour la plupart à proximité de l'hôpital, lorsqu'il était situé en banlieue parisienne, n'ont pas toujours fait le choix de venir travailler à Paris. Ils ont dû s'y plier, mais leurs conditions de vie en ont pâti (eu égard, en particulier, à un temps de transport beaucoup plus long).

Les locaux dans lesquels ils exercent ne sont pas, pour la plupart, adaptés au type de patients qui y sont reçus. Ils sont trop exigus, sans espace suffisant à l'extérieur pour permettre à un malade anxieux de se détendre.

Ils sont fermés, rendant tout déplacement intérieur difficile, pour les soignants comme pour les patients. En outre, dans certains d'entre eux, les conditions de sécurité sont insuffisantes, précarisant les conditions de travail du personnel.

Le nombre de lits ayant considérablement diminué par rapport à ce qu'il était auparavant mais celui des demandes d'hospitalisation ne variant pas, voire augmentant, il en résulte régulièrement un manque de lits. L'une des conséquences, en psychiatrie comme ailleurs, est un temps d'hospitalisation relativement court, qui n'est pas justifié pour certains.

En outre, d'une façon générale, les patients ne sont pas suffisamment reçus par un médecin. Bien des infirmiers le constatent, comme ils constatent et disent que les traitements ne sont pas toujours adaptés à l'état des patients. Ce qui nécessiterait dans bien des cas l'adoption de mesures thérapeutiques conséquentes, qui sont ou ne sont pas prises.

Il en résulte des situations de violence que le personnel soignant doit assumer et dont il est souvent gravement victime. Recevant régulièrement certains d'entre eux après une agression, je mesure les répercussions du traumatisme en fonction de la façon dont il a ou n'a pas été repris, c'est-à-dire formulé, dans le service.

Le malaise, voire la souffrance, du personnel soignant est dû à cet ensemble de facteurs et, en particulier, à l'absence de reconnaissance à laquelle il est soumis, notamment de la part des psychiatres mais aussi de ses supérieurs hiérarchiques : non-reconnaissance du travail qu'il effectue, des risques auxquels il est confronté, de la violence qu'il subit ; non-reconnaissance de ce qu'il est et de ce qu'il a à dire.

Où se situent ses possibilités de choix ? Dans la décision de changer d'affectation, voire d'hôpital ? Il n'en résulterait qu'un déplacement et non un règlement du problème, qui est un problème de fond.

Peut-on encore parler d'éthique?

Ce qui précède fait apparaître que, selon la fonction que nous occupons, notre malaise à tous ne se décline pas de façon univoque.

Les tensions qui bien souvent nous opposent nous empêchent de conjuguer nos forces et de mesurer les implications de ce qui nous menace. Pour cela, il faudrait avoir le courage de mettre à plat les dysfonctionnements existant, de sortir de ces rapports de pouvoir en acceptant de les reconnaître et de les appeler par leur nom.

Comment parler d'éthique, alors que la relation que nous avons les uns avec les autres est parasitée par ce perpétuel non-dit, ce poids du silence dont la conséquence est d'empêcher certains de trouver une place qui soit leur place et de donner le meilleur d'eux-mêmes ?

Tel est le cas d'une cadre-infirmière ayant dû changer de service, faute d'avoir pu prendre une place qui lui permette d'assumer son rôle. Manquant de confiance en elle, désavouée à plusieurs reprises devant son équipe par l'un des médecins responsables la jugeant manifestement incompétente, elle réagit à contretemps, tantôt par des prises de position autoritaires à l'égard du personnel soignant dont elle était responsable, tantôt par un absentéisme qui ne pouvait que rendre sa position plus précaire. Visiblement dans un état de grande souffrance, elle ne pouvait que quitter le service pour se protéger. Mais l'analyse des causes réelles de ce départ ne fut pas effectuée. Pour la plupart d'entre nous, elle n'avait pas *sa* place dans le service, n'ayant aucune compétence pour assumer un rôle de cadre. Pour d'autres, dont je fais partie, elle aurait pu trouver une place si certains en avaient pris moins et lui avaient simplement fait confiance.

Mais la confiance, le rapport à soi… En est-il question ? Précisément, et c'est bien là l'inquiétant, nous ne parlons pas d'éthique, en tant qu'*êthos*, rapport à soi et au monde. Nous vivons au jour le jour en tâchant de résoudre les difficultés qui se présentent, sans réaliser qu'elles sont prises dans un contexte beaucoup plus général qui nous pense et nous encadre depuis longtemps.

J'eus un matin une réaction sans doute intempestive. Etant arrivée en cours de réunion, je réalisai que je ne comprenais pas un mot du langage codé que j'entendais, lequel reprenait les directives d'un document que nous venions de recevoir concernant les nouveaux impératifs de la classification diagnostique des patients. Je demandai à l'assistance comment elle ressentait ces injonctions permanentes et procédait, le cas échéant, pour s'y plier. Ce que je ressentais, moi, c'était de l'exaspération contre les directives en question (celles-ci parmi d'autres) et leurs répercussions sur nos modes de communication, sans cesse parasités par des codes, des chiffres, nous coupant de tout dialogue véritable.

Réaction de colère mais aussi d'inquiétude, comme si le péril gagnait sans que nous réalisions la portée de notre démission. Démission qui concerne nos actes, notre façon de parler, de penser, de considérer les patients, de nous considérer nous-mêmes. C'est ce que je tentai de formuler devant ceux qui m'entouraient. Ceci dans un silence total. Mon intervention n'était pas à l'ordre du jour.

Jusqu'à quand, demandai-je, allions-nous accepter cette passivité comme l'absurdité et la dangerosité de consignes qui sapent quotidiennement notre pratique ?

Réponse : « Mais que pouvons-nous faire ? » Puis la question posée devint *ma* question : « Que veux-tu faire ? Te battre seule ? Démissionner ? » Avais-je parlé de démission ? De refus, oui, de résistance, en pure perte !

Curieux, cette propension à rabattre une question qui gêne sur celui-là seul qui la pose, comme si elle n'était que *son* problème et à ne voir dans sa réaction qu'un excès de fatigue ! Elle existe, certes, pour moi comme pour beaucoup. Toutefois, elle ne vient pas seulement d'une surcharge de travail mais du sentiment corrosif que nous sommes menacés, en tant que soignants, dans notre être même et dans notre liberté. Bien peu, apparemment, autour de moi perçoivent l'acuité comme la nature de cette menace.

« Là où est le danger, là aussi croît ce qui sauve. » Ce vers de Hölderlin revient comme un leitmotiv dans certains *Essais* de Heidegger, comme pour introduire une étincelle de lumière dans cette masse d'ombre qui nous aveugle.

Comment et où discerner aujourd'hui ce qui croît ?

Chapitre deux
L'être soignant

Qu'est-ce que l' « être soignant » ?

J'ai précédemment examiné comment le *sujet* soignant était un sujet en souffrance, un sujet qui, bien souvent, n'a plus de sujet que le nom. Comme s'il n'existait pas en lui-même ni pour lui-même, étant aux prises avec une pratique qui l'assujettit.

Comment peut-il ou pourrait-il en redevenir sujet et non plus objet ?

Les implications du soin

Soigner, c'est d'abord porter attention à autrui, tendre vers lui. C'est prendre en considération, prendre le temps, en premier lieu, de regarder.

Soigner, c'est s'extirper de l'habitude, de l'assuétude, pour laisser apparaître, advenir.

Dans cette perspective, le *temps* apparaît comme la première composante du soin, pour soi et pour autrui.

La deuxième composante, qui découle de ce qui précède, me semble être la *relation* ; relation avec quelqu'un, qu'il s'agisse d'un patient ou d'un soignant. Il faut peut-être ici garder en mémoire l'un des préceptes de l'antipsychiatrie, lorsqu'elle considérait qu'il fallait soigner l'institution et ceux qui y travaillent autant que ceux qu'elle accueille. Nous n'avons que trop tendance, aujourd'hui, à l'oublier !

Enfin, il est une troisième composante qui résulte des deux précédentes : l'*écoute*, se situant au cœur de la relation. Elle en est le centre. Et ceci est particulièrement vrai en psychiatrie.

L'être soignant se fonde sur ce trépied, valable aussi bien pour celui dont il prend soin que pour lui-même.

Avons-nous encore la liberté de prendre en considération ces trois dimensions et de les dégager de ce qui, quotidiennement, les étouffe ?

Les antonymes du soin

Notre liberté passe avant tout par une prise de conscience de ce qui met en échec notre capacité à être soignant.

Par quoi le temps est-il mis en échec ? Par l'impatience, la nécessité d'agir dans l'urgence. De même, l'usure, la fatigue, le souci, qui finissent par nous rendre absents à nous-même et à l'autre, s'opposent à la relation et à l'écoute.

De quoi sont faits cette impatience et ce souci, en soi, indépendamment des raisons extérieures qui les provoquent ?

L'impatience

Elle est difficulté à supporter l'attente. L'attente de soi, de l'autre ; l'attente du futur, quand le présent semble trop pesant à vivre.

Il y a des jours où une consultation n'a pas le temps d'être, parce qu'elle est si chargée que j'en anticipe la fin. L'affronter telle qu'elle est, avec cette succession ininterrompue de patients dont je ne fais qu'entrevoir certains, paraît insurmontable, invivable. A peine entrés, je les voudrais sortis !

Je n'ai pas la patience de les écouter ni d'entendre ce que je crois déjà connaître d'eux. Cette répétition, par exemple, dont certains nous, me font témoin à longueur de semaines et de mois et dont ils ne discernent rien. Je n'ai pas la patience non plus ni le désir d'être mise dans une posture qui n'est plus celle d'un thérapeute mais tour à tour d'une éducatrice, d'une conseillère conjugale, voire d'une assistante sociale. Je ne suis rien de tout cela.

De même, je ne supporte plus de me voir régulièrement confrontée à des situations (sociales, en particulier) auxquelles je ne peux rien. Elles soulignent mon impuissance et révèlent simultanément une souffrance qui submerge tout, déboutant le praticien que je suis de sa fonction. Mais qui déterminera où commence et s'achève la fonction d'un psychiatre ?

La souffrance d'autrui est parfois déracinante. Elle provoque en celui qui en est témoin un raz-de-marée intérieur, une lame de fond d'une violence insoupçonnée pour en repousser l'assaut et s'en protéger.

Aurai-je la patience d'en supporter le déploiement ? Pourrai-je la faire taire ou la canaliser pour qu'autrui ne devienne pas celui qui me gêne et que je ne veux plus voir ? Il y a une passivité apparente, la « passivité du subir » qui est, simultanément, « maîtrise », dans la mesure où elle implique un changement de posture, une distanciation volontaire, par rapport à soi et à la situation vécue. Telle est la *patience*. « Dans la patience, écrit Levinas, s'accomplit un dégagement au sein de l'engagement », qui n'est « ni impassibilité d'une contemplation survolant l'histoire, ni engagement sans retour dans son objectivité visible. »[227]

Mon impatience est faite d'essoufflements successifs, voire d'asphyxie. Elle anticipe l'avenir, alors qu'elle aurait à prendre une distance à l'égard du présent. Dès lors, comment répondre de cet « être soignant » en soi, qui interpelle et conduit dans des sentiers que l'on ne connaît pas ? Comment se détermine ma liberté ? En refusant ce qui ne cesse de la contraindre ou, inversement, en l'assumant ?

Mais que signifie « assumer » ?

De l'habitude à la fatigue

- L'habitude

Cela commence peut-être par le fait d'accepter l'usure, la corrosion de l'habitude, comme étant un élément de réalité, un outil phénoménologique.

L'habitude est d'abord « une manière d'être, une disposition acquise par la répétition », nous dit le *Dictionnaire historique de la langue française* d'Alain Rey. Elle a un rapport étroit avec l'habitat et l'*êthos*. Elle est ou devrait être avant tout éthique. Elle « engendre la vertu », souligne Aristote, dans la mesure où elle tend vers une excellence, vers le maximum de ce qu'elle peut atteindre, c'est-à-dire un accomplissement, et devient une « seconde nature ». Ravaisson (in *De l'habitude*) va dans le même sens en voyant dans l'habitude, au-delà d'un état, une disposition, une vertu.

La répétition apparaît alors comme étant au service de cette excellence. Dans la pratique quotidienne du terrain psychique, c'est la répétition des situations cliniques auxquelles nous sommes ou avons été confrontés qui nous a théoriquement enseigné ce que sont l'attention, l'écoute, la relation à autrui.

Nos dispositions propres n'étaient sans doute pas identiques au départ. Mais, quoi qu'elles aient été, l'expérience les a au fil du temps développées, nous permettant d'aiguiser notre capacité à repérer ce qui est en jeu, à discerner ce qui nous est dit ou, à l'inverse, masqué.

---

[227] Emmanuel Levinas, *Totalité et infini*, Paris, Le Livre de Poche, « *Biblio essais* », 2003, p. 266.

En ce sens, l'habitude peut être un art, une *tekhnê*, qui se repose sur ce qu'elle a acquis tout en étant constamment en éveil, dans un mouvement d'équilibre entre passé et avenir, entre ce qu'elle sait et ce qu'elle est amenée à découvrir. Elle semble canaliser notre liberté sans toutefois jamais l'amoindrir ni l'émousser.

Je repense à deux expériences anciennes concernant l'éventualité d'un suicide.

La première a trait à un patient suivi depuis des années dans le service, que j'avais coutume de recevoir régulièrement à la même heure, le même jour. Il arrivait généralement quelques minutes avant notre entretien. Un matin, en sortant de mon bureau à l'heure dite, je ne le vis pas. Rien ne me permettait de penser qu'il pût avoir fait une tentative de suicide ce jour-là. J'en eus pourtant la certitude quasi immédiate. Après m'être donné un laps de temps suffisant pour tenter de le joindre par téléphone ou de joindre son entourage, sans succès, je me rendis à son domicile et fis intervenir les pompiers. Ils le trouvèrent dans un état comateux dû à une prise importante de psychotropes. Il avait déjà fait deux tentatives de suicide plusieurs années auparavant. Or, ce n'est pas cet élément qui m'alerta mais la rupture d'une habitude intervenant dans notre relation même. Et c'est cette rupture qui convoqua alors ce que je savais de son histoire et du danger qu'il pouvait courir.

Comme si la rupture de la répétition d'une situation (entretiens réguliers à jour et heure fixes) interpellait la disposition (intérieure) acquise par cette répétition même d'un cadre de pratique. Autrement dit, que vienne à s'interrompre l'*habitude*, et l'*habitus*, la manière d'habiter une relation, prend le relais.

Le deuxième exemple concerne un homme d'une trentaine d'années, dépressif, accompagné un matin en consultation par sa femme, inquiète à son sujet. Devant, me dit-elle, s'absenter pendant deux jours et craignant de le laisser seul, elle sollicitait mon avis. Il n'avait jamais fait de tentative de suicide mais ses conduites pouvaient être suicidaires. Ce qui dominait chez lui était une difficulté à être, à vivre avec soi. Une réflexion le concernant est éloquente. Elle émane d'un de ses professeurs, alors qu'il suivait un cours de théâtre : « Tu as ou tu es un moteur d'alpha-roméo dans une carrosserie de deux-chevaux. » Or, l'habitat chez lui (le corps) était sans cesse malmené par une énergie intérieure ne parvenant pas à se déployer. Le danger résultait de ce conflit permanent avec lui-même.

Fallait-il prendre le risque de le laisser seul ou le faire hospitaliser ? Après les avoir reçus l'un et l'autre, j'optai pour la première position. Sa femme s'absenta. Les heures qui suivirent furent des heures de doute et d'angoisse. Pourquoi avais-je pris ce risque ? Au nom de quoi ? L'hospitalisation m'apparut alors comme la seule mesure qu'il eût fallu prendre. Pour ma tranquillité ou celle du patient ?

Et pourtant, en le revoyant quelques jours plus tard, je réalisai en l'écoutant que ce temps de solitude, si court fût-il, avait été bénéfique, puisqu'il lui avait permis d'amorcer une réappropriation de soi.

Notre mode d'être habituel eut à affronter un saut dans l'inconnu, sans doute possible parce que le connu, l'habituel, avait de son côté comme du mien des points d'ancrage suffisamment solides pour risquer ce passage.

L'habitude, écrit Ravaisson , « n'est pas une nécessité externe et de contrainte mais d'attrait et de désir ».[228] Attrait et désir qui sollicitent notre capacité à discerner et agir de façon juste et font appel, en définitive, à notre liberté, même si celle-ci n'est pas systématiquement réfléchie, au moment même où elle s'exerce.

« De même que [...] ce n'est pas la volonté réfléchie qui combine et concerte par avance la production même du mouvement, et que le mouvement ne peut sortir que du fonds de l'instinct et du désir, où l'idée de la nature se fait être et substance ; de même, dans le monde moral, l'entendement discerne la fin, et la volonté se la propose, mais ce n'est pas la volonté, ce n'est pas l'entendement abstrait qui peut remuer d'abord dans leur source les puissances de l'âme pour les mener au bien. C'est le bien lui-même, du moins l'idée du bien, qui descend dans ces profondeurs et élève à soi l'amour. La Volonté ne fait que la forme de l'action ; la liberté irréfléchie de l'Amour en fait toute la substance... »[229]

Quoi qu'il en soit, ce qui est devenu moteur, dans les deux cas précédents, c'est, sinon l'idée du bien, du moins la présence de l'Autre, présence active dans les profondeurs de l'être, qui mobilise précisément cette liberté et guide la justesse de sa décision.

---

[228] Félix Ravaisson, *De l'habitude*, Paris, Editions Payot & Rivages, « Rivages poche / Petite Bibliothèque », 1996, p. 81.

[229] *Ibid.*, p. 101-102.

Telle est cette habitude, qui fait de la nature la chaîne où, comme le dit Ravaisson, se « trame » la liberté.

Il y a, à l'inverse, une habitude qui tue, parce qu'elle se rend dépendante de ce qu'elle connaît et, du même coup, se prive de tout regard. Elle est corrosive, en ce qu'elle nous empêche de laisser advenir autre chose, ce qui est là en puissance et ne demande qu'à se déployer. Elle est négation de l'avenir et négation du présent. L'habitude, quand elle n'est que répétition, ne connaît que le passé, qu'elle laisse tout envahir.

Son rapport au temps est un rapport tronqué. Il en va de même de son rapport à l'espace. L'assuétude revêt de fixité ces deux dimensions. Elle est passivité, aliénation à soi et au monde.

Cette habitude qui est de l'ordre de la « pesanteur » et non de la « grâce » se prive d'un habitat véritable, c'est-à-dire d'une assise, d'un fondement en soi-même sur lequel s'appuyer.

J'en fais fréquemment l'expérience, que ce soit avec certains patients ou avec des collègues de travail, au cours d'une consultation ou d'une réunion. Il m'arrive d'être présente sans être véritablement là, tellement « habituée » à ce que j'entends et vois, qu'il me devient impossible de rien entendre d'autre. Comme s'il y avait un repli défensif, subjectif, de l'être en soi mais dans un *soi* qui ne serait que partiel. Ou, plus précisément, comme si l'on n'habitait plus qu'une partie de soi, la plus petite dimension, celle qui masque ou apparemment protège de l'autre, qui est ouverture au monde.

Que se dissimule-t-il derrière cette attitude qui semble à l'opposé de la précédente ?

Une sensation de fatigue ou de lassitude.

- *La fatigue*

Dans son livre sur la fatigue, Jean-Louis Chrétien oppose ces deux concepts. Il y a une « fatigue corporelle, liée à l'effort ou au déficit », alors que la lassitude est une « fatigue de l'âme, de l'esprit ou du moi ». Et il cite la distinction de Condillac (in *Œuvres philosophiques*) : « La *fatigue* suppose le travail comme cause, la *lassitude* peut avoir plusieurs causes, en général elle n'en indique aucune en particulier. Pour être *las,* il suffit d'être longtemps dans la même situation ; pour être *fatigué,* il faut agir. »[230]

---

[230] Condillac, *Œuvres philosophiques,* Paris, Ed. Le Roy, 1951, t. III, p. 275, cité par Jean-Louis Chrétien, *De la fatigue*, Paris, Editions de Minuit, 1996, p. 25.

Mais la lassitude peut naître de la fatigue engendrée par l'effort, un effort qui n'aboutit plus qu'à l'usure mentionnée précédemment, parce qu'il est pris dans un ensemble de contraintes qui excluent tout choix.

La lassitude n'apparaît-elle pas dès lors que l'on ne discerne plus le sens de ce que l'on fait ou que l'on se voit privé de toute autonomie ?

Il faudrait avoir suffisamment de liberté d'esprit, comme le dit Malebranche, pour « suspendre notre jugement », et de *force* pour « supporter et continuer le travail de l'attention », alors même que nous ne discernons plus le sens ni la raison d'être de nos actes.

Or, voilà sans doute ce qui est en cause dans la mutation de l'habitude en assuétude : l'attention, une attention qui, n'étant plus disponible, tendue vers son objet, n'est plus que tension, détention, et finit par ignorer le but même qu'elle poursuivait. Tension du geste ou de la parole que l'on répète indéfiniment, sans plus en voir le sens ni la valeur.

Là intervient la fatigue, celle qui use, détruit, désagrège et nous fige dans une habitude meurtrière. C'est elle qui actuellement se fait entendre dans le milieu psychiatrique et qui n'aboutit à rien d'autre qu'à un constat d'échec ou un hurlement de désespoir. Mais est-elle cause ou conséquence de ce malaise persistant que l'on retrouve partout ?

Si elle représente l'une des conséquences d'une crise qui nous prive jour après jour de nos moyens d'action matériels et psychiques, elle contribue grandement à l'aggraver et, du même coup, en devient cause.

Au cours d'une réunion à l'hôpital, une infirmière faisait état des conditions de travail dans son service : manque de personnel, incurie du système de soins, agressions répétées des patients, sentiment d'enfermement et d'isolement dans une structure hospitalière qui progressivement se délocalise et se désertifie.

Alors qu'une des participantes lui faisait froidement remarquer que tout cela était en rapport avec le « projet d'établissement » et que l'hôpital devenait en effet une structure morte, elle eut ce cri : « Mais nous qui sommes dedans, nous sommes encore vivants ! »

Comment ne pas l'entendre ? Et comment ne pas entendre ni voir l'étendue de sa fatigue et de sa lassitude en considérant son regard et ses traits : ravagés par l'effort qu'elle et son équipe (du moins ce qu'il en reste) font pour survivre ?

Pouvons-nous être témoins de cela sans relayer ce cri ni en faire l'un des fers de lance de notre réflexion ? Faudrait-il admettre qu'il soit poussé en vain ? Quel serait le sens même de ce travail censé être justifié au nom d'une démarche éthique ?

Ma réponse, en tant que soignante à l'écoute d'un de ses pairs, est de me faire résonance à ce cri et de dire qu'aucun projet d'établissement ne justifie que nous abdiquions l'essence même de notre humanité.

A l'heure où les « projets d'établissement » deviennent en effet une fin en soi et laminent les personnes auxquelles ils s'appliquent, il y a à dénoncer, voire à refuser cet état de fait et à restituer à celles-ci leur statut d' « humains ».

Comment faire en sorte que la fatigue qui nous vainc devienne une fatigue qui se vainque ? La fatigue que nous ressentons est une fatigue de fin du monde, de fin d'un monde, celui que nous connaissions et qui portait notre marque. Or, ce monde est en phase d'écroulement. Pour Jean-Louis Chrétien, elle « révèle plus la condition du monde que la condition humaine. […] Elle forme plus un lieu de déploration que d'élucidation ».[231]

Nous en sommes arrivés à un point où la fatigue que nous éprouvons n'est même plus en effet celle de notre condition d'humains, tant nous sommes absorbés par le monde dans lequel nous vivons, notre monde professionnel en particulier, sans possibilité de nous en distancier. Qu'il meure et nous mourons avec lui ! L'aporie de la situation réside précisément dans ce fait que notre être se confond, se fond dans celui du monde, lequel se réduit à un contexte, un ensemble de situations.

Or, c'est de cela que nous sommes devenus entièrement tributaires. D'un contexte ou d'un système qui, nous pensant, nous empêche de penser.

Nous avons de toute urgence à sortir d'une fatigue qui n'est qu'épuisement pour entrer dans une autre fatigue, celle qui résulterait de l'effort de penser.

A cet égard, J. L. Chrétien compare l'approche d'Aristote et celle de Descartes.

Pour Aristote, la fatigue intervient au sommet de la vie théorétique « pour en interrompre la continuité et manifester que cette vie même est humaine. [...] Interrompre la fatigue n'est pas nous en

---

[231] Jean-Louis Chrétien, *op., cit.*, p. 64.

détourner ».[232] La fatigue n'est donc pas un obstacle à la pensée. Elle intervient plutôt comme une parenthèse nécessaire.

Pour Descartes au contraire, elle se situe au seuil de la pensée et représente ce qui lui fait obstacle. Elle est manque d'attention et source d'erreur. Il y a là deux attitudes radicalement différentes. Aristote assume le fait de la fatigue comme étant un phénomène humain. Descartes lui donne une dimension négative. Mais, quoi qu'il en soit, il y a pour eux deux une adéquation entre fatigue et pensée.

Or, l'un des traits de notre fatigue actuelle, me semble-t-il, est qu'elle fait abstraction du « labeur de penser », selon l'expression de J.-L. Chrétien. Ce qui est au centre de son épuisement, c'est ce vide, cette absence. Notre travail nous détruit car nous avons renoncé, sans en avoir conscience, à le penser. Il devient assujettissement, tâche qui nous asservit.

Comme si ce qui nous fatiguait le plus actuellement était de ne pas éprouver suffisamment notre liberté, de ne pas la risquer. Et pourtant, notre constat, le mien en tout cas, est de ne pas être libre, de buter constamment sur ce qui entrave ma liberté. Il y a là un paradoxe auquel J.-L. Chrétien répond : « Qui use de sa liberté ne l'use pas, il l'accroît et la renforce, elle rajeunit par son exercice même. Et qui se plaint de n'être pas assez libre sans doute laisse sa liberté en jachère. »[233]

Notre combat contre la fatigue, souligne-t-il à la suite de Malebranche, « ne consiste pas seulement à écarter un obstacle : il y va d'un relèvement et d'une réparation qui nous transforme. On ne travaille jamais en vain pour être plus libre ».[234] Or, ce qui conditionne cette liberté ou cette libération, c'est, pour Malebranche, la vie de l'esprit.

Mais comment l'exercer actuellement ? Car ce ne sont pas des heures de réunion, en général assez vaines, ni la multiplicité de colloques, congrès ou séminaires de formation qui nous permettront réellement de la retrouver.

Il faudrait d'abord nous désencombrer de ce fatras de paroles inutiles proférées à longueur de journées, de gestes superflus, et pouvoir accéder à ce fond obscur de fatigue qu'est la lassitude, une lassitude que l'on pourrait dire sans objet, au-delà ou en deçà de

---

[232] *Id*, p. 49.
[233] *Ibid.*, p. 51.
[234] *Ibid.*, p. 51.

l'action, indépendante d'elle, qui réside dans le seul fait d'être et non plus d'agir. Une lassitude qui révélerait le fondement même de l'être.

C'est l'angle sous lequel l'aborde Levinas. Il y a une « lassitude qui est lassitude de tout et de tous, mais surtout lassitude de soi. [...] Elle vise l'existence même ».[235] La fatigue est « fatigue d'être ». Elle est « le lieu par excellence où le sens même de l'origine, de notre origine et du surgissement de notre identité peut venir à sa clarté ».[236] Elle est « décalage de l'être par rapport à lui-même »[237] et c'est là sa caractéristique principale.

Or, cette fatigue n'est pas d'abord liée à une attitude réflexive ou à une conception de la vie. Levinas la considère comme « événement de naissance » à l'être et à soi. Que nous le voulions ou non, en naissant, nous passons un « contrat » irrésiliable avec l'existence. Nous nous engageons à être et cette charge ne va pas sans angoisse. La fatigue est inhérente à notre condition même d'humain. Elle ne résulte pas de l'effort, elle l'engendre, « puisqu'elle réside dans le rapport à soi et non dans le rapport au monde ».[238]

Un rapport à soi qui, pour Levinas, est marqué par l'enlisement en soi-même, l'accablement, note J. L. Chrétien, « sous son propre poids ». « L'existence traîne un poids. [...] Son mouvement d'existence [...] s'infléchit et s'embourbe en lui-même, révélant dans le verbe *être* son caractère de verbe réfléchi : on n'est pas, on *s'est.* »[239]

Eprouver cette fatigue, c'est, en définitive, s'éprouver existant, ressentir le fait même de cette existence, mais avec un décalage. Et c'est précisément celui-ci qui crée la distance « où va s'insérer l'événement du présent ».[240]

En conséquence, cette fatigue n'est-elle pas non seulement la marque de notre existence, mais sa condition même ? Comme s'il y avait une nécessité fondamentale à ce qu'elle soit, puisqu'elle est ce par quoi nous nous inscrivons dans le temps et assumons le présent.

---

[235] Emmanuel Levinas, *De l'existence à l'existant*, Paris, Librairie philosophique J. Vrin, 1993, p. 31.
[236] Jean-Louis Chrétien, *op. cit.*, p. 124.
[237] Emmanuel Levinas, *op. cit.*, p. 43.
[238] Jean-Louis Chrétien, *op. cit.,* p. 129.
[239] Emmanuel Levinas, *op. cit.,* p. 38.
[240] *Id.*, p. 51.

A cet égard, il y a une différence essentielle entre la fatigue et la paresse. La paresse est, pour Levinas, refus ou peur d'exister, « abstention d'avenir », quand la fatigue apparaît au contraire comme « assomption » du présent et condition de l'*a-venir*.

Sans aller plus avant dans l'analyse que Levinas fait de la fatigue, comment considérer celle-ci, si l'on se place sur le terrain psychiatrique ? Notre pratique soignante laisse-t-elle place à quelque fatigue d'être que ce soit ?

Fatigués d'agir, nous ne cessons pourtant d'agir, dans une escalade permanente qui nous épuise, sans pour autant être proches d'une fatigue qui serait comme un retour à l'origine. A cet égard, Raphaële George, dans son *Eloge de la fatigue*, écrit : « Nous nous sommes coupés de la fatigue. [...] Le mal est entré en nous comme un reste vivant mais blessé / d'une fatigue originelle accomplie devenue fatigue mutilée. »[241]

Comme s'il y avait dans le fait de la fatigue qui s'éprouve au tréfonds d'elle-même une plénitude d'être, une présence à soi qui serait mutilée par la quotidienneté de l'existence, mais que nous aurions à retrouver, car elle nous révèle à nous-même et devient en nous une « autre personne ».

« Quand la fatigue a pris possession de tout l'Etre [...] / l'état de transparence nous saisit. »[242] Il y a une « lucidité de l'épuisement », souligne J.-L. Chrétien, qui a une vertu purificatrice et nous conduit à l' « intelligence » des choses et à leur essence.

Ce mode de fatigue, qui concerne d'abord le rapport à soi, interpelle le milieu soignant et, notamment, les soignants en psychiatrie. Pour beaucoup d'entre eux, ce rapport à soi est en souffrance et souffre précisément de ne pas s'éprouver. Il nous manque de ne pas aller jusqu'au fond de nous-même et d'y découvrir ce qui nous encombre et dont nous pourrions tenter de nous libérer. Nous sommes embourbés dans un mode de pouvoir et de savoir sur les choses, les situations, les autres, qui, en définitive, est artificiel et nous coupe de nous-même.

Eprouver cette « fatigue d'être », c'est faire l'expérience de son impuissance, de ce moment où nous éprouvons, comme le dit Levinas, que « nous ne pouvons plus pouvoir », que « nous ne voulons plus

---

241 Raphaële George, *Eloge de la fatigue*, Paris, Lettres Vives, 1985, p. 71-72, cit. par J. L. Chrétien, *id.*, p. 131.

242 Raphaële George, *id.*, p. 59.

vouloir ». Et cette absence de vouloir et de pouvoir sur nous-même comme sur autrui, qui nous confronte à nous-même et à notre solitude, a une fonction purificatrice, rédemptrice, en ce qu'elle nous conduit au seuil de nos limites tout en nous permettant d'aller au-delà.

Cela veut dire faire l'expérience du vide en soi, du rien. Mais d'un rien qui peut ne pas être destructeur, s'il est assumé, surmonté. Là intervient notre liberté.

La fatigue du soignant actuellement est la fatigue de celui qui est constamment en lutte contre lui-même, pour pouvoir, savoir toujours plus, dans une course-poursuite dont le but est sans cesse repoussé. C'est une fatigue d'épuisement, qui a trait à l'*avoir*, non à l'*être*, mais qui, simultanément, voile l'être qu'il est, auquel il n'a pas accès.

Pour ma part, je fis à plusieurs reprises l'expérience de ce vide et de cette fatigue, sur le terrain particulier d'une structure d'accueil pour des réfugiés politiques, dans laquelle je travaillais en tant que psychiatre.

Confrontée à des hommes et des femmes dont je ne parlais pas la langue et ne connaissais que superficiellement l'histoire comme les circonstances qui les avaient amenés à fuir leur pays, je fis rapidement l'expérience, en dépit de la présence d'un interprète, d'une impuissance radicale à exercer ma fonction comme je l'avais fait dans le milieu psychiatrique traditionnel.

Parler de troubles psychiques en ce qui concerne ceux que je recevais est un euphémisme, voire une absurdité. Ceux dont j'entendais les mots incarnaient leurs maux avec une telle violence et une telle souffrance qu'elles rendaient dérisoire toute approche clinique classique. Dépossédés de tout *avoir*, leur présence me dépouillait simultanément de ce que ma pratique m'avait permis d'acquérir, notamment en matière de savoir. Je ne savais ni ne pouvais plus rien. En éprouvant ce vide et cette impuissance, mon premier mouvement fut de partir, le second de rester. La question n'était plus d'agir mais d'être et d'établir une relation avec autrui, dans ce chaos même, malgré les difficultés de compréhension et l'aporie des situations.

Le premier moment de la fatigue, dans cette expérience, est l'épreuve de ce « trop-plein » de soi dans lequel, comme le dit Levinas, on s'enlise. Mais, dans cet enlisement même, autre chose se dévoile. Un état qui, effectivement, sans que l'on sache comment, se rapproche d'une certaine transparence ou d'un éveil à la situation que l'on vit. L'épuisement du possible en soi provoque à regarder au-delà de soi, car il est déracinement.

« L'emprisonnement en soi appelle sa délivrance. Et l'assujettissement à soi-même renvoie […] à un autre assujettissement, l'assujettissement éthique à l'autre, où la dette se renverse en élection. »[243]

L'issue n'est-elle pas dans la rencontre de l'Autre, à commencer par celui que nous, soignants, sommes pour nous-même avant de l'être pour ceux que nous rencontrons ? La seule liberté que nous ayons encore ne réside-t-elle pas dans le fait d'assumer ou d'accepter cette altérité ?

---

[243] Jean-Louis Chrétien, *op. cit.,* p. 132.

Chapitre trois
L'altérité : une liberté transcendée

Le droit fil de la réflexion de Levinas sur la fatigue conduit directement à un « au-delà de soi », condition pour sortir de l'emprisonnement en soi et rencontrer l'autre. Et passer ainsi de la « dette » à l'« élection », de l'assujettissement à l'autonomie.

Mais, dans notre pratique, qui est cet Autre ?

Pour les soignants, qu'ils soient médecins, infirmiers ou psychologues, l'autre est d'abord le patient qu'ils rencontrent quotidiennement. Toutefois, ils oublient ou négligent de considérer que l'autre est avant tout celui qu'ils sont pour eux-mêmes et que, le plus souvent, ils ne sont pas prêts à rencontrer. Car rien ne les y prépare, ni leur formation, ni la manière dont ils considèrent leur pratique.

Comment, en conséquence, une relation saine pourrait-elle vraiment s'établir avec cette masse d' « autres » qu'ils reçoivent à longueur de journées et dont l'altérité, à la longue, s'émousse, balayée par les impératifs de quantification et de rentabilité auxquels ils sont soumis et soumettent leurs patients ?

En tant que soignants, nous nous identifions à cette masse des autres, du « on », pensée, agie, objectivée, progressivement néantisée par l'arraisonnement implacable du Système, du *Gestell*.

Et pourtant, autour de nous, dans notre pratique même nous voyons des soignants se mettre debout, sortir des sentiers battus dans lesquels ils étaient cantonnés et endosser ce qu'ils sont véritablement.

La conquête d'une autonomie

Je pense ici à cet infirmier rencontré après l'agression dont il avait été victime de la part d'un patient et accompagné près de deux ans. L'agression, outre le traumatisme physique et psychique subi, mit en pièces l'image qu'il avait de lui-même, image de maîtrise, de force, d'invulnérabilité, idéalisée et confortée tacitement par le système hospitalier durant toute sa carrière. A la place, que rencontra-t-il ? Sa fragilité et surtout sa peur : peur de lui, peur de l'autre, l'autre étant d'abord lui-même, quelqu'un dont les réactions lui étaient à la fois intolérables et étrangères.

Il commença par refuser d'être cet autre. Avec le temps, pensait-il, il en viendrait à bout et retrouverait ce qu'il avait été. L'inverse se produisit. Il dut progressivement admettre que cette peur enfouie, dévoilée par la violence de l'agression, le conduisait à s'envisager dans une autre perspective : celle de ce qui le faisait humain, c'est-à-dire, fragile, faillible, se situant ailleurs que dans cette toute-puissance intériorisée.

Il accepta la peur, composa avec elle, sans pouvoir encore intégrer dans la vie quotidienne ce qu'elle lui avait révélé de lui-même. Il y avait là un deuil presque impossible à faire de cette part de lui connue. Jusqu'au jour où il réalisa que ce qu'il avait perdu laissait place à autre chose, une capacité nouvelle à entrer en relation avec les patients dont il avait la charge. Il le réalisa progressivement, dans sa pratique même, où s'opéra comme un lent dévoilement. L'*autre* en lui accéda différemment à l'*autre*-patient et, ce qui devint premier, ce fut cela : la relation avec autrui. Certes, le changement de service et de conditions de travail permit cette transformation. Mais le changement le plus radical affecta d'abord son mode d'être, qui le conduisit à une extension de soi ou un « au-delà » de soi.

En définitive, l'événement de l'agression, s'il représenta le choc qui le bouta hors de lui-même, fut aussi, par le biais des rencontres qu'il suscita, les nôtres pendant deux ans, et celles des patients sur son lieu de travail, ce qui lui permit d'accéder à sa propre altérité et d'en faire le choix. Il m'apparaît qu'il ne réintégra un *soi* habitable, vivable, que dans le temps même où il acceptait cet « au-delà » de soi. Comme si la condition de cette harmonie avec soi était sous-tendue par le dépassement ou la sortie de soi.

Pour s'affirmer et se déployer, notre liberté a donc besoin de la présence de l'autre, d'un tiers, fût-il agresseur. On ne peut pas choisir à partir de soi exclusivement.

L'autre, en m'agressant, restreint dans un premier temps ma liberté. Il ne me demande pas mon avis, peut supprimer ma vie, à tout le moins l'amputer d'une part d'elle-même et bousculer l'équilibre de mon existence. Mais il est aussi celui qui, en me provoquant, peut me conduire à un nouvel état de vie, supérieur au précédent, dans la mesure où, pour surmonter ce que j'ai subi, je dois faire appel en moi à des potentialités de vie sans doute inexplorées. L'agresseur est ainsi celui qui, sans le savoir, sollicite mon altérité, qu'il soit patient, collègue de travail ou représentant des instances administratives dont je dépends.

J'observe, toutefois, qu'il n'y a aucune chance d'accéder à cette altérité, s'il n'existe pas dans le même temps une possibilité de dialogue et de mise au jour en présence d'un tiers, cette fois médiateur entre soi et soi.

Tel fut le cas de l'infirmier mentionné. Livré à lui-même, il n'eût pas pu assumer cette situation. La présence de l'institution, par le biais d'un cadre responsable, du médecin du travail, de mon intervention régulière, lui permit d'opérer ce retournement intérieur, lequel n'eût pas été possible si, en outre, le temps, un temps inconditionnel, *son* temps, n'avait pas été respecté.

Faire l'épreuve de l'altérité, c'est faire l'épreuve de l'*autre*, qu'il soit bienveillant ou hostile, étranger.

Les harmoniques de l'altérité

Comment envisager les différentes facettes de cette altérité ?

L'Autre n'est-il perçu qu'en tant que je peux le penser ou me le représenter, ce qui serait le réduire à l'état d'objet ? Est-il un *alter ego*, « reflet » ou projection de moi-même, ainsi que Husserl l'envisage ? Et pourtant, s'il « est mon *analogon*, ce n'est pas un *analogon* au sens habituel du terme », écrit-il. Il n'empêche que « c'est en moi que j'éprouve, que je connais l'autre, c'est en moi qu'il se constitue – vu apprésentativement en miroir, et non comme un original ».[244] L'existence d'autrui est donc sous-tendue par la perception que j'ai de lui.

A l'opposé, la conception de Sartre n'est pas plus satisfaisante. Si « j'ai besoin d'autrui pour saisir à plein toutes les structures de mon être »,[245] le regard qu'il pose sur moi me révèle à moi-même comme objet, comme « être-vu » mais me nie en tant que sujet conscient. Il me déloge de moi-même et, simultanément, m'échappe, puisqu'il n'existe pas pour moi mais pour lui. « Autrui, en effet, c'est l'autre,

---

[244] Edmund Husserl, *Méditations cartésiennes*, Paris, PUF, Epiméthée, 1994, p. 143.
[245] Jean-Paul Sartre, *L'être et le néant*, Paris, Gallimard, « *Tel* », 1976, p. 260.

c'est-à-dire le moi qui n'est pas moi […] et que je ne suis pas. Ce ne-pas indique un néant comme élément de séparation donné entre autrui et moi-même »,[246] autrui n'étant que l'instrument au moyen duquel je me reconnais moi-même comme ego.

Si Heidegger a, quant à lui, une conception de l'Etre en tant que caché, transcendant, l'être dont il parle est d'abord « être-pour-la-mort », dont l'existence, toujours menacée par la mort, signifie qu'il n'est pas « chez lui » dans le monde et qu'il ne peut être « soi » que dans la mort. Quel rapport peut-il alors avoir avec l'autre, si ce n'est un rapport inauthentique et tronqué ? Si je suis-pour-la-mort, que puis-je connaître d'un moi éventuellement aussi pour-la-vie ? Ne suis-je pas, immanquablement, séparé de moi et, par voie de conséquence, d'autrui ?

Le *Dasein*, l' « être-là », est en effet d'abord un « être-jeté » dans le monde, à charge pour lui-même, « habité par la peur ». Et cette peur représente une des « possibilités existentiales » du *Dasein.* Elle est ce par quoi tout *étant* s'éprouve. « L'avoir-peur », écrit Heidegger dans son analyse du phénomène de la peur, découvre cet étant dans son être-en-danger où il se retrouve sans autre recours que lui-même. La peur met toujours à nu, même si c'est de manière plus ou moins exprimée, le *Dasein…* »[247] Pour une part, elle apparaît comme un moment fécond, puisqu'elle révèle un étant à lui-même. Et c'est bien l'expérience que fit l'infirmier dont il a été question.

De même, lorsqu'il aborde la question du « souci » et de l'angoisse, Heidegger montre comment celle-ci « fait éclater au cœur du *Dasein* l'*être envers* le pouvoir-être le plus propre, c'est-à-dire l'*être-libre pour* la liberté de se choisir et de se saisir soi-même ».[248]

Mais cette saisie de soi conduit-elle inévitablement à un au-delà de soi qui ne soit pas exclusivement « pour la mort » ?

L'altérité : de l'ontologie à l'éthique

Il y a une issue à cette impasse qui, pour Levinas, est passage de l'ontologie à l'éthique. L'au-delà de soi est une « sortie de soi qui en appelle à l'autre, à l'étranger ».[249] Mais il ne peut y avoir de sortie de

---

[246] *Id.*, p. 269.
[247] Martin Heidegger, *Etre et temps,* Paris, Gallimard, 1986, p. 186.
[248] *Id.*, p. 237.
[249] Emmanuel Levinas, *Altérité et transcendance*, Paris, Le Livre de Poche, « *biblio essais* », 2006, p. 108.

soi tant que l'être ne s'est pas éprouvé lui-même en tant que tel, c'est-à-dire tant que sa subjectivité, en tant que reconnaissance de soi et du monde, n'a pu émerger de l'anonymat qui l'entoure, de ce que Levinas nomme la « présence enveloppante » de l' « il y a ».[250]

Or, l'expérience faite par le soignant dont j'ai parlé me semble à ce titre exemplaire. En effet, elle le conduisit, à partir de l'événement fondateur qu'il vécut, à s'éprouver dans son être même, comme il ne l'avait jamais fait auparavant. Il fit l'expérience de la peur, de l'angoisse, moins causée par le traumatisme subi que par la rencontre en soi de l'étrange et de l'étranger. Sans l'avoir prévu ni voulu, il émergea brutalement hors du monde quotidien, habituel, qui était le sien, mais qui était pourtant celui du « on », de l'anonymat, de l'impersonnel. Sa pratique s'enracinait, en définitive, dans un monde où il n'était pas. Monde factice, marqué par l'inauthenticité dont parle Heidegger, dans lequel il ne rencontrait pas véritablement les autres, mais qui était marqué par la répétitivité de gestes, de comportements souvent inhabités, déshumanisés.

L'événement, en le dépouillant de cette facticité et en le mettant à nu, eut une portée ontologique fondatrice. Il connut cette peur heideggerienne d' « être-jeté » dans le monde, seul, sans repères, en même temps que cette « fatigue d'être » dont parle Levinas, qui l'amenait à ne plus se considérer comme le « même » et à ne pas encore se percevoir comme un « autre ».

Pour Levinas, « l'amour de soi est un égoïsme qui fonde l'être et constitue la première expérience ontologique », expérience qui appelle à « l'ouverture et à la véritable sortie de soi », parce que le sujet, « malgré sa satisfaction, échoue à se suffire »[251] à lui-même.

Il me semble toutefois que l'approche de Levinas est trop radicale. Car, dans bien des cas, l'amour de soi dont il parle n'existe pas ou n'est pas premier, qu'il s'agisse ici des soignants ou des patients jalonnant leur pratique quotidienne. En effet, nombre de soignants vivent davantage avec une image idéalisée d'eux-mêmes et de leur fonction, image à laquelle ils tentent désespérément de correspondre, plutôt que dans un rapport juste à la personne qu'ils sont. Dès lors, que cette image vienne à se ternir ou à s'effriter à la faveur d'une situation difficile ou d'un événement traumatique, et leur identité est menacée.

---

[250] *Ibid.*, p. 110.
[251] *Ibid.*, p. 110.

En outre, parler d'amour de soi en terme d'« égoïsme » me paraît être antinomique, car le véritable amour de soi ne peut être repli sur soi ni synonyme d'autosuffisance. L'amour, quel qu'il soit, implique l'autre. Il est, dans son essence même, ouverture. L'amour de soi ne peut donc, me semble-t-il, être premier. Il faut qu'il y ait déjà expérience ou présence de l'autre, d'un autre, pour que l'édification de soi devienne possible. Ce qui est premier, c'est l'autre, comme constitutif de soi, du *soi.*

Or, l'expérience nous montre tous les jours à quel point, lorsque les figures parentales ou celles qui auraient pu en tenir lieu ont été déficientes, voire traumatiques, au cours de l'enfance et de l'adolescence, et qu'a manqué la mise en place d'un cadre, de limites, d'une loi, l'amour de soi fait défaut.

Combien de patients sont en quête de reconnaissance et cherchent à l'extérieur ce qu'ils sont totalement impuissants à trouver en eux-mêmes, comme si la trame de leur être profond n'avait pu se constituer. De même, pour nombre de soignants, chez lesquels les fondations ontologiques sont fragiles, voire précaires, qu'ils soient infirmiers ou médecins. Par reconnaissance, j'entends la capacité de re-naître à soi-même, pour soi-même ; d'être *avec* soi.

A l'inverse de Levinas, je pense que l'amour de soi n'apparaît pas toujours comme la première expérience ontologique. Il serait, certes, idéal qu'il le soit, car, en effet, lorsqu'il est là, il appelle à l'ouverture et à la sortie de soi.

P. Ricœur propose une voie médiane, moins abrupte que celle de Levinas, notamment dans l'une des dix études de *Soi-même comme un autre* : « Le soi et la visée éthique », définie comme « *visée de la* “ *vie bonne* ”*avec et pour autrui dans des institutions justes* ».[252] Cette vie bonne qui fait référence au « bien-vivre » d'Aristote est à la fois *sollicitude* pour autrui et *estime de soi*, l'une ne pouvant se vivre et se penser sans l'autre.

Or, comment le *soi* peut-il être « déclaré digne d'estime » ? demande Ricœur. Ce n'est pas au titre de « ses accomplissements » mais à celui de « ses capacités » : capacité à « évaluer ses actions » et à « s'évaluer » soi-même, à « s'estimer bon ». Et, sur ce « trajet de la capacité à l'effectuation, la médiation de l'autre est requise ».[253] Médiation qui trouve sa confirmation dans l'amitié, considérée par

---

[252] Paul Ricœur, *Soi-même comme un autre*, Paris, Seuil, « Points », 1996, p. 202.
[253] *Id.,* p. 212.

Aristote comme une relation mutuelle, dans laquelle chacun aime l'autre en tant que ce qu'il est.

Médiation qui passe par la sollicitude pour autrui et par le fait de recevoir ou partager avec lui sa fragilité, sa souffrance même, lorsqu'il paraît démuni de tout, y compris d'un *soi* habitable.

Pour Ricœur, autrui n'est pas d'abord, comme pour Levinas, celui qui me commande, m'assigne à responsabilité, en situant la relation que j'ai avec lui dans une dissymétrie totale, d'où toute réciprocité est exclue. Comment, demande Ricœur, cette injonction « s'inscrirait-elle dans la dialectique du donner et recevoir, si une capacité de donner en échange n'était libérée par l'initiative même de l'autre » ? [254]

Eu égard à ce qui précède et en considérant une fois encore l'exemple de ce soignant, plusieurs points m'apparaissent importants à souligner.

En premier lieu, ce n'est pas à partir de l'amour de soi mais à travers l'expérience de la peur et de ce sentiment d'étrangeté découvert en lui que ce soignant fit l'expérience de son être même, expérience qui le précipita d'abord hors de lui, hors de chez soi, en quelque sorte.

Deuxième point : il y eut nos rencontres régulières et la détresse profonde dans laquelle je le vis. Avec plusieurs années de recul, j'observe que cette mutualité dont parle Ricœur s'instaura naturellement entre nous. D'abord, parce que, étant nommée victimologue pour tout le personnel soignant de l'hôpital dont je dépends, ma fonction était déjà porteuse d'une sollicitude manifestée par l'administration hospitalière, dans la mesure où elle l'avait créée pour répondre à une situation de crise et de souffrance.

Il y eut aussi la façon dont je le considérai d'emblée : non pas comme un patient habituel qui requérait mon écoute et mes soins mais pratiquement comme un confrère, un collègue, quelqu'un qui par son appartenance à la même structure que moi me plaçait dans un rapport, sinon d'amitié, du moins de mutualité ou de compagnonnage. Il y avait du *même* entre nous.

Mais ce même n'était-il pas gênant ? Je *nous* en fis la remarque. N'eût-il pas mieux valu qu'il rencontrât quelqu'un de totalement extérieur à l'hôpital ? Non, me dit-il, car c'étaient ma place dans l'hôpital et ma connaissance de ce terrain particulier qui pour lui

---

[254] *Ibid.*, p. 221.

étaient fiables. Il n'aurait pu rencontrer d'emblée un « étranger ». Il y avait alors, en effet, suffisamment d'étrange et d'étranger en lui avec lesquels il avait à vivre…

C'est cette mutualité, faite de confiance de part et d'autre, de fragilité et de souffrance de son côté convoquant ma sollicitude à son égard, non pas comme une injonction, un commandement, mais comme une présence, qui opéra dans la restitution progressive moins d'un « amour » que d'une « estime de soi ».

La médiation de notre relation lui permit de réintégrer un *soi* non pas amputé mais augmenté de ce que ce choc de l'événement avait provoqué. L'étranger en lui ne fut plus alors vécu comme tel, parce qu'il y avait eu suffisamment d'*autre* bienveillant à l'extérieur pour que cet Autre en soi pût être apprivoisé. Du même coup, parce qu'il y avait de nouveau estime, restauration d'un rapport à soi habitable (d'un *êthos*), il put opérer cette sortie de soi qui le conduisit à l'Autre, celui dont il prenait soin tous les jours et dont, progressivement, il découvrait un autre visage, Le Visage. Et celui-ci contribua à son tour à ce qu'il acceptât de revêtir le sien.

On est ainsi amené à cet « au-delà de soi » dont parle Levinas, mais en empruntant une voie beaucoup moins abrupte. Celle qui passe par « l'un l'autre » d'Aristote et qui fait que « par choc en retour de la sollicitude sur l'estime de soi, le soi s'aperçoit lui-même *comme* un autre parmi les autres »,[255] irremplaçable, insubstituable pour autrui comme autrui l'est pour moi.

Comme l'écrit Ricœur, deviennent ainsi « équivalentes l'estime de l'*autre comme un soi-même* et l'estime de *soi-même comme un autre* ».[256]

En définitive, l'humanité de ce soignant se révéla pleinement au cœur de l'expérience qu'il fit de cette altérité, la sienne en même temps que celle d'autrui.

« Toute sortie de soi représente la fissure qui s'instaure dans le Même vers l'Autre. »[257] Fissure à travers laquelle l'être fait l'expérience de son altérité en même temps que de son « pouvoir-être le plus propre », c'est-à-dire de sa liberté. Mais la réciproque est vraie. Toute fissure du Même ou dans le Même est aussi ce qui peut conduire à une sortie et un dépassement de soi.

---

[255] *Ibid.*, p. 225.
[256] *Ibid.*, p. 226.
[257] Emmanuel Levinas, *op. cit.*, p. 110.

Si l'agression dont il est question entraîna sur le plan clinique un « état de stress post-traumatique » dont les effets perdurèrent pendant plusieurs mois, ce qui témoigne de sa gravité, nos catégories diagnostiques sont impuissantes à répondre d'une expérience qui n'est pas seulement d'ordre psychotraumatique mais avant tout d'ordre existentiel.

Or, il me semble que notre humanité, en tant que soignant, est au bout de cette expérience fondamentale, qui nous fait nous éprouver nous-même dans notre condition d'homme, dans ce qu'elle a à la fois de singulier et de limité, dans sa force comme dans sa faiblesse, dans son altérité et son mystère.

Elle passe nécessairement par l'angoisse, la fatigue, la non-maîtrise, la dépossession de soi... Elle est déracinement, dépouillement. Et elle est fondamentale, alors même que nous sommes arraisonnés par un système de soin où dominent les exigences d'un *avoir* sans cesse grandissant au détriment d'un *être* de jour en jour amputé de ses potentialités et de sa liberté.

Le Visage : assignation ou appel ?

J'en reviens à Levinas, dans la mesure où la façon dont il envisage l'altérité me semble représenter une exigence, certes, mais simultanément un accomplissement qui convoque les soignants que nous sommes en des lieux de leur pratique qu'ils n'ont pas nécessairement explorés.

Pour Levinas, l'autre ne se réduit pas à la perception que j'en ai. Il est d'abord *visage*, lequel est « signification », « sens à lui seul » et non pas « personnage dans un contexte ».[258] Il ne peut « devenir un contenu que la pensée embrasserait ; il est l'incontenable... C'est en cela que la signification du visage le fait sortir de l'être en tant que corrélatif d'un savoir ».[259]

Si autrui est d'abord un visage que je rencontre, lequel ne se réduit pas aux traits que mon regard perçoit, comment s'opère ma rencontre avec lui ?

« L'accès au visage est d'emblée éthique »,[260] nous dit Levinas. « La meilleure manière de rencontrer autrui, c'est de ne pas même

---

[258] Emmanuel Levinas, *Ethique et infini*, Paris, Le Livre de Poche, « Biblio essais », 1993, p. 80.
[259] *Id.*, p. 81.
[260] *Ibid.*, p. 79.

remarquer la couleur de ses yeux »,[261] c'est-à-dire de ne pas s'arrêter à ce qui pourrait le faire passer de sujet d'une relation à un objet de perception. Or, en tant que thérapeute, je remarque à quel point il est facile de glisser sur cette pente de l'objectivation d'autrui. Je suis tellement habituée à voir tel patient, à longueur de semaines et de mois que je ne rencontre plus son visage. A moins que je ne me laisse, à mon insu, attirer par ses traits, son regard, ses gestes, sa façon de s'exprimer, au point de ne plus voir qu'eux.

J'observe régulièrement dans ma pratique qu'avec certains patients une relation d'empathie, sinon de sympathie, s'instaure facilement. Elle n'est pas à proscrire comme telle, dans la mesure où, bien souvent, elle est facteur de dynamisme et de confiance pour celui qui, dans nombre de cas, en est dépourvu. Mais l'empathie a ses limites, car elle risque de situer l'autre du côté du *même* que moi. Or, il est *autre*.

Entre ce que l'on voit d'autrui, ce que l'on croit connaître de lui et ce qu'il est vraiment, il y a un abîme. Et cet abîme, c'est peut-être précisément le Visage de l'Autre, qui est en lui-même renoncement, c'est-à-dire changement de perspective.

« La relation avec l'autre est une relation avec un Mystère », écrit Levinas, l'autre étant reconnu comme non pas « semblable » mais « extérieur » à moi, dont « l'extériorité ou plutôt l'altérité… constitue tout son être ».[262]

Cette expérience de l'altérité passe par la mort, en tant que « fin de maîtrise », « impossibilité d'avoir un projet ». La mort est totalement autre, « son existence même est faite d'altérité ».[263] Elle est aussi avenir et sur cet avenir je n'ai aucune prise. Levinas tire de cette situation de la mort, « où le sujet n'a plus aucune possibilité à saisir, un autre caractère de l'existence avec l'autre ».[264] L'avenir, c'est la possibilité de survenue d'un événement que nous ne maîtrisons pas. « La relation avec l'avenir, c'est la relation même avec l'autre. »[265]

A travers l'évocation de la mort, c'est toute la question de la séparation qui est ici posée par Levinas. Séparation d'avec un autre que je rencontre mais qui n'est pas moi et que je ne peux penser à partir de moi. Ou, si je le pense à partir de moi, de ce que je perçois de

---

261 *Ibid.*, p. 79.
262 Emmanuel Levinas, *Le temps et l'autre*, Paris, PUF, « Quadrige », 2001, p. 63.
263 *Id.*, p. 63.
264 *Ibid.*, p. 64.
265 *Ibid.*, p. 64.

lui et de ce que j'en connais (et qui me renvoie fréquemment à une expérience vécue ou similaire, qui se situerait du côté du *même* que moi), je réalise à tout moment qu'il m'est extérieur, autre, et qu'il y a là comme une rupture à opérer, un abîme à franchir entre ce que je sais ou crois saisir et ce qui est.

Le travail d'un thérapeute est marqué par une série de ruptures. On pourrait parler d'une succession de morts qui, pour être symboliques, n'en sont pas moins éprouvantes.

Poser la question de l'*altérité*, c'est poser radicalement la limite du savoir et du pouvoir médical. Cela implique de les regarder tels qu'ils sont : moyen et non fin.

La question de l'altérité implique, à l'inverse, celle du renoncement, en tant que dévoilement : du malade, au-delà du symptôme et de la maladie ; de la personne qui l'incarne, au-delà du malade ; du sujet qui me regarde et dont le Visage est sens, au-delà de l'objet regardé.

Or, ce Visage, que je le veuille ou non, m'appelle constamment hors des sentiers battus de ma pratique. Il n'apparaît pas au « nominatif mais au vocatif », souligne Levinas (in *Difficile liberté*), en interpellant ma responsabilité à son sujet. Ai-je la liberté de me soustraire à cet appel ?

Lorsque, dans un avion ou un train, il est soudain fait appel à un médecin, quelle est l'injonction intérieure qui me mobilise et me fait y répondre, avant même toute réflexion ?

Le Visage d'autrui engage ma responsabilité avant ma liberté. Il m'« assigne à responsabilité », au point que je n'ai plus d'abord à me poser la question du choix. Est-ce toutefois le Visage d'autrui, en tant que tel, qui me fait lever ou l'obligation morale dans laquelle, en tant que médecin, je me trouve de porter assistance à personne en danger ?

Où finit l'exigence morale, où commence la visée éthique ? L'une, sans doute, prolonge ou relaie l'autre, sans qu'il y ait antinomie entre les deux.

Quoi qu'il en soit, cette préoccupation pour autrui, première par rapport à ma liberté, est sous-tendue par son dénuement ou sa faiblesse, qui sollicitent moins mon action que ma présence. L' « assignation à responsabilité » ne peut se comprendre qu'au sein d'une relation intersubjective, laquelle transcende à ce moment donné ce que nous sommes l'un et l'autre en tant que sujets. Mais il me semble toutefois que cette responsabilité pour autrui ne peut être que parce qu'elle sollicite, dans le même temps, cette autre que je suis pour moi-même. Si l'avenir, c'est l'autre, alors il faut aussi considérer cette altérité en nous insaisissable qui nous porte au-delà de ce que nous connaissons de nous et qui, elle aussi, est mystère.

« Posséder, connaître, saisir, sont des synonymes du pouvoir… Si l'on pouvait posséder, saisir et connaître l'autre, il ne serait pas l'autre. »[266] Et ceci est à entendre aussi bien pour autrui que pour moi.

Dans des situations extrêmes, notamment avec des réfugiés politiques soumis à des traumatismes psychiques ou physiques se situant hors de toute approche verbale et me mettant, en tant que thérapeute, dans un état d'impuissance radicale, j'ai vérifié à maintes reprises cette primauté du Visage d'autrui en tant que mystère, irréductible à ce que ma pensée ou ma compréhension pouvaient en contenir, et dont le sens était transcendance. La question ne se pose plus alors de savoir quelle fonction l'on exerce ni même de savoir ce que l'on a à *faire* mais d'*être là.* L'assignation à responsabilité, je l'entends comme la nécessité d'être présence à ou pour autrui.

Mais jusqu'où va ma responsabilité, en tant que thérapeute ? Est-elle « à sens unique, de Moi à l'autre »,[267] comme le pense Levinas, sans aucune réciprocité ? Signifie-t-elle, comme il l'écrit, l' « exposition de moi à autrui, préalable à toute décision » ?[268] Toutefois, dans *Autrement qu'être ou au-delà de l'essence*, Levinas va plus loin. L'exposition à autrui devient *obsession,* puis *expiation* pour autrui et *substitution* à autrui. Le sujet est otage. Je suis responsable « pour l'outrage même que l'autre… m'inflige, pour la persécution dont, avant toute intention, il me persécute ».[269]

Sans souscrire à la thèse de Levinas sur cette question d'une responsabilité allant jusqu'à l'expiation ou la substitution à autrui, car, en tant que thérapeute, j'ai à m'assigner à moi-même une place qui n'empiète pas sur celle d'autrui et lui permette de trouver la sienne, je m'arrête sur ce point soulevé par l'outrage que l'autre, patient, peut parfois m'infliger. Il s'agit d'ailleurs moins d'outrage que d'agression sous de multiples formes (tant physiques que verbales), auxquelles, en tant que soignants, nous pouvons être confrontés. Sommes-nous

---

[266] *Id.*, p. 83.

[267] Emmanuel Levinas, *Autrement qu'être ou au-delà de l'essence*, Paris, Le Livre de Poche, « *Biblio essais* », 2001, p. 217.

[268] *Id.,* p. 221.

[269] *Ibid.*, p. 258.

responsables *pour* ou *de* la « persécution » dont il nous « persécute » ? Si, par notre attitude ou nos dysfonctionnements, nous pouvons parfois l'avoir provoquée, dans tous les cas, nous avons à lui fixer des limites et tenter d'en comprendre le sens. Là se tient, me semble-t-il, notre responsabilité, c'est-à-dire notre capacité à répondre de nos actes et de la place que nous occupons en tant que soignants.

Ce qui remet en question une responsabilité pour autrui allant jusqu'à la substitution à autrui, comme le soutient Levinas. En effet, quelle place laisse-t-elle à Soi ? Elle suggère, répond-il, la passivité absolue d'un *soi* qui est « Sub-jectum : sous le poids de l'univers – responsable de tout ».[270]

« Dans cette passivité la plus passive, le soi, éthiquement, se libère de tout autre et de soi. »[271] Comme s'il fallait rompre avec *soi* pour rencontrer l'*autre*. Rompre avec l'ontologie pour accéder à l'éthique. Ou, sinon rompre, « se défaire, comme il le dit, de sa condition d'être », se *désintéresser* de soi. A l'heure, écrit-il, où « l'homme moderne se prend pour un être d'entre les êtres,... sa modernité éclate comme une impossibilité de demeurer chez soi ».[272]

Impossibilité de demeurer *chez* soi ou *en* soi ?

Il me semble que pour pouvoir se « désencombrer de soi », il faut d'abord avoir pu s'établir en soi, en y trouvant un espace habitable. L'exemple rapporté précédemment en témoigne. L'Autre n'est pas en premier lieu celui qui m'assigne, tel un justicier, mais m'appelle. Or, que me demande-t-il, fût-ce implicitement, alors même qu'il est peut-être dans l'incapacité de formuler quoi que ce soit ? De l'écouter et, si possible, d'entendre ce qu'il a à dire, à *se* dire.

Comment discerner le sens de ce qui est adressé au médecin et au thérapeute que je suis, si je ne suis pas dans une écoute similaire de cette autre que je suis pour moi-même ? Ma responsabilité pour autrui implique une responsabilité équivalente à mon égard. Mais elle implique également que je considère, à travers le Visage de l'Autre, la présence de « tous les autres ». Non pas la masse indifférenciée des autres, au sens où l'entend Heidegger, mais de ces Autres qui représentent l'humanité et convoquent tout autant ma responsabilité. C'est la présence du « tiers », de la justice.

« Le tiers me regarde dans les yeux d'autrui, écrit Levinas. La présence du visage – l'infini de l'Autre – est dénuement, présence de

270 *Ibid.*, p. 183.
271 *Ibid.*, p. 181.
272 *Ibid.*, p. 282.

toute l'humanité qui nous regarde... »[273] C'est le pauvre, l'étranger. C'est aussi le patient qui m'importune, qui fait irruption dans l'institution alors que je ne l'attendais pas. C'est celui que j'attendais et qui disparaît...

Pourrions-nous être responsables de l'Autre sans la présence des Autres ? Pourrions-nous considérer ce « tiers » qui apparaît comme un maître de justice, si nous restions cantonnés aux traits d'un visage sans nous laisser entraîner par ce qu'il manifeste ?

Toutefois, dans la dernière étude de *Soi-même comme un autre*, P. Ricoeur envisage une autre modalité d'altérité que celle proposée par Levinas : « *L'être-enjoint en tant que structure de l'ipséité* »,[274] en associant au phénomène de l'*injonction* celui de l'*attestation.*

L'altérité ne se réduit pas « à l'extériorité d'autrui manifestée dans son visage »,[275] mais elle inclut celle de la conscience de soi comme attestation de soi. C'est cette « structure réflexive du soi » qui lui donne une « capacité d'accueil et de discrimination » lui permettant de répondre à l'appel d'autrui. Mais « ne faut-il pas joindre à cette capacité d'accueil une capacité de discernement et de reconnaissance, compte tenu de ce que l'altérité de l'Autre ne se laisse pas résumer dans ce qui paraît bien n'être qu'une des figures de l'Autre... ? »[276] La voix d'autrui ne retentit plus alors comme une injonction extérieure qui me ferait répondre par : « Me voici ! » mais comme une sollicitation à laquelle je réponds par : « Je suis là. »

Cela implique interaction et réciprocité entre thérapeute et patient et disponibilité de l'un à l'autre. Je n'ajoute pas, toutefois, de l'autre à l'un, précisément parce que l'autre est Autre et que son temps n'est pas le mien.

Que la relation qui s'établit avec lui inclue la réciprocité d'un *Je* et d'un *Tu*, comme le pense Buber, n'implique pas qu'il y ait symétrie. Car, à tout moment, il lui appartient de l'interrompre. Et c'est bien ce que, en tant que soignants, nous vérifions régulièrement dans notre pratique, jalonnée par ces départs soudains dont le sens, en échappant à toute maîtrise, confirme cette asymétrie.

---

[273] Emmanuel Levinas, *Totalité et infini*, Paris, le Livre de Poche, « *Biblio essais* », 2003, p. 234.
[274] Paul Ricœur, *Soi-même comme un autre*, Paris, Seuil « Points », 1996, p. 409.
[275] *Id.*, p. 404.
[276] *Ibid.*, p. 391.

L'institution : entre *avoir* et *être*

Or, les institutions dans lesquelles nous travaillons nous permettent-elles d'accéder à ce que nous sommes réellement et d'avoir cette capacité d'accueil et de discernement sans laquelle nous ne pouvons rencontrer l'autre ?

Nous laissent-elles la possibilité de ne pas être dominés par l'*avoir* et laissent-elles quelque place que ce soit à une brèche dans le « même » ?

Peuvent-elles être ces « *institutions justes* » dont parle Ricœur, au service d'une « vie bonne avec et pour autrui » : justes, parce que la justice y règne et que l'égalité y est respectée ? Justes, parce que le respect, précisément, de soi et d'autrui y est maintenu ?

Justesse, justice, égalité ? Où sont-elles aujourd'hui ?

Où sont la mutualité et une sollicitude minimale entre nous soignants, telles que les institutions dans lesquelles nous travaillons soient simplement vivables ?

Comment notre autonomie, si tant est qu'elle existe, peut-elle encore s'exercer, que ce soit à titre individuel ou collectif, dans le secteur privé ou public, pour faire reculer l'ère du totalitaire et de l'arbitraire qui s'annonce et introduire un espace de pensée qui résiste aux pressions ambiantes ?

S'agit-il d'une vision ou d'un souhait utopiste, voire absurde ? Un confrère, Alain Amar, dans *La lettre de la Psychiatrie française* de décembre 2006, s'interrogeait à propos des diktats de la « nouvelle gouvernance » hospitalière et de l'idéologie totalitaire qu'elle mettait progressivement en place, en voulant simultanément nous faire croire à une quelconque liberté de décision et de pensée, alors que, dans un avenir proche, les médecins seraient « encadrés » par deux responsables administratifs, devraient fournir des objectifs, répondre des budgets qui leur seraient attribués et « gérer » un personnel dont ils pourraient ou devraient se défaire « selon l'évolution conjoncturale ».

« Pourquoi, demandait-t-il, les psychiatres ne se sont-ils pas insurgés massivement et surtout solidairement contre la gouvernance pour démontrer aux gouvernants que la santé (physique ou mentale) n'est pas un produit manufacturé et que les malades sont prioritaires pour les soignants dont ce doit être l'unique préoccupation, loin, le plus possible, de questions comptables ou de gestion… ? Par lassitude, incrédulité, lâcheté, attente de titres, d'honneurs, de hochets de la République ? La liste n'est pas exhaustive ! »[277]

Et il citait Georges Daumezon, pionnier de la psychiatrie des années soixante-dix, qui écrivait : « [...] Nous devons dénoncer toute tentative du pouvoir, de n'importe quel pouvoir, de nous associer à ses décisions. [...] Le pouvoir a imaginé [...] des procédures diaboliques pour nous compromettre [...] On ne peut trouver, dans l'inconscience des médecins acceptant ces compromissions, meilleure illustration de l'urgence d'une rigoureuse discipline de pensée. En ces matières, comme dans le raisonnement dirigeant la thérapeutique, l'absence de rigueur est trahison du seul sujet, le malade. »[278] Mais n'est-elle pas tout autant trahison du soignant, sujet, lui aussi ?

Où sont la rigueur, la pensée et la liberté, lorsque, dans les Commissions Médicales d'Etablissement (CME) où siègent côte à côte direction, représentants de l'Administration et médecins, ceux-ci entérinent à l'unanimité des décisions administratives sans même les discuter, alors qu'elles ont trait à des points qui les concernent au premier chef (restrictions budgétaires, d'effectifs médicaux et infirmiers...) ? En tant que membre de la CME de mon établissement, j'ai été témoin à plusieurs reprises de votes à main levée au cours desquels la majorité des médecins emboîtait le pas de la direction dans un silence de mort, alors même que bon nombre d'entre eux votaient visiblement moins par conviction que par ignorance ou démission face aux enjeux que ce vote représentait.

Faudra-t-il en arriver à ce que les CME se transforment en Comité de salut public ou que nos administrateurs se muent en commissaires du peuple et nous incitent à faire notre autocritique au cours des séances pour que, enfin, nous réagissions ?

Quarante ans plus tard, le signal d'alarme lancé par Daumezon retentit encore, après avoir été, semble-t-il, tiré en vain. Plus que jamais, il y a urgence : urgence de penser, de nous redresser, de dire non, si nous voulons pouvoir dire oui, en toute connaissance de cause.

Nous avons le devoir, l'obligation morale, de nous remettre à penser : penser nos structures, la façon dont nous les habitons ; les

---

[277] Alain Amar, « La nouvelle gouvernance », in *La Lettre de la Psychiatrie française*, décembre 2006.

[278] Georges Daumezon, in *Psychiatrie et éthique*, sous la dir. de G. Maruani, Paris, Editions Privat, 1979, p. 1-25.

relations que nous avons les uns avec les autres, comme celles que nous avons avec nos patients.

Nous avons le devoir de réaliser que nous sommes de plus en plus réduits à l'état d'objets, quantifiés et quantifiables, néantisés, placés définitivement sur l'orbite d'instances hiérarchiques ou supérieures qui nous pensent et font de nous ce qu'elles veulent pour le plus grand bien, croient-elles, de l'humanité.

En écrivant cela, je réalise que je ne me situe même plus dans le registre de la « visée éthique » mentionné par Ricœur, mais dans celui de l'« obligation morale », d'une obligation qui finit par se durcir et se muer en impératif catégorique pour tenter simplement d'avoir droit de cité.

Plus que jamais il est pour nous vital d'agir « de telle sorte, comme le dit Kant, que nous traitions l'humanité dans notre personne *aussi bien* que dans la personne de tout autre toujours [...] comme une fin et jamais simplement comme un moyen ». Et cet « aussi bien » résonne à son tour comme un impératif, relayant de façon tout aussi exigeante celui de « personne ».

Nos institutions, qu'elles soient publiques ou privées, ne seront justes, ajustées à la réalité quotidienne, que lorsque nous serons capables de redevenir *sujets* de nos actes, sujets pensant par eux-mêmes, refusant de se laisser emporter dans le raz-de-marée de la pensée et de l'agir uniques. Sujets singuliers, individuels et non pas individualistes, repliés de quelque façon sur le maintien d'une pratique ne tenant pas compte de l'évolution du monde médical.

Leur *justice* dépend en quelque sorte de la *justesse* avec laquelle nous les habitons et, en cela, elle est éthique ou, du moins, peut le devenir.

Les institutions représentent ce « tiers » auquel nous renvoie Levinas, qui, incarnant le Visage de ceux que nous accueillons, convoque notre responsabilité, à titre individuel et collectif. Il est Visage de l'Autre et, à travers lui, de tous les Autres. Nous ne pouvons être quittes avec l'un ou quelques-uns. Là se tient la justice. Comme l'écrit Levinas, « le *tu* se pose devant un *nous*. Etre *nous*, ce n'est pas se "bousculer" ou se côtoyer autour d'une tâche commune. La présence du visage est [...] présence du tiers [...] et commandement... ».[279] Etre « nous », c'est répondre de l'humanité qui

---

[279] Emmanuel Levinas, *op. cit.*, p. 234.

nous « regarde » à travers ce visage, c'est mobiliser nos ressources, nos forces vitales, notre créativité.

Ce qui importe n'est pas d'abord ce que nous faisons au nom de la fonction, des tâches, des responsabilités que nous avons ; c'est ce que nous *sommes* chacun, singulièrement, dans cette fonction, ces tâches, ces responsabilités. Nous ne sommes plus dans le registre de l'avoir mais de l'être.

Ce qui est en jeu, c'est notre rapport à nous-même, à autrui, au monde qui nous entoure. Cela d'abord est à sauvegarder, si nous avons encore quelque prétention d'autonomie que ce soit.

Concrètement, cela veut dire que plus les contraintes qui pèsent sur nous grandissent, plus nous avons à libérer un espace de réflexion et de parole qui nous permette de penser et, si peu que ce soit, de choisir le sort qui nous est réservé !

Cela veut dire aussi que cette justesse est inenvisageable si, entre nous, n'existe aucune solidarité ni la volonté de mettre en commun nos compétences, afin de ne plus seulement nous situer dans des rapports de pouvoir et de domination les uns *sur* les autres, mais de complémentarité et de partage les uns *avec* les autres. Rapports non plus de supériorité mais d'égalité. Et c'est bien ce sur quoi insiste Ricœur lorsqu'il écrit que « l'égalité est à la vie dans les institutions ce que la sollicitude est aux relations interpersonnelles » et qu'elle donne pour vis-à-vis au soi « un autre qui est un *chacun* ».[280]

Nous avons à construire un espace commun dans lequel pouvoir vivre ensemble. Et cet espace n'est évidemment pas seulement géographique mais psychique. Il n'y a là rien d'irréalisable, pourvu qu'une volonté commune d'aboutir à une situation vivable pour et par tous nous anime.

Certes, nous en sommes souvent loin. Lorsque je repense aux réunions de travail au cours desquelles nous réfléchissions à la façon dont les deux équipes de notre service allaient, à la demande de l'administration de l'hôpital, pouvoir travailler ensemble sous le même toit, alors qu'elles étaient auparavant dans deux lieux distincts, je me souviens des dissensions qui nous opposaient, de notre difficulté à accepter que deux approches cliniques d'un même travail se confrontent et s'acceptent mutuellement. Le désir, comme le dit

[280] Paul Ricœur, *op. cit.*, p. 236.

Ricœur, de « vivre bien avec et pour autrui dans des institutions justes », était, est loin d'être universel !

Refus des uns, crainte ou jugement des autres, parce que l'inconnu fait peur et que, à tout prendre, ce que l'on connaît, soi, vaut mieux que le connu de l'autre !

Mais, face à une décision à laquelle nous ne pouvions pas nous opposer, la seule liberté que nous avions alors consistait, en considérant la situation que nous avions à vivre, à choisir de nous y adapter en mettant sur pied un projet aussi bien clinique (accueil et modalités de prise en charge des patients) que logistique (aménagement des locaux, répartition des temps de travail...), élaboré de telle sorte que l'administration à laquelle il devait être soumis en voie la nécessité et l'intérêt !

Tout se passe, dans la situation précitée comme dans tant d'autres, comme s'il s'agissait de faire d'une décision arbitraire, prise généralement sans nous, un moteur de recherche ! En définitive, il s'agit, quasi quotidiennement, d'inventer des solutions et de rendre vivable, habitable, ce qui ne l'est plus !

Le dos au mur, que choisissons-nous ? L'exclusion de l'autre ou la rencontre ? L'enfer ou le partage ?

Nous en arrivons aujourd'hui à un point où, face aux instances qui nous dominent, qu'il s'agisse du milieu psychiatrique ou, plus largement, médical (mais cela reste vrai dans bien d'autres secteurs), notre seule chance de survie, sinon de vie, est de résister, mais d'une résistance active, de l'intérieur. D'une résistance non pas destructrice mais novatrice, qui lutte pied à pied contre l'absurde de l'arbitraire par la force d'une pensée et la recherche d'une justice. Nous n'avons que trop tendance à nous soumettre et courber l'échine. Si, comme le rappelle Michel Terestchenko, « l'engagement dans l'action » suppose une forte « *autonomie* personnelle »,[281] n'est-il pas aussi ce qui conditionne la conquête d'une liberté ?

Vaste programme ! Utopique sans doute. Toutefois, la sauvegarde psychique et physique des soignants de tous bords est à ce prix.

---

[281] Michel Terestchenko, *Un si fragile vernis d'humanité. Banalité du mal, banalité du bien*, Paris, La Découverte / M.A.U.S.S., 2005, p. 228.

Conclusion

Peut-on conclure, lorsque le sujet est aussi vaste que celui de la liberté, même si celle-ci est circonscrite à celle du thérapeute et, plus généralement, du soignant en psychiatrie ?

Il y a sans doute davantage à dégager des axes de réflexion.

Le titre de cet ouvrage annonçait un passage ou une évolution : de l'assujettissement à l'autonomie. Mais on pourrait aussi bien opposer ces deux concepts. Sommes-nous assujettis ou autonomes ?

Nous sommes alternativement l'un et l'autre et l'une des manifestations de notre autonomie consiste avant tout à reconnaître que nous sommes assujettis et *comment* nous le sommes.

« La liberté réside dans l'avenir, toujours encore minimalement avenir, de sa non-liberté, dans la conscience – prévision de la violence, imminente à travers le temps qui reste encore. » Or, être conscient, c'est « avoir une distance à l'égard du présent : se rapporter à l'être comme à l'être à venir... ».[282] Cette distance seule nous permet de regarder les situations que nous avons à vivre.

Notre liberté commence donc par la conscience. Dans la volonté de penser ce que nous vivons se tient, me semble-t-il, l'exigence première d'une liberté. Nul ne peut nous l'interdire, aucune instance, parmi celles, multiples, qui se dressent entre notre pratique et nous.

Or, les organismes de tutelle, nous l'avons vu à maintes reprises, nous font violence à chaque instant. De jour en jour, notre pratique devient plus dure quant à ses modalités, parce que leurs directives sont contraignantes, obéissant à une logique dont les objectifs, avant tout économiques, ont pour mot d'ordre la rentabilité et que nous sommes « contrôlés » dans tous les actes que nous effectuons. La Machine administrative étend progressivement son pouvoir et son droit de regard.

Mais elle le devient aussi quant au fond, dans la mesure où, que nous le voulions ou non, notre discipline (psychiatrique et, plus

[282] Emmanuel Levinas, *op. cit.*, p. 264.

généralement, médicale) est pervertie dans son essence même par le Système (*Gestell*) pseudo-scientifique qui l'arraisonne. Or, derrière cet arraisonnement, se profile le leurre gigantesque d'un « tout connaissable » et maîtrisable. Sous couleur de progrès, nos « décideurs » (pseudo)-scientifiques nous font effectuer un retour en arrière de plusieurs siècles, à l'époque où un Descartes et un Bacon pensaient le monde comme entièrement maîtrisable par la science. Si ce n'est que Descartes n'en est pas resté là et que l'univers dans lequel il s'inscrit s'ouvre sur un infini qui le transcende : Dieu.

Mais décident-ils encore de quoi que ce soit ? Car eux-mêmes sont pris dans un mouvement qui les arraisonne à leur tour, un monde où nul n'est plus sujet qui pense mais objet pensé, où l'homme, en tant que tel, devient virtualité, en passe de s'inscrire dans une série indéfiniment reproductible.

Le dérapage de l'humanité ne commence-t-il pas alors même qu'elle place l'homme au centre du monde ? Nous avons vu les diverses métamorphoses subies par le sujet au cours des siècles, dont certaines semblent être des avancées, lorsqu'elles tentent de rendre à l'homme son autonomie de pensée et d'action, qu'elles refondent la morale, comme le fait Kant, et font de la loi morale, La Loi. Avancées, non sans risques, car que devient l'homme qui ne se fonde plus qu'en lui-même ? Il perd nécessairement en « substance », au sens où les Grecs l'entendaient ; il perd en transcendance, cet « au-delà de soi », qui est ouverture sur le monde. Et l'on assiste alors à un mouvement de balancier entre « subjectivité » et « subjectivation » du sujet, entre une posture qui tend à refonder l'homme en lui-même et celle qui consiste à l'en arracher.

C'est la question qui sous-tend toute la réflexion de Heidegger sur l'Etre et la recherche de la « vérité de l'Etre ». Quête séduisante, qui semble ouvrir une percée, si ce n'est que nous ne savons pas, en définitive, quel est l'Etre dont il parle. On peut supposer que, à défaut de Dieu, la *divinité* est derrière, d'autant plus que Heidegger s'arrête longuement sur la réponse que propose Héraclite à ceux qui viennent le visiter : « Ici aussi (dans l'accoutumé, l'habituel d'une demeure), les *dieux* sont présents. » Mais ces dieux, qui marquent la présence de l' « insolite », du mystère, restent flous, quant à leur essence. Toutefois, ils annoncent la présence d'un *êthos*, d'un *habitus* pour l'homme, d'une manière d'habiter le monde. Ici s'amorce l'éthique, non pas comme prescription venant du dehors mais comme attitude, mode d'être.

Mais une rupture ou plutôt un dépassement s'opère, entre Heidegger et Levinas. L'éthique n'est pas ontologie, elle est « philosophie première ».

L'ontologie heideggerienne, écrit Levinas, subordonne « la relation avec *quelqu'un* qui est un étant [...] à une relation avec l'*être de l'étant* qui, impersonnel, permet la domination de l'étant » et « subordonne la justice à la liberté ». Ce faisant, elle soumet la « relation éthique » à une « relation de savoir ». C'est le primat de l'être sur l'étant et de la liberté sur l'éthique. Or, pour Levinas, l'« étant par excellence », c'est l'Autre qui, parce qu'il est Autre, échappe à toute appropriation. Pour lui, l'ontologie, comme philosophie première, est une philosophie de l'injustice, du pouvoir, dans la mesure où l'Autre se réduit au Même et que cette réduction mène inévitablement à la tyrannie. « Tyrannie qui n'est pas l'extension pure et simple de la technique à des hommes réifiés », mais qui « remonte à des "états d'âme" païens, à l'enracinement dans le sol, à l'adoration que des hommes asservis peuvent vouer à leurs maîtres ». On songe ici au « Quadriparti » associant le ciel, la terre, les mortels et les dieux, dont parle Heidegger dans son essai : *Bâtir, habiter, penser*. A travers ce Quadriparti, réuni pour « bâtir et cultiver », Heidegger, estime Levinas, « conçoit la relation avec autrui comme se jouant dans la destinée des peuples [...] possesseurs et bâtisseurs de la terre ».[283]

Or, la relation à Autrui précède toute ontologie. C'est elle qui, en définitive, en tant qu'éthique, est philosophie première, car elle débouche sur le mystère d'un Visage, d'un « au-delà de soi », sur lequel achoppe toute emprise et à travers lequel l'humanité tout entière se présente à mon regard. C'est par le truchement du tiers qui se révèle dans le Visage que s'annonce la justice et que se convoque notre responsabilité non seulement pour l'autre, singulier, que je rencontre, mais pour la communauté des Autres qu'il préfigure et dont il fait partie.

Voilà l'exigence à laquelle les soignants que nous sommes sont appelés et non soumis. Cela signifie que notre liberté ne peut se trouver ni s'assumer seule. Je ne peux, en tant que thérapeute, sortir des multiples formes d'assujettissement auxquelles je suis confrontée qu'avec les autres, au sein d'un dialogue et d'un partage : de tâches,

[283] Emmanuel Levinas, *ibid.*, p. 36-38.

de peurs, de déficiences, d'apories, mais aussi de réflexions, de projets. La liste n'est pas exhaustive.

Seuls, nous ne pouvons rien. Mais aspirés et noyés dans la masse des autres, nous ne pouvons rien non plus, dans la mesure où cette masse nous chosifie et nous nie.

Notre seule possibilité de liberté réside peut-être dans la découverte de notre altérité, la nôtre et celle des autres. Je devrais dire la « conquête », car cela ne se fait pas sans mobilisation de la volonté. Et cela ne se fait pas non plus sans discernement. Pensée et volonté doivent se conjuguer l'une l'autre, dans ce que Hannah Arendt appelle si justement une « vie de l'esprit », si nous voulons sortir du nivellement et du déni qui nous régissent.

En définitive, alors même que nous sommes happés par l'absurdité d'actions qui nous vident de nous-mêmes, comme par l'usure de l'habitude, n'est-il pas encore possible de « viser » à une vie sinon bonne du moins meilleure, « avec et pour autrui », dans des institutions que nous rendons ou rendrions « *justes* », comme le préconise Ricœur, à la suite d'Aristote ?

Notre liberté ne consiste-t-elle pas à nous hisser au-dessus de ce que nous savons et croyons, c'est-à-dire au-delà de toute maîtrise, pour laisser advenir ce qui est là en puissance, en « déploiement » possible d'être ?

Si la liberté d'Autrui est, comme le pense Levinas, « une supériorité qui vient de sa transcendance même », celle-ci est à étendre à nous qui sommes soignants et qui si souvent l'ignorons. Car « ce n'est pas la liberté qui rend compte de la transcendance d'Autrui, [c'est] la transcendance d'Autrui [qui] rend compte de la liberté ».[284]

Notre liberté ne peut, me semble-t-il, se penser hors de cette transcendance qui, la portant au-delà d'elle-même, l'appelle à une responsabilité dont les modalités sont sans cesse à créer.

Au prix de cette créativité, peut-être sera-t-il alors possible que se vérifient les mots de Hölderlin : « Là où est le danger, là aussi croît ce qui sauve. »

---

[284] *Ibid.*, pp. 86 et 249.

Bibliographie

Abelhauser Alain, « Entretien avec Didier Sicard », in « Cliniques méditerranéennes » N° 71, *Soigner, enseigner, évaluer ?* Erès, 2005.

Amar Alain, « La nouvelle gouvernance », in *La Lettre de la Psychiatrie française,* décembre 2006.

Arendt Hannah, *Du mensonge à la violence*, Paris, Calmann-Lévy, « Agora », 1994.

Arendt Hannah, *La crise de la culture*, Paris, Gallimard, « Folio essais », 1989.

Arendt Hannah, *La vie de l'esprit*, Paris, PUF, « Quadrige », 2005.

Aristote, *Ethique de Nicomaque*, Paris, GF-Flammarion, 1992.

Aristote, *Métaphysique*, Tome I, Paris, Librairie philosophique J. Vrin, 2000.

Aristote, *Physique*, Paris, Librairie philosophique J. Vrin, 1999.

Augustin (Saint), *Confessions*, Paris, GF-Flammarion, 1964.

Azam Geneviève, « Le despotisme de l'évaluation marchande. Le cas de la santé », *Courriel d'information Attac,* N° 466, Paris, 28 avril 2004.

Basaglia Franco, *L'Institution en négation. Rapport sur l'hôpital psychiatrique de Gorizia.* « Les institutions de la violence », Paris, Seuil, « Combats », 1970.

Benasayag Miguel et Schmit Gérard, *Les passions tristes. Souffrance psychique et crise sociale,* Paris, Editions La Découverte, 2003.

Bendaoud-Gallerne (Maude), « Note de lecture », in « Cliniques méditerranéennes » N° 71, *Soigner, enseigner, évaluer ?* Erès, 2005.

Bentham Jeremy, *Le Panopticon*, Paris, P. Belfond, « L'Echappée », 1977.

Berretta Michel (Dr), « La recherche de formation et d'évaluation : un plaisir longtemps différé (1996-2006) », in *La Lettre de la Psychiatrie française,* novembre 2006.

Bonnafé Lucien, *Désaliéner ? Folie(s) et Société(s).* « Sources du désaliénisme », Toulouse, Presses universitaires du Mirail/Privat, 1991.

Bruaire Claude, *La dialectique*, Paris, PUF, « *Que sais-je ?* », 1993.

Brun Jean, *Les stoïciens*, Textes choisis, Paris, PUF, 1998.

Canguilhem Georges, *Le normal et le pathologique*, Paris, PUF, « Quadrige », 2005.

Chrétien Jean-Louis, *De la fatigue*, Paris, Editions de minuit, 1996.

Condillac Etienne (Bonnot de), *Œuvres philosophiques,* Paris, Ed. Le Roy, 1951, t. III.

Cordier, Lachaux, Senon et Tyrode (Drs), « Information du patient en psychiatrie : Enjeux de la nouvelle loi », Paris, Wyeth, 2003.

Daumezon Georges (sous la direction de G. Maruani), *Psychiatrie et éthique*, Paris, Editions Privat, 1979.

Delruelle Edouard, *Métamorphoses du sujet. L'éthique philosophique de Socrate à Foucault*, Bruxelles, Editions De Boeck, 2006.

Descartes René, *Discours de la méthode*, Paris, GF-Flammarion, 2000.
Descartes René, *Méditations métaphysiques*, Paris, GF-Flammarion, 1992.
Epictète, *Entretiens*, in Jean Brun, *Les stoïciens*, Textes choisis, Paris, PUF, 1998.
Falret Jean-Pierre, *Des maladies mentales et des asiles d'aliénés*. « Du traitement général des aliénés », Paris, J.-B. Baillière, 1864.
Folscheid Dominique, *DESS d'éthique médicale et hospitalière,* UMLV, 2002-2003.
Folscheid Dominique, *DESS d'éthique médicale et hospitalière*, Cours de deuxième année, UMLV, 2003-2004.
Foucault Michel, *Dits et écrits*, Paris, Quarto-Gallimard, 1994-2002.
Foucault Michel, *Histoire de la folie à l'âge classique*, Paris, Gallimard, « *Tel* », 1976.
Foucault Michel, *L'herméneutique du sujet*, Cours au Collège de France, 1981-1982, Paris, Gallimard / Seuil, 2001.
Foucault Michel, *Le pouvoir psychiatrique, Cours au Collège de France. 1973-1974*, Paris, Gallimard / Seuil, 2003.
Frappat Hélène, *La violence*, Paris, GF-Flammarion, 1994.
Freud Sigmund, *L'inquiétante étrangeté et autres essais*, Paris, Gallimard, « Folio essais », 1988.
Freud Sigmund, *Métapsychologie*, Paris, Gallimard, « Idées », 1977.
Gentis Roger, *Guérir la vie*, Paris, Editions François Maspero, 1974.
George Raphaële, *Eloge de la fatigue*, Paris, Lettres Vives, 1985.
Georget, Etienne Jean, *De la folie. Considération sur cette maladie...*, Paris, Crevot, 1820.
Goldstein Kurt., *Der Aufbau des Organismus*, La Haye, Nijhoff, 1934.
Hatzenberger Antoine, *La liberté*, Paris, GF-Flammarion, 1999.
Hegel G.-W.-F., *Phénoménologie de l'Esprit I*, Paris, Gallimard, « Folio essais », 2004.
Hegel G.-W.-F., *Principes de philosophie du droit*, Paris, GF-Flammarion, 1999.
Hegel G.-W.-F., *La Raison dans l'histoire*, Paris, UGE, « 10/18 », 1965.
Heidegger Martin, *Essais et Conférences,* Paris, Gallimard, *« Tel »*, 2003.
Heidegger Martin, *Etre et temps*, Paris, Gallimard, 1986.
Heidegger Martin, *Lettre sur l'humanisme*, Paris, Aubier-Montaigne, 1983.
Heidegger Martin, *Questions I et II*, Paris, Gallimard, « *Tel* », 2006.
Heidegger Martin, *Questions III et IV*, Paris, Gallimard, « *Tel* », 2005.
Henry Michel, *La barbarie*, Paris, Grasset, 1987.
Hobbes Thomas, *Léviathan*, Paris, Gallimard, « Folio essais », 2003.
Husserl Edmund, *Idées directrices pour une phénoménologie*, Paris, Gallimard, 1977.
Husserl Edmund, *Méditations cartésiennes*, Paris, PUF, Epiméthée, 1994.
Jeannerod Marc, « Neurosciences et psychiatrie. Attirance ou répulsion ? », *PSN*, vol. I, n° 4, septembre-octobre 2003.

Kahn-Bensaude I.. (Dr) et Degos C.-F. (Pr), « Bulletin du Conseil de l'Ordre de la Ville de Paris », Paris, septembre 2006.

Kant Emmanuel, *Critique de la raison pratique*, Paris, PUF, « Quadrige », 2000.

Kant Emmanuel, *Critique de la raison pure*, Paris, PUF, « Quadrige », 2004.

Kant Emmanuel, *Fondements de la métaphysique des mœurs*, Paris, Le Livre de Poche, « *Biblio essais* », 2001.

Kant Emmanuel, *Métaphysique des mœurs II*, *Doctrine du droit*, Paris, GF-Flammarion, 1994.

Levinas Emmanuel, *Altérité et transcendance*, Paris, Le Livre de Poche, « *Biblio essais* », 2006.

Levinas Emmanuel, *Autrement qu'être ou au-delà de l'essence*, Paris, Le Livre de Poche, « *Biblio essais* », 2001.

Levinas Emmanuel, *De l'existence à l'existant*, Paris, Librairie philosophique J. Vrin, 1993.

Levinas Emmanuel, *Difficile liberté*, Paris, Le Livre de Poche, « *Biblio essais* », 1984.

Levinas Emmanuel, *Ethique et infini*, Paris, Le Livre de Poche, « *Biblio essais* », 1993.

Levinas Emmanuel, *Le temps et l'autre*, Paris, PUF, « Quadrige », 2001.

Levinas Emmanuel, *Totalité et infini*, Paris, Le Livre de Poche, « *Biblio essais* », 2003.

Lottin Jean-Jacques, « L'évaluation, une nouvelle maladie iatrogène ? », in « Cliniques méditerranéennes » N° 71, *Soigner, enseigner, évaluer ?* Erès, 2005.

Marc-Aurèle, *Pensées pour moi-même*, Paris, GF-Flammarion, 1964.

Mattéi Jean-François, *La barbarie intérieure*, Paris, PUF, « Quadrige », 2004.

Mattéi Jean-François, *La crise du sens*, Paris, Editions Cecile Defaut, 2006.

Marx Karl, *Œuvres I et II,* Paris, Gallimard, « La Pléiade », 1968.

Michaud Yves, *La Violence*, Paris, PUF, « *Que sais-je* ? », 1986.

Miller Jacques-Alain, Milner Jean-Claude, *Voulez-vous être évalué ? Entretiens avec une machine d'imposture*, Paris, Grasset, « Figures », 2004.

Milner Jean-Claude, « Entretien avec Antoine Verstraet », in « Cliniques méditerranéennes, N° 71, *Soigner, enseigner, évaluer ?* Erès, 2005.

Nancy Jean-Luc, *Ego sum*, Paris, Aubier Flammarion, 1979.

Nietzsche, *Le Crépuscule des idoles*, Paris, GF-Flammarion, 1985.

Nietzsche Friedrich, *Généalogie de la morale*, Paris, Gallimard, « Folio essais », 1985.

Nietzsche Friedrich, *Par-delà bien et mal*, Paris, Gallimard, « Folio essais », 1987.

Nietzsche Friedrich, *La volonté de puissance II*, Paris, Gallimard, « *Tel* », 1995.

Pascal Blaise, *Pensées*, Paris, GF-Flammarion, 2002.

Pinel Philippe, *Traité médico-philosophique sur l'aliénation mentale*, Paris, Richard, Caille et Ravier, 1800.
Platon, *La République*, Paris, GF-Flammarion, 1998.
Ravaisson Félix, *De l'Habitude*, Paris, Editions Payot & Rivages, « Rivages poche / Petite Bibliothèque », 1996.
Ricœur Paul, *Soi-même comme un autre*, Paris, Seuil, « Points », 1996.
Rousseau Jean-Jacques, *Du contrat social*, Paris, GF-Flammarion, 2001.
Sartre Jean-Paul, *Cahiers pour une morale*, Paris, Gallimard, 1983.
Sartre Jean-Paul, *L'être et le néant*, Paris, Gallimard, « *Tel* », 1976.
Sartre Jean-Paul, *L'existentialisme est un humanisme*, Paris, Gallimard, 1996.
Searle J.-R., *L'Intentionnalité. Essai de philosophie des états mentaux*, Paris, Editions de Minuit, 1985.
Scheler Max, *L'homme du ressentiment*, Paris, Gallimard, 1958.
Sibony Daniel, *Violence*, Paris, Seuil, 1998.
Taylor Charles, *Le malaise de la modernité*, Paris, Editions du Cerf, 2005.
Terestchenko Michel, *Un si fragile vernis d'humanité. Banalité du mal, banalité du bien*, Paris, La Découverte / M.A.U.S.S., 2005.
Tomès Arnaud, *Le sujet*, Paris, Ellipses, 2005.
Touraine Alain, Khosrokhavar Farhad, *La Recherche de soi. Dialogue sur le Sujet*, Paris, Le Livre de Poche, « *Biblio essais »,* 2005.
Weber Max, *Le savant et le politique*, Paris, Plon, « 10/18 », 2002.
Weil Eric, *Logique de la philosophie*, Paris, Librairie philosophique J. Vrin, 1996.
Weil Simone, *La pesanteur et la grâce*, Paris, Plon, « Agora », 1988.

Articles (parus sur Internet) et rapports cités

Clinique de La Borde, wikipedia.org./wiki/Clinique_de_La_Borde. Collectif *Pas de 0 de conduite pour les enfants de 3 ans*, Erès, juin 2006.
Courant G., « Eléments d'une histoire (2e partie) : De Saint-Alban au Groupe de Sèvres », disponible sur :
centreguenouvry.free.fr/psychinst2.htm, juin 2003 ;
EPS Maison Blanche, « Rapport d'évaluation des pratiques professionnelles », Paris, novembre 2006.
INSERM, *Trouble des conduites chez l'enfant et l'adolescent. Une expertise collective de l'Inserm*, dossier de presse, Paris, septembre 2005.
Lacroix Jean, « La signification de la folie selon Michel Foucault », disponible sur :
http://www.girafe-info.net/jean_lacroix/foucault.htm, décembre 1999.
Trémolières François, « *Psukhè* », in Encyclopædia Universalis, version 2004.

Index nominum

Abelhauser (Alain), 254.
Accoyer, 226.
Amar (Alain), 299.
Arendt (Hannah), 29, 30, 33, 86, 132, 141, 181, 226, 255, 308.
Aristote, 9, 26, 30, 37, 50, 64, 67, 81, 84, 89, 165, 218, 219, 273, 278, 279, 290, 291, 292, 308.
Augustin (Saint), 9, 10, 81, 85, 86, 87, 89, 110.
Averroès, 219.
Ayme (Jean), 199.
Azam (Geneviève), 226, 228.
Bacon (Francis), 227, 306.
Baillon (Guy), 204.
Balmary (Marie), 113.
Balvet (Paul), 199.
Barnes (Mary), 198, 204.
Basaglia, (Franco), 198.
Benasayag (Miguel), 210.
Bendaoud-Gallerne (Maude), 250, 252.
Bentham (Jeremy),184, 185, 186, 187.
Berke (Joseph), 198, 204.
Bernheim (Hippolyte), 194.
Bonnafé (Lucien), 198, 199, 200, 204, 205.
Bovelles (Charles de), 86.
Broca (Paul), 192.
Bruaire (Claude), 8, 17, 18, 21, 22, 25, 26, 27.
Buber (Martin), 298.
Canguilhem (Georges), 67, 68, 199.
Charcot (Jean Martin), 193, 194, 195, 196, 197.
Chaurand (André), 199.
Chrétien (Jean-Louis), 23, 276, 278, 279, 280, 281.
Chrysippe, 57.
Cicéron, 57.
Clément d'Alexandrie, 56.
Cléry-Melin (Philippe), 226.
Condillac (Etienne Bonnot de), 276.
Cooper (David), 198, 204.
Dab (W.), 254.
Danion (Jean-Marie), 232.
Daumezon (Georges), 200, 300.
Delruelle (Edouard), 89, 93, 96, 98,101, 107.
Descartes (René), 13, 68, 87, 88, 89, 91, 94, 98, 102, 125, 217, 224, 225, 236, 278, 306.
Diogène Laërce, 56.
Duchenne de Boulogne (Guillaume), 192.
Eluard (Paul), 199.
Empédocle, 219.
Epictète, 55, 57, 58, 59.
Esquirol (Jean-Etienne), 185.
Esterson (Aaron.), 198.
Falret (Jean-Pierre), 186, 190.
Falret (Jules Phippe Joseph), 192.
Folscheid (Dominique), 11, 220.
Foucault (Michel), 107, 108, 182, 183, I84, 185, 187, 188, 189,193, 194, 196, 197, 205, 206.
Frappat (Hélène), 132, 144.
Freud (Sigmund), 9, 38, 94, 97, 98, 99, 100, 193, 195, 196, 198, 211, 225.
Gentis (Roger), 198, 199, 202, 204, 206.
George (Raphaële), 281.
Georget (Etienne Jean), 187..
Guattari (Félix), 198.
Hegel (Georg-W.-F.), 9, 27, 75, 81, 92, 93, 94, 98, 127, 144, 180, 211.

Heidegger (Martin), 13, 29, 31, 32, 33, 34, 37, 38, 53, 55, 64, 65, 74, 94, 101, 102, 103, 104, 105, 106, 115, 126, 210, 211, 213, 215, 224, 248, 269, 288, 289, 297, 306, 307.
Henry (Michel), 47.
Héraclite, 33, 37, 38, 53, 306.
Hippocrate, 20, 219.
Hobbes (Thomas), 21, 22, 123, 133, 138, 146, 249.
Hölderlin, 32, 106, 269, 308.
Husserl (Edmund), 100, 101, 102, 104, 287.
Jeannerod (Marc), 221, 223.
Kant (Emmanuel), 8, 9, 22, 24, 25, 89, 90, 91, 93, 94, 98, 99, 102, 129, 133, 144, 145, 146, 172, 173, 174, 203, 211, 221, 301, 306.
Koechlin (Philippe.), 200.
Lacan (Jacques), 98.
Lacroix (Jean), 182.
Laing (Ronald D.), 198, 204.
Lashley (Karl), 223.
Leuret (François), 188, 190.
Levinas (Emmanuel), 13, 53, 115, 117, 149, 157, 165, 168, 169, 170, 172, 173, 208, 209, 263, 273, 280, 281, 282, 285, 288, 289, 290, 291, 292, 293, 294, 295, 296, 297, 298, 301, 307, 308.
Lottin (Jean-Jacques), 253.
Lucrèce, 23, 219.
Maine de Biran, 73.
Malebranche (Nicolas de), 277, 279.
Marc-Aurèle, 56, 58, 85.
Marti (José), 255.
Marx (Karl), 94, 99, 225.
Mattéi (Jean-François), 9, 10, 84, 85, 86, 87, 88,156.
Merleau-Ponty (Maurice), 82.
Michaud (Yves), 132.
Miller (Jacques-Alain), 249, 252.
Milner (Jean-Claude), 249, 250, 251, 252.
Nancy (Jean-Luc), 87.
Nietzsche (Friedrich), 75, 94, 95, 96, 97, 98, 103, 105, 106, 107, 108, 116.
Oury (Jean), 198, 199, 204.
Parménide, 30.
Pascal (Blaise), 14, 61.
Paul (Saint), 110.
Paumelle (Philippe.), 200.
Perruche (Nicolas), 235.
Pinel (Philippe), 183, 190.
Platon, 30, 85, 87, 89, 90, 208, 218.
Postel (Jean), 204.
Pythagore, 218.
Ravaisson (Félix), 50, 273, 275, 276.
Rey (Alain), 273.
Ricœur (Paul), 72, 73, 74, 76, 82, 94, 290, 291, 292, 298, 299, 302, 303, 308.
Rousseau (Jean-Jacques), 93.
Sartre (Jean-Paul), 81, 104, 105, 106, 108, 109, 111, 198, 287.
Scheler (Max), 96.
Schmit (Gérard), 210.
Sibony (Daniel), 123, 163, 164, 165.
Sicard (Didier), 254.
Simon (Hermann), 199.
Simplicius, 57.
Sirota (André), 233.
Socrate, 22, 30, 33, 84.
Taylor (Charles), 86, 109, 227.
Terestchenko (Michel), 303.
Thomas d'Aquin, 219.
Tosquelles (François), 199.
Voltaire, 106.
Weber (Max), 133, 156, 157.
Weil (Eric), 208.
Weil (Simone), 13.
Weizsäcker (Viktor von), 160, 179.

Index rerum

altérité, 7, 8, 64, 72, 73, 74, 75, 76, 133, 149, 153, 164, 165, 170, 172, 173, 202, 210, 211, 256, 283, 285, 286, 287, 288, 292, 293, 294, 295, 296, 298, 308.

âme, 9, 10, 85, 87, 91, 217, 218, 219, 307.

assujettissement, 10, 12, 14, 87, 88, 109, 196, 203, 217, 259, 279, 283, 285, 305, 307.

autonomie, 8, 12, 13, 17, 18, 20, 21, 22, 23, 24, 25, 26, 27, 40, 54, 60, 62, 90, 91, 98, 113, 126, 135, 149, 150, 154, 156, 205, 225, 231, 242, 249, 259, 262, 277, 285, 299, 301, 302, 303, 305, 306.

autorité, 54, 83, 123, 132, 133, 138, 139, 146, 147, 148, 152, 181, 182, 190.

contrainte, 20, 50, 122, 124, 127, 131, 132, 133, 138, 140, 141, 142, 143, 144, 145, 151, 187, 188, 202, 203, 207, 209, 234, 236, 255, 275.

droit, 14, 19, 20, 52, 77, 93, 100, 107, 123, 125, 129, 133, 141, 143, 144, 145, 149, 154, 155, 157, 164, 175, 179, 180, 194, 198, 203, 211, 216, 235, 237, 242, 246.

Dasein, 74, 102, 104, 115, 179, 288.

esprit, 27, 29, 30, 86, 92, 93, 94, 185, 217, 218, 219, 223, 224, 225, 240, 276, 277, 279, 308.

éthique, 7, 12, 33, 40, 49, 53, 77, 83, 84, 93, 108, 134, 149, 155, 156, 157, 173, 179, 202, 236, 247, 254, 255, 260, 263, 267, 268, 273, 278, 283, 288, 290, 293, 295, 297, 301, 306, 307.

êthos, 7, 11, 14, 33, 34, 41, 42, 45, 47, 50, 53, 55, 61, 77, 83, 84, 102, 108, 158, 162, 165, 201, 259, 262, 264, 268, 273, 292, 306.

Etre, 10, 29, 30, 31, 32, 33, 34, 35, 86, 89, 92, 93, 102, 103, 104, 105, 106, 115, 116, 213, 281, 288, 301, 306.

habitude, 50, 271, 273, 274, 275, 276, 277, 308.

habitus, 37, 60, 70, 108, 248, 274, 306.

Gestell, 7, 210, 224, 225, 228, 230, 252, 285, 306.

indépendance, 8, 13, 17, 18, 19, 20, 21, 25, 26, 27, 54, 126.

justice, 19, 56, 141, 151, 236, 238, 297, 298, 299, 301, 303, 308.

liberté, 7, 8, 12, 13, 17, 18, 19, 21, 22, 25, 26, 27, 30, 33, 34, 54, 55, 56, 57, 58, 59, 70, 75, 77, 90, 97, 103, 109, 111, 124, 126, 131, 133, 140, 141, 143, 144, 145, 147, 148, 151, 156, 165, 173, 180, 187, 188, 194, 195, 196, 197, 201, 202, 203, 205, 209, 211, 227, 228, 234, 240, 241, 247, 249, 263, 269, 271, 272, 273, 274, 275, 276, 277, 279, 282, 283, 285, 286, 288, 292, 293, 295, 299, 300, 303, 305, 307, 308.

noûs, 30, 218.

ontologie, 33, 73, 288, 297, 307.

personne, 8, 9, 11, 20, 21, 24, 25, 40, 47, 49, 50, 60, 64, 68, 73, 81, 85, 89, 90, 121, 123, 125, 131, 133, 138, 139, 140, 143, 144, 146, 147, 149, 156, 168, 169, 170, 172, 174, 176, 178, 180, 181, 183, 187, 208, 213, 215, 223, 226, 227, 228, 231, 233,

235, 237, 241, 242, 246, 248, 254, 260, 278, 281, 289, 295, 301.
pouvoir, 17, 22, 26, 33, 50, 51, 57, 65, 72, 73, 90, 102, 107, 108, 111, 116, 119, 123, 124, 127, 132, 133, 134, 146, 149, 154, 165, 167, 168, 171, 175, 180, 181, 182, 183, 184, 185, 186, 187, 189, 191, 194, 195, 196, 197, 198, 201, 203, 204, 205, 206, 213, 216, 227, 241, 250, 252, 255, 261, 263, 264, 265, 267, 281, 282, 288, 292, 295, 296, 300, 302, 305, 307.
psukhé, 218, 219.
puissance, 10, 11, 12, 68, 70, 91, 94, 95, 96, 114, 116, 122, 125, 126, 132, 133, 154, 168, 172, 175, 187, 188, 209, 219, 226, 255, 275, 276, 286, 308.
raison, 7, 8, 12, 22, 24, 25, 56, 58, 86, 90, 91, 92, 93, 99, 100, 145, 155, 182, 183.
respect, 9, 24, 113, 123, 133, 141, 143, 144, 145, 146, 151, 156, 161, 164, 174, 186, 231, 232, 243, 244, 246, 248, 254, 263, 299.
responsabilité, 11, 20, 40, 57, 63, 81, 83, 117, 120, 136, 141, 142, 147, 149, 152, 153, 154, 156, 157, 169, 202, 231, 234, 236, 241, 242, 247, 291, 295, 296, 297, 301, 302, 307, 308.
savoir, 7, 10, 13, 14, 65, 86, 87, 94, 100, 125, 149, 154, 171, 174, 175, 180, 185, 186, 189, 190, 191, 195, 196, 197, 206, 207, 210, 215, 218, 225, 227, 236, 237, 252, 265, 281, 282, 293, 295, 307.
subjectivité, 10, 87, 89, 92, 93, 98, 102, 104, 105, 110, 289, 306.
sujet, 8, 9, 10, 12, 13, 14, 42, 46, 70, 74, 77, 81, 82, 83, 84, 85, 86, 87, 88, 89, 91, 92, 93, 94, 95, 96, 97, 98, 99, 100, 101, 102, 103, 104, 105, 106, 107, 108, 109, 110, 111, 115, 126, 165, 170, 172, 183, 211, 219, 220, 221, 229, 246, 247, 254, 271, 287, 289, 294, 295, 296, 300, 301, 306.
transcendance, 10, 13, 64, 87, 94, 102, 103, 106, 110, 134, 182, 219, 296, 306, 308.
violence, 7, 22, 39, 49, 53, 97, 111, 112, 117, 118, 119, 121, 122, 123, 124, 126, 127, 131, 132, 133, 134, 136, 137, 139, 140, 141, 142, 143, 144, 146, 147, 149, 152, 153, 159, 160, 161, 162, 163, 164, 165, 166, 167, 168, 172, 173, 174, 175, 176, 177, 178, 179, 180, 181, 182, 202, 203, 207, 208, 209, 211, 212, 213, 214, 225, 226, 234, 247, 255, 256, 267, 272, 282, 286, 305.
Visage, 115, 149, 173, 176, 292, 293, 294, 295, 296, 297, 298, 301, 302, 307.
volonté, 19, 22, 24, 25, 27, 56, 73, 90, 91, 93, 95, 96, 103, 116, 141, 147, 151, 168, 182, 186, 187, 193, 200, 203, 204, 225, 241, 255, 262, 263, 275, 302, 305, 308.

Table des matières

Introduction **7**

Première partie
La liberté en question

Chapitre premier : Une double polarité **17**
Une indépendance mythique 18
Une liberté surveillée 19
L'autonomie : entre indépendance et hétéronomie 21
Autonomie ou automatisme ? 23
La personne : fondement de l'autonomie 24
La pensée : condition nécessaire de la liberté 25
Chapitre deux : Que veut dire *penser* ? **29**
De la pensée à l'Etre 29
Essence et sens de l'agir 30
Du sens au signe 32
Êthos et liberté 33
Chapitre trois : L'*habitus* d'une pratique **37**
Ici aussi les dieux sont-ils présents ? 37
L'insolite : ouverture de l'*êthos* 41
Une nouvelle voie 41
La voix des dieux 42
Les dieux dérobés 46
Clinicienne ou gestionnaire ? 48
L'injonction des tutelles administratives 51
Que signifie *habiter* ? 53
La position stoïcienne 55
Fatalisme ou liberté ? 55
Le Destin en question 57
Consentement et Providence 58
Une fatalité surmontée 59
Chapitre quatre : Soi-même comme un autre **61**
Une fragilité censurée 62
Le diktat de l'efficacité médicale 66
Une « norme » déplacée 67
Une santé non formatée 67
Du corps que l'on a au corps que l'on est 68

L'émergence de soi : de la passivité à l'attestation 72
Un corps étranger ou médiateur ? 73
Le tiers conscient 75

Deuxième partie
La question du sujet :
entre assujettissement et subjectivisme

Chapitre premier : Les origines du sujet **83**
Le sujet en question 83
Les fondements du sujet 85
Chapitre deux : Dérives et métamorphoses du sujet **89**
Subjectivité du sujet 89
De la subjectivité à la subjectivation du sujet 92
Décentrement du sujet 94
Retour à la conscience 100
Le *souci* ou l'extériorité de la conscience 101
Un sujet condamné à être libre 104
Sujet *fondé* ou *éclaté* ? 106
Chapitre trois : Du soignant en tant que sujet **111**
Déni d'autrui 112
Déni de soi et de sa propre souffrance 113
Du déni à la reconnaissance de soi 116
La fin d'une illusion 118
Un doute nécessaire 125

Troisième partie
Phénoménologie de la violence

Chapitre premier : Genèse d'une intrusion **135**
Chronique d'un internement 135
L'effraction : une nécessité sans loi ? 140
Entre dangerosité et liberté 141
Une responsabilité sous contrainte 141
Droit sans contrainte ou contrainte sans droit ? 144
Epilogue 148
Chapitre deux : De la suggestion à l'injonction **151**
Le cas de S. : l'appel à responsabilité 152
Précaution oblige ! 154
Responsabilité ou conviction ? 156

Chapitre trois : Les visages de la violence **159**
L'addiction : figure du vide 159
Le suicide comme événement 166
Des origines de la violence institutionnelle 173
Chapitre quatre : Les enjeux du pouvoir psychiatrique **181**
De quel pouvoir s'agit-il ? 181
Le pouvoir de l'asile 182
Le Panoptique de Bentham : un regard permanent 184
L'hôpital « benthamisé » 185
Fonction thérapeutique de l'asile 186
La pratique psychiatrique est-elle médicale ? 188
- Le clivage psychiatrie/médecine ; théorie/pratique 189
- L'omniprésence du « corps » médical 189
La folie médicalisée 191
La dépsychiatrisation : persistance ou déplacement d'un pouvoir 195
L'antipsychiatrie : mise à sac d'un pouvoir 197
Les origines de la psychiatrie institutionnelle 199
Liberté ou laxisme ? 201
Des logiques antinomiques 203
- Un pouvoir dé-fait 203
- Un pouvoir détenu 204
- Un pouvoir déplacé 205
Discours sur la violence ou violence du discours ? 207
Discours « sur » : discours « hors » du réel 208
Un discours codifié 209
Un discours aliénant 211
Un pouvoir aliéné 213
Chapitre cinq : De l'assujettissement des pratiques **217**
Vers une logique de l'arraisonnement : du corps à l'âme-machine 217
De la psukhê au psychisme : une perte de sens 218
Les neurosciences ou la primauté de l'objectivable 220
Du tout connaissable au tout comportemental 226
L'enfant encadré, éduqué, programmé 228
- Diktat d'une enquête 228
- L'arraisonnement du « Gestell » 230
- L'enfant fiché 232
Les nouveaux impératifs médicaux 234
De l'information des patients... 235
... A la formation et l'évaluation des médecins 242
Un exemple d'EPP : l'« isolement thérapeutique » 244
L'imposture 249

Quatrième partie
L'humanité du soignant

Chapitre premier : Un *êthos* en souffrance **259**
Un temps atomisé ; un patient stigmatisé 260
Entre vouloir et pouvoir 261
Un *êthos* en souffrance pour qui ? 264
Les cadres ? 264
Le personnel soignant ? 266
Peut-on encore parler d'éthique ? 267
Chapitre deux : L'être soignant **271**
Les implications du soin 271
Les antonymes du soin 272
L'impatience 272
De l'habitude à la fatigue 273
- *L'habitude* 273
- *La fatigue* 276

Chapitre trois : L'altérité, une liberté transcendée **285**
La conquête d'une autonomie 285
Les harmoniques de l'altérité 287
L'altérité : de l'ontologie à l'éthique 288
Le Visage : assignation ou appel ? 293
L'institution : entre *avoir* et *être* 299

Conclusion **305**

Bibliographie **309**

Index **313**
Index nominum 313
Index rerum 315

Psychologie et psychanalyse aux éditions L'Harmattan

Dernières parutions

JOURNAL D'UNE ANOREXIQUE BOULIMIQUE
Le combat d'un ange
Cindy C.
Un triste soir d'octobre 2012, notre vie s'est suspendue. Nous venions d'apprendre que notre fille Cindy avait choisi de s'envoler pour toujours... Cela faisait cinq ans, depuis son agression sexuelle, que la vie de notre fille s'était elle aussi suspendue. L'anorexie et sa grande complice, la boulimie, étaient alors entrées chez nous, empoisonnant à jamais nos existences, jusqu'à ce billet sans retour. Ce livre contient le journal intime tenu par Cindy.
(19.00 euros, 192 p.)
ISBN : 978-2-343-06121-4, ISBN EBOOK : 978-2-336-37619-6

MÉMOIRES D'UN PROCRASTINATEUR
Declerck Michèle
Non, cela n'a rien de drôle, la procrastination, même si on a pu parfois s'en amuser. C'est pourquoi Michèle Declerck a choisi, plutôt que d'en décrire une fois de plus les manifestations, de prêter sa parole au procrastinateur, celui qui, à force de ne rien faire de ses journées, finit par oublier l'avertissement de Kundera selon lequel la vie est « la seule expérience qu'on ne peut recommencer 2 fois ». Comment pourrait-il écrire ses Mémoires, lui qui en a si peu ...
(18.00 euros, 188 p.)
ISBN : 978-2-343-06250-1, ISBN EBOOK : 978-2-336-38176-3

LE TOUT DERNIER ENSEIGNEMENT DE LACAN
Un renouvellement de la clinique ?
Godebski Jean - Préface de Marc Lévy - Postface de Jean-Claude Affre
Premier ouvrage consacré au « tout dernier enseignement de Jacques Lacan », Jean Godebski synthétise le questionnement le plus radical jamais formulé du fondement même de la psychanalyse ! C'est la recherche d'une pratique profondément renouvelée de la psychanalyse, opérante dans le monde d'aujourd'hui.
(Coll. Études Psychanalytiques, 11.50 euros, 92 p.)
ISBN : 978-2-343-05798-9, ISBN EBOOK : 978-2-336-38070-4

AU VIF DE LA VIOLENCE
Écouter et accompagner les auteurs de violences intrafamiliales
Sous la direction de Richard Hellbrunn
Les auteurs, sous la direction de Richard Hellbrunn, ont mené un travail destiné aux auteurs de violences intrafamiliales pendant cinq années dans le milieu associatif. Cet ouvrage a l'ambition d'ouvrir un espace de parole pour ces personnes qui ont achevé leur travail avec eux, afin qu'ils puissent dire ce qu'ils pensent de leur traversée, plus ou moins réussie, de la violence répétitive dans laquelle ils se sentaient enfermés.
(Coll. Antidotes, 19.00 euros, 194 p.)
ISBN : 978-2-343-06315-7, ISBN EBOOK : 978-2-336-38175-6

LES MAUX DU CORPS SUR LE DIVAN
Perspective psychosomatique
Sous la direction de Daniel Lysek
Les auteurs s'appuient sur leur expérience analytique pour proposer une vision novatrice de la psychosomatique. Ne se limitant pas aux classiques maladies psychosomatiques, ils analysent de multiples interactions esprit-corps pour montrer qu'elles tissent notre être en permanence. Écrit dans un langage clair truffé d'exemples, ce livre s'adresse à toute personne s'intéressant à l'action du psychisme sur le corps.
(Coll. Études Psychanalytiques, 27.50 euros, 266 p.)
ISBN : 978-2-343-06092-7, ISBN EBOOK : 978-2-336-38187-9

L'IDÉE DE DIEU CHEZ FREUD ET JUNG
Barros Gewehr Rodrigo - Préface de Christian Gaillard
Dieu n'est pas un objet psychanalytique. Alors ? Il va s'agir ici d'interroger la psychanalyse, les psychanalystes, leurs démarches - ici, en l'occurrence Freud et Jung - à propos d'un objet qui nous vient du fond des temps, mais un objet qu'ils n'ont pas pris à leur compte, du moins pas directement, qu'ils ne savent pas trop comment appréhender ou qui leur échappe et dont peut-être ils voudraient bien ne rien trop savoir.
(Coll. Études Psychanalytiques, 36.00 euros, 354 p.)
ISBN : 978-2-343-05845-0, ISBN EBOOK : 978-2-336-38077-3

D'AUTRES PSYCHOTIQUES QUE MOI DE LA PSYCHOSE
Images de la psychose ordinaire en thérapie (et ailleurs)
Tenenbaum Lucien
On les dit border-line, faux-selfs, histrioniques, caméléons, hyper-normaux. Ce sont des psychotiques ordinaires ! Ils sont comme tout le monde, avec, tapie dans un recoin de leur monde imaginaire, la croyance en un ennemi invisible. Le scénario invisible de la grande menace modèle leur quotidien et les conduit un jour en thérapie ! L'auteur montre comment le praticien peut accompagner cette délicate traversée, à l'aide de témoignages directs, notamment ceux d'un criminel et de deux écrivains célèbres.
(Coll. Études Psychanalytiques, 24.50 euros, 240 p.)
ISBN : 978-2-343-05611-1, ISBN EBOOK : 978-2-336-37446-8

SE RACONTER ENTRE VIOLENCE ET RÉSISTANCE
Enjeux sociaux et politiques de la recherche biographique
Le sujet dans la Cité Hors-série Actuels 4
Sous la direction de Christophe Niewiadomski et Christine Delory-Momberger
Ce volume réunit des textes qui rendent compte de la multiplicité de l'expérience narrative du sujet contemporain et en font ressortir la dimension sociale et politique. Les contributions rassemblées abordent les multiples écueils du récit de soi et de son adresse dans des contextes de violences réelles et symboliques souvent extrêmes et interrogent le pouvoir d'affirmation et de résistance du récit et les limites qu'il rencontre.
(19.50 euros, 192 p.)
ISBN : 978-2-343-06014-9, ISBN EBOOK : 978-2-336-37629-5

PARCOURS AVEC AUTISME(S)
Éloge d'une différence
Larchez Michèle
Avec son fils Nicolas, jeune autiste adulte, en miroir, l'auteur s'intéresse aux impacts que cet accident de la vie a eus sur leurs parcours individuels et sur leur capacité à rebondir. Entre autiste et artiste, il n'y a que le glissement d'une consonne. Ce glissement est le fruit du désir d'existence. Michèle Larchez revisite les «clairières» qu'ils ont été amenés à créer, elle en tant que mère qui se bat pour l'autonomie de son fils, autant que lui dans ses relations avec autrui. Que de stratégies inventives pour «être au monde» dans sa singularité...
(Coll. Antidotes, 12.00 euros, 106 p.)
ISBN : 978-2-343-06063-7, ISBN EBOOK : 978-2-336-37537-3

ŒUVRES
Wallon Henri - Édition réalisée par Émile Jalley et Philippe Wallon
Henri Wallon (1879-1962) est le plus grand psychologue français et forme, avec Sigmund Freud et Jean Piaget, le trio des psychologues les plus importants au sein de la culture européenne et mondiale. Cette nouvelle édition en 7 volumes comprend environ la moitié de son œuvre ainsi que celle de son épouse et collaboratrice Germaine Wallon-Rousset (1893-1953). Le tome 1 comprend quatre livres importants de Wallon : sa thèse sur le Délire de persécution (1909), sa «Psychologie pathologique» (1926), «Les principes de psychologie appliquée» (1930) et «Les mécanismes de la mémoire» (1951). Les tomes 2, 3, 4, 5 et 6 publient 318 articles oubliés d'Henri Wallon sur l'ensemble des champs de la psychologie scientifique.
ŒUVRES 1 : DÉLIRE DE PERSÉCUTION, PSYCHOLOGIE PATHOLOGIQUE
Principes de psychologie appliquée, les mécanismes de la mémoire (1909, 1926, 1930, 1951)
(39.00 euros, 504 p.) ISBN : 978-2-343-06034-7, ISBN EBOOK : 978-2-336-37447-5
ŒUVRES 2 : 1903-1929
(40.00 euros, 516 p.) ISBN : 978-2-336-30263-8, ISBN EBOOK : 978-2-336-37459-8
ŒUVRES 3 : 1930-1937
(39.00 euros, 494 p.) ISBN : 978-2-336-30264-5, ISBN EBOOK : 978-2-336-37460-4
ŒUVRES 4 : 1938 1950
(37.00 euros, 468 p.) ISBN : 978-2-336-30265-2, ISBN EBOOK : 978-2-336-37461-1
ŒUVRES 5 : 1951-1956
(36.00 euros, 430 p.) ISBN : 978-2-336-30266-9, ISBN EBOOK : 978-2-336-37462-8
ŒUVRES 6 : 1957-1963
(36.00 euros, 446 p.) ISBN : 978-2-336-30267-6, ISBN EBOOK : 978-2-336-37463-5

LES NOTIONS MORALES CHEZ L'ENFANT (1949)
Wallon-Rousset Germaine - Édition réalisée par Émile Jalley et Philippe Wallon
Ce volume est le tome VII des *Œuvres* de Henri Wallon (1879-1962) et de son épouse et collaboratrice Germaine Wallon-Rousset (1893-1953). L'auteur fait une étude comparative, du point de vue des différentes valeurs du jugement moral, en montrant leurs ressemblances et leurs différences, chez les garçons et les filles d'âge scolaire : méchanceté, bonté, bravoure, malhonnêteté, action honteuse. La réédition de ce livre est bienvenue en cette période d'interrogation sur les valeurs de l'école laïque et républicaine.
(31.00 euros, 298 p.) ISBN : 978-2-343-06089-7, ISBN EBOOK : 978-2-336-37605-9

FREUD
«L'inavouable secret» (Essai/Fiction)
Gavello Jacqueline
Freud refusa de se soumettre à l'analyse au motif qu'en sa qualité de père de la psychanalyse, il perdrait son autorité. Freud, privé d'analyste, s'analysa lui-même. Pour autant, une autoanalyse ne lui permit pas une totale liquidation de sa névrose, du fait d'auto-résistances. Aussi l'auteur entreprend-il l'analyse des défenses et résistances freudiennes, il tente de parachever l'analyse de Freud dont l'inachèvement peut avoir des répercussions sur certaines de ses conclusions.
(Coll. Études Psychanalytiques, 26.00 euros, 250 p.)
ISBN : 978-2-343-05190-1, ISBN EBOOK : 978-2-336-37396-6

DOULEURS PSYCHIQUES ET ANGOISSES
Entre psychanalyse et mathématique
Bompard-Porte Michèle, Bennequin Daniel
Que sont les douleurs et angoisses qui persistent après une cure psychanalytique ? Les partager est une pratique psychothérapeutique qui les élabore. Une psychanalyste et un mathématicien décrivent des vides homologiques créés dès la prime enfance, sources de douleurs majeures. Des artistes sont sollicités, dont Marina Tsvetaeva et Nicolas de Staël. L'étiologie, la neurophysiologie, la dynamique, la créativité, l'absurdité et la gravité des angoisses et douleurs précoces sont étudiées… et leur possible apaisement (relatif !).
(32.50 euros, 328 p.)
ISBN : 978-2-343-05627-2, ISBN EBOOK : 978-2-336-37507-6

LE CONGRÈS DE MARIENBAD (1936)
Un rendez-vous manqué avec Lacan
Traduction par Marc Géraud, introduction et postface par Émile Jalley, Association psychanalytique internationale Bergler - Bibring - Fenichel - Glover - Laforgue - Nunberg - Strachey
Lors du Congrès de Marienbad, tenu en 1936, le Président Ernest Jones a empêché Jacques Lacan d'achever sa première intervention internationale au sujet du stade du miroir. Jusqu'ici inconnus du public, les débats de Marienbad intéressent l'époque actuelle par leur confrontation des résultats de la psychanalyse et ceux des psychothérapies : il en ressort que ceux de la psychanalyse seraient plus profonds et durables. Ce type de perspective semble beaucoup manquer au débat français contemporain, par exemple à propos de la théorie du genre.
(Coll. Civilisation allemande, 16.50 euros, 154 p.)
ISBN : 978-2-343-05731-6, ISBN EBOOK : 978-2-336-37345-4

LE SPIRITUEL ET LA PSYCHANALYSE
Essais
Samama Claude-Raphaël
Les essais de ce livre se proposent de conforter la pensée psychanalytique première et l'existence d'un Inconscient élargi comme concept et réalité.
(Coll. Études Psychanalytiques, 22.50 euros, 232 p.)
ISBN : 978-2-343-05716-3, ISBN EBOOK : 978-2-336-38080-3

DE LA LETTRE À L'ÊTRE
Essai d'anthropologie clinique
Cochet Alain
Lacan définit le désir comme la métonymie du manque à être. Or, dans une démarche d'anthropologie psychanalytique, le manque à être paraît relever d'un champ différent : l'identité s'atteste par une combinatoire de lettres qui fait office de signature. Une fois la structure mise en place, l'Être fait toujours défaut. Il est toujours l'Être perdu, et le sujet ne cesse de fabriquer de l'Étant, guidé par un Pousse à Être qui l'entraîne sur la voie d'une écriture de soi. Cette nouvelle approche influe sur le champ de la clinique des psychoses.
(24.00 euros, 242 p.)
ISBN : 978-2-343-05867-2, ISBN EBOOK : 978-2-336-37356-0

DU SENSORIEL AU SENS SOCIAL
Naissance de la pertinence et de la normativité sociale chez le bébé
Lafine Florence
En partant de la notion opératoire d'habitus chez Bourdieu et des dernières recherches en psychologie du développement recensant les capacités sensorielles du fœtus et du nouveau-né, ce livre appréhende de manière sociologique et phénoménologique l'émergence des processus de socialisation et de la subjectivité chez le bébé. Au travers d'interactions quotidiennes les plus familières, *a priori* anodines, l'auteur montre qu'avant d'intégrer des réalités sociales, le bébé fonctionne sur des réalités sensorielles, corporelles et affectives.
(Coll. Psychologiques, 28.00 euros, 274 p.)
ISBN : 978-2-343-05654-8, ISBN EBOOK : 978-2-336-37546-5

CONFESSIONS FROM THE COUCH
Psychoanalytical notions illustrated with extracts from sessions
Blanco Valérie - Translated by Jane Hodgson-McCrohan
The unconscious ? The Oedipus complex ? The castration complex ? Neurosis ? The objet a ? What are they ? And what does one say to an analyst ? What happens during an analysis ? For those asking questions about psychoanalysis, Confessions from the Couch gives clear and simple answers. The principal psychoanalytical notions, both Freudian and Lacanian, are explained and illustrated with chosen extracts from actual analytical sessions. (Traduction en anglais de Dits de divan, Notions de psychanalyse illustrées d'extraits de séances).
(12.00 euros, 102 p.)
ISBN : 978-2-343-06244-0, ISBN EBOOK : 978-2-336-37587-8

L'HARMATTAN ITALIA
Via Degli Artisti 15; 10124 Torino
harmattan.italia@gmail.com

L'HARMATTAN HONGRIE
Könyvesbolt ; Kossuth L. u. 14-16
1053 Budapest

L'HARMATTAN KINSHASA
185, avenue Nyangwe
Commune de Lingwala
Kinshasa, R.D. Congo
(00243) 998697603 ou (00243) 999229662

L'HARMATTAN CONGO
67, av. E. P. Lumumba
Bât. – Congo Pharmacie (Bib. Nat.)
BP2874 Brazzaville
harmattan.congo@yahoo.fr

L'HARMATTAN GUINÉE
Almamya Rue KA 028, en face
du restaurant Le Cèdre
OKB agency BP 3470 Conakry
(00224) 657 20 85 08 / 664 28 91 96
harmattanguinee@yahoo.fr

L'HARMATTAN MALI
Rue 73, Porte 536, Niamakoro,
Cité Unicef, Bamako
Tél. 00 (223) 20205724 / +(223) 76378082
poudiougopaul@yahoo.fr
pp.harmattan@gmail.com

L'HARMATTAN CAMEROUN
BP 11486
Face à la SNI, immeuble Don Bosco
Yaoundé
(00237) 99 76 61 66
harmattancam@yahoo.fr

L'HARMATTAN CÔTE D'IVOIRE
Résidence Karl / cité des arts
Abidjan-Cocody 03 BP 1588 Abidjan 03
(00225) 05 77 87 31
etien_nda@yahoo.fr

L'HARMATTAN BURKINA
Penou Achille Some
Ouagadougou
(+226) 70 26 88 27

L'HARMATTAN SÉNÉGAL
10 VDN en face Mermoz, après le pont de Fann
BP 45034 Dakar Fann
33 825 98 58 / 33 860 9858
senharmattan@gmail.com / senlibraire@gmail.com
www.harmattansenegal.com

L'HARMATTAN BÉNIN
ISOR-BENIN
01 BP 359 COTONOU-RP
Quartier Gbèdjromèdé,
Rue Agbélenco, Lot 1247 I
Tél : 00 229 21 32 53 79
christian_dablaka123@yahoo.fr

Achevé d'imprimer par Corlet Numérique - 14110 Condé-sur-Noireau
N° d'Imprimeur : 125120 - Dépôt légal : janvier 2016 - *Imprimé en France*

www.ingramcontent.com/pod-product-compliance
Lightning Source LLC
LaVergne TN
LVHW011443061026
849535LV00004BA/934
* 9 7 8 2 3 4 3 0 8 2 9 9 8 *